心血管内科疾病护理与健康指导

刘 莉 编著

四川科学技术出版社

图书在版编目（CIP）数据

心血管内科疾病护理与健康指导/刘莉编著. —成都：四川科学技术出版社，2022.6
ISBN 978 - 7 - 5727 - 0568 - 7

Ⅰ. ①心⋯　Ⅱ. ①刘⋯　Ⅲ. ①心脏血管疾病—护理　Ⅳ. ①R473.5

中国版本图书馆 CIP 数据核字（2022）第 093751 号

心血管内科疾病护理与健康指导
XINXUEGUAN NEIKE JIBING HULI YU JIANKANG ZHIDAO

编　著	刘　莉
出 品 人	程佳月
责任编辑	李迎军
封面设计	刘　蕊
责任出版	欧晓春
出版发行	四川科学技术出版社
	成都市锦江区三色路 238 号　邮政编码 610023
	官方微博：http://e. weibo. com/sckjcbs
	官方微信公众号：sckjcbs
	传真：028 - 86361756
成品尺寸	260mm×185mm
印　张	14.75
字　数	340 千
印　刷	成都远恒彩色印务有限公司
版　次	2022 年 6 月第 1 版
印　次	2022 年 6 月第 1 次印刷
定　价	68.00 元

ISBN 978 - 7 - 5727 - 0568 - 7

邮　购：成都市锦江区三色路 238 号新华之星 A 座 25 层　邮政编码：610023
电　话：028 - 86361758

作者简介

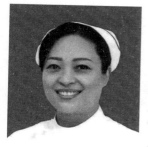

    刘莉，女，1978 年出生。1996 年毕业于山东省中医药学校，本科学历，同年 9 月在淄川区医院从事临床护理工作至今。主管护师，现任淄博市淄川区医院心内科护士长。曾在国家级杂志上发表专业论文数篇，获得实用新型专利共计 3 项。先后获"淄川区五一劳动奖章""淄川区十佳青年医务工作者""淄川区女职工建功立业标兵""淄博市优秀护士""淄博市三星级护士""淄博市巾帼技术能手"等荣誉称号。

前　言

    心血管疾病是严重危害人们健康、威胁人类生命的常见病、多发病，有较高的发病率和致残率，给患者乃至社会造成极大的负担。因此，对心血管疾病的治疗、护理及其健康指导的探讨亟待普及和提高。为此，笔者在参考国内外最新观点和资料的基础上结合自己的护理经验编写了这部《心血管内科疾病护理与健康指导》。

    全书共分 13 章，介绍了心血管常见疾病的病因、病理、临床表现、诊断、治疗重点及护理和健康指导。内容力求全面、精简、新颖、实用，努力反映国内外心血管疾病诊断和治疗及护理的新水平。本书对临床心血管内科医护工作者、医学院校师生开展医疗教研工作有一定的指导作用。

    由于笔者水平有限，加上当代心血管疾病诊治及护理的技术日新月异，本书难免有疏漏和错误，期望同仁及广大读者给予指正。

刘　莉

2021 年 12 月于山东省淄博市淄川区医院

目　录

第一章　心力衰竭

第一节 慢性心力衰竭

慢性心力衰竭又称充血性心力衰竭和慢性充血性心力衰竭，是多数心血管疾病的主要死亡原因。欧美患病率为 1.5% ~3%，我国无确切统计数据。慢性心力衰竭的基础病因在欧美主要是高血压和冠心病，在中国尽管无统计学数据，但与欧美差别不会太大，可能瓣膜病所占比例略高。

一、病因

慢性心力衰竭多有器质性心血管疾病的基础，从病理生理学角度分两类：

（一）原发性心肌损害

1. 缺血性心肌损害

冠心病心肌缺血、心肌梗死是引起心力衰竭最常见的原因之一。

2. 心肌炎和心肌病

各种类型的心肌炎和心肌病均可引起，以扩张型心肌病为常见。

3. 心肌代谢障碍性疾病

以糖尿病性心肌病为多见。

（二）心脏负荷过重

1. 压力负荷（后负荷）过重

即收缩期负荷过重。

1）左心室后负荷过重：见于高血压、主动脉瓣狭窄。

2）右心室后负荷过重：见于二尖瓣狭窄、慢性阻塞性肺疾病导致的肺动脉高压、肺动脉狭窄等。

心脏为克服增高的阻力，心室肌代偿性肥厚以保证射血量，持续的负荷过重，心肌必然发生结构及功能的改变，由代偿终至失代偿。

2. 容量负荷（前负荷）过重

即舒张期负荷过重。

1）心脏瓣膜关闭不全造成血液反流，如主动脉瓣关闭不全、二尖瓣关闭不全。

2）心脏及动静脉分流性疾病，如房间隔缺损、室间隔缺损、动脉导管未闭等。

此外，伴有全身血容量增多或循环血容量增多的疾病，如慢性贫血、甲状腺功能亢进等。

容量负荷增加的早期心室腔代偿性扩大，以维持正常心排血量，长期心排血量增加出现失代偿改变。

（三）心室前负荷不足（心肌舒张受限）

二尖瓣狭窄、心包缩窄或填塞、限制性心肌病等，心室充盈受限，使前负荷不足，体循环与肺循环淤血，出现心力衰竭。

在上述基本病因基础上，慢性充血性心力衰竭常有各种诱因，包括感染、过度劳累、情绪激动、心律失常、妊娠或分娩、水及电解质失调、洋地黄过量或不足等。

二、发病机制

当心脏病变致使心脏排出量降低时，机体可通过心、血管和神经体液的调节，动员储备力使心排血量恢复正常或接近正常，以维持机体需要，此即心功能的代偿期。若心排血量下降超过代偿的限度时，临床上即出现动脉系统供血不足和静脉系统淤血的症状、体征，此即为心功能失代偿期。

（一）代偿期

正常心脏有丰富的储备能力，能适应机体代谢的需要而改变心排血量。当各种原因造成心排血量下降时，心脏可通过：①交感神经兴奋，肾上腺素能活性增加，使心率增快，心肌收缩力增强；②心肌肥厚，心肌纤维增大增粗，肌纤维数量增多；③心腔扩大，使心室舒张末期容量和充盈压增加；④水、钠潴留使循环血量增加等途径来进行代偿，使降低的心排出量得以恢复而不产生静脉淤血的症状。

（二）失代偿期

当心脏病变和负荷不断加重，即使通过充分的代偿调节亦不能维持足够的心搏出量和心排血量，此时产生体循环和肺循环静脉的淤血和周围组织灌注不足的症状。

近年来的研究表明，当心房淤血时其内压增高而被牵张，可释放心钠素（心房肽），它具有抗血管紧张素Ⅱ的作用，能利尿排钠和扩张血管。但当心力衰竭严重时，心钠素的增加，不能克服血管紧张素Ⅱ所致的血管收缩和水、钠潴留的作用，从而出现明显的充血性心力衰竭。

三、临床表现

慢性心力衰竭的主要临床表现是各脏器的淤血和周围组织灌注不足，以前者为明显。临床上常根据心力衰竭开始发生的部位与淤血的部位，分为左心衰竭、右心衰竭和双侧心力衰竭（即全心衰竭）。以左心衰竭开始较多见，以后继发肺动脉高压，导致右心衰竭。单独的右心衰竭较为少见。

（一）左心衰竭

主要是由于左心排血量降低，使肺淤血及重要脏器供血不足而引起。

1. 症状

1）呼吸困难：呼吸困难是左心衰竭时最早出现和最重要的症状，为肺淤血和肺顺应性降低导致肺活量减少的结果。在不同情况下肺淤血的程度有差异，因而呼吸困难的表现有以下不同形式。

（1）劳力性呼吸困难：呼吸困难最初仅在较重体力劳动时发生，休息后即自行缓解，是由于体力活动使静脉回流增加、肺淤血加重所致。随着病情的进展，在较轻的体力劳动时也出现呼吸困难。

（2）端坐呼吸：患者平卧时出现呼吸困难，常被迫采取坐位或半坐位以减轻或缓解呼吸困难。由于坐位时的重力作用，使部分血液转移至身体下垂部位，可减轻肺淤血；坐位使横膈下降，可增加肺活量。

（3）夜间阵发性呼吸困难：这是左心衰竭早期的典型表现。常在夜间熟睡后突然憋醒，被迫坐起，可伴阵咳，咳泡沫样痰，似喘息状态，称为心源性哮喘。轻者坐位数分钟后即缓解，重者则可发展为肺水肿。夜间阵发性呼吸困难的发生机制可能与平卧时静脉回流增加有关；膈肌上升，肺活量减少；夜间迷走神经张力增高，使冠状动脉收缩和支气管平滑肌收缩等有关。

2）咳嗽、咳痰和咯血：系肺泡支气管黏膜淤血所致，痰常呈白色泡沫样浆液性，有时带血而呈粉红色泡沫样痰。咯血可由肺毛细血管或支气管黏膜下静脉破裂所致。

3）其他症状：心排血量降低所致的倦怠、乏力等。严重时，由于脑缺血、缺氧可出现烦躁或嗜睡、精神错乱等。

2. 体征

除原有的心血管疾病体征外，左心室增大，可发生相对性左心房室瓣关闭不全而出现心尖区收缩期吹风样杂音，心率增快，心尖部舒张期奔马律，两肺底湿性啰音，若继发支气管痉挛，可伴有哮鸣音或干啰音。偶有胸腔积液，以右侧多见。部分病例可有交替脉。严重者有发绀。

3. 急性肺水肿

急性肺水肿是急性左心衰竭最严重的表现。表现为极度呼吸困难，伴有窒息感，被迫端坐呼吸，咳出大量白色或粉红色泡沫痰。两肺满布湿啰音及哮鸣音。心率增快，心尖部舒张期奔马律。血压在起始时可升高，以后可降至正常或低于正常。如不及时抢救，可引起神志模糊、休克或窒息而死亡。急性肺水肿的发生机制是肺静脉压显著增高，肺毛细血管超过渗透压后，血浆渗入肺间质及肺泡内，使气体交换发生障碍。

（二）右心衰竭

右心衰竭主要为体循环静脉回流受阻和静脉压增高，引起脏器淤血及缺氧所致。

1. 症状

1）消化道症状：胃肠道及肝淤血引起腹胀、食欲缺乏、恶心、呕吐等是右心衰竭最常见的症状。

2）劳力性呼吸困难，继发于左心衰竭的右心衰竭呼吸困难业已存在。单纯性右心衰为分流性先天性心脏病或肺部疾病所致，也均有明显的呼吸困难。

2. 体征

1）心脏扩大：右心衰竭时，右心室肥厚，在胸骨左缘或剑突下心脏搏动增强。如右心衰竭继发于左心衰竭，则见全心明显增大。心力衰竭加重时，扩大的心腔可以回缩变小。右心衰竭时，心率增快，部分患者可在胸骨左缘相当于右心室表面听到舒张期奔马律，右心室明显扩大，形成功能性三尖瓣关闭不全，产生三尖瓣区收缩期杂音，吸气时杂音增强。

2）颈静脉怒张：患者半卧位时，可见膨胀的颈外静脉超出胸骨柄水平。当按压肿大的肝脏时，可引起颈静脉充盈加剧，称肝颈静脉反流征阳性。如舌下静脉亦有明显怒张，则表示有明显静脉压升高，是右心衰竭比较早的表现。

3）肝大和压痛：充血性肝大，触诊时常在剑突下明显触及，边缘钝圆，有弹性、膨胀感及明显压痛。随着心力衰竭好转或恶化，肝大可短期内减轻或加剧。长期慢性右心衰竭可引起心源性肝硬化，肝脏扪诊质地较硬，压痛可不明显，常伴有黄疸、脾大、腹腔积液及慢性肝功能损害。

4）水肿：水肿是右心衰竭较晚的表现，常表示水钠潴留在 4 kg 以上。水肿从低垂部位开始，因为起初患者尚能自由活动。夜晚时，两下肢出现水肿，逐渐上升。待被迫卧位时，水肿以骶尾部明显，严重者可出现全身水肿及胸、腹腔积液。

5）胸腔积液和腹腔积液：胸腔积液多见于右侧，也可为双侧胸腔积液。腹腔积液常发生在疾病的晚期。

（三）全心衰竭

左、右心衰竭的临床表现并存，右心衰竭时因排血量减少，可使左心衰竭的肺淤血临床表现减轻或不明显。

四、并发症

常见的并发症有：①呼吸道感染；②下肢静脉血栓形成；③肺栓塞或脑、肾、肠系膜动脉栓塞；④心源性肝硬化；⑤电解质平衡失调。

五、实验室及其他检查

（一）实验室检查

1. 血、尿常规检查

慢性心功能不全时营养不良，红细胞与血红蛋白降低，感染可致白细胞升高。尿中有少量蛋白、红细胞及管型。

2. 肝、肾功能检查

血清胆红素、丙氨酸氨基转移酶略增高，尿素氮轻度升高，严重心衰竭时天冬氨酸氨基转移酶、乳酸脱氢酶也可升高。

3. 电解质测定

钾、钠、氯、镁降低。

（二）静脉压测定

右心衰竭时明显升高，正常为 2. 18～10. 3 mmHg＊。

（三）超声心动图

常用 M 型、扇形、多普勒超声测定左心室的收缩和舒张功能。

（四）X 线检查

左心衰竭时左心室增大，肺门阴影范围和密度增加。急性肺水肿者双侧肺门有大片云雾状阴影，肺透明度减低。右心衰竭者右心房、右心室和全心增大。单纯右心衰竭时肺野清晰。

＊ 1 mmHg = 0. 133 kPa。

（五）心—肺吸氧运动试验

在运动状态下测定患者对运动的耐受量，更能说明心脏的功能状态。运动时肌肉的需氧量增高，需要心排血量相应地增加。正常人每增加 100 mL/（min·m²）的耗氧量，心排血量需增加 600 mL/（min·m²）。当患者的心排血量不能满足运动时的需要，肌肉组织就需要从流经它的单位容积的血液中提取更多的氧，结果使动—静脉血氧差增大。在氧供应绝对不足时，即出现无氧代谢，乳酸增加，呼气中 CO_2 含量增加。进行心—肺吸氧运动试验时，求得两个数据：

1. 最大耗氧量 [VO_2max，单位：mL/（min·kg）]

最大耗氧量即运动量虽继续增加，但耗氧量已达峰值不再增加，表明心排血量已不能增加。心功能正常时，此值应 >20，轻至中度心功能受损时为 16~20，中至重度损害时为 10~15，极重损害时则 <10。

2. 无氧阈值

无氧阈值即呼气中的 CO_2 的增长超过了氧耗量的增长，标志着无氧代谢的出现，以开始出现两者增加不成比例时的氧耗量作为代表值，故此值愈低说明心功能愈差，心功能正常时此值 >14 mL/（min·kg）。

（六）心功能测定

超声心动图、心机械图、阻抗法、热稀释法、放射性核素扫描法等，对评价左心室功能及在临床症状出现前作出左侧代偿性或失代偿性心力衰竭的判断有重要意义，可鉴别心脏收缩与舒张功能异常。

近年来，通过创伤性和非创伤性检查，可测定心肌收缩和舒张状态。

1. 心导管检查

通过心导管检查可以测定左心室收缩时 dP/dt，即压力升高速率和射血分数 [正常（60±9）%]，以了解心脏收缩功能。一般情况下，射血分数降低到 40% 以下时方出现收缩功能衰弱的充血性心力衰竭症状。左心室射血分数正常。用高度精确的测压计测量峰度——dP/dt，以及主动脉瓣关闭至二尖瓣开放等容舒张期，可发现其压力降低速率异常，说明等容舒张障碍。测定左心室充盈时，压力与容积的关系（ΔP/ΔV）可判定左心室的舒张顺应性。当左心室顺应性降低（即僵硬度增加）时，ΔP/ΔV 曲线上升。

2. 放射性核素检查

目前常用国产 γ 心功能仪。用放射性铜或锝静脉注射，采用平衡法测定心功能。据报道，正常人静息状态的射血分数（EF%）为 54±9，高峰充盈率（PFR）为 4.8±0.7，高峰充盈时间（TPFR）为 156±20 毫秒。若心力衰竭由收缩功能异常所致，则代表收缩功能的心输血量和射血分数降低，可有轻度或无舒张功能异常。反之，心力衰竭若为原发性舒张功能异常所致，则代表收缩功能的心排血量和 EF% 正常，而代表舒张功能的 PFR、TPFR 明显异常。

目前，常用的是联合非创伤性检查，因其无创伤性和可重复性，故便于随访观察病情变化，最常用的是心机械图和超声心动图同步联合描记。常记录并测算下列参数，以判定收缩功能：①电机械收缩时间（EMS）；②机械收缩间期（MS）；③左心室射血时间（LVET）；④射血前期（PEP）；⑤等容收缩期（ICT）；⑥电机械间期（EMi）和

ICT/LVET、PEP/LVET 等。

（七）血流动力学监测

当代临床血流动力学监测最主要的内容是通过漂浮导管直接测量心搏出量、心内各腔压力、体循环和肺循环压力及阻力。根据得出压力数据和曲线来说明患者左、右心室的前后负荷及心肌收缩状态，其较能准确和全面地测量心功能状态。现在监测多还包括血气分析。

1. 肺毛细血管楔压（PCWP）

正常值 6 ~ 12 mmHg，超过 18 mmHg，表示已存在心力衰竭，并能反映急性后向性衰竭程度，对指导血管扩张剂应用有指导意义。

2. 心脏指数测定

心脏指数测定能更精确反映左心室排血功能，正常值 2.5 ~ 4.0 L/（min·m^2），当低于 2.2 L/（min·m^2）时，出现前向性衰竭症状。低于 1.8 L/（min·m^2）发生心源性休克，低于 1.3 L/（min·m^2）时极难挽救。

3. 周围静脉压

周围静脉压除可了解上、下静脉是否受阻以及血流量多少外，主要反映左心的排血功能。右心衰竭时，静脉压明显升高。引起静脉压升高的其他疾病还有缩窄性心包炎、心包积液、腔静脉梗阻等。

4. 中心静脉压（CVP）测定

静脉插管到右心房或接近于右心房的腔静脉处测量。正常值为 6 ~ 10 cmH$_2$O*。CVP 反映右心功能状态、血容量多少、血管张力之间协调关系。如无三尖瓣狭窄，则 CVP 与右心室舒张末压一致。如 CVP > 10 cmH$_2$O 则可能是补液过多、过快，或提示有右心衰竭存在。如 > 15 cmH$_2$O，应停止补液，并采取措施改善心功能。如 < 4 cmH$_2$O，则表示静脉回心血量不足，应予较快补液。

六、诊断

原有心血管疾病或有发生心力衰竭基础的患者，如出现肺循环或体循环淤血的症状和体征，则不难诊断为心力衰竭。X 线检查、心电图、超声心动图和静脉压测定等，常可提供诊断依据。诊断时还应包括病因、病理解剖和病理生理诊断以及心功能。

七、治疗要点

治疗措施应达到以下目的：治疗慢性心力衰竭不能仅限于缓解症状，应从长计议，采取综合治疗措施，包括病因治疗，调节心力衰竭的代偿机制，减少其负面效应，如拮抗神经体液因子的过分激活等。除缓解症状外还应提高运动耐量，改善生活质量，防止心肌损害进一步加重，降低病死率。

（一）病因治疗

面对每一例心力衰竭患者，都应认真寻找病因，采取有效的治疗措施。如高血压心

---

* 1 cmH$_2$O = 0.1 kPa。

脏病患者的降压治疗，甲亢性心脏病的抗甲状腺功能亢进的治疗，心脏瓣膜病和一些先天性心脏病患者有效的手术治疗，冠状动脉粥样硬化性心脏病的介入治疗等。病因若能获得彻底治疗，则心力衰竭可望解除，心功能甚至可以完全恢复正常。

（二）消除诱因

消除诱因是预防心力衰竭的关键。如积极治疗及预防呼吸道感染和风湿活动，对于发热持续 1 周以上的患者应警惕感染性心内膜炎的可能。心律失常特别是心房颤动也是诱发心力衰竭的常见原因，对心室率快的心房颤动，如不符合复律指征应尽快控制心室率。避免精神紧张及过度疲劳。纠正贫血、电解质紊乱以及潜在的甲状腺功能亢进。

（三）减轻心脏负荷

1. 休息

休息是减轻心脏负荷的主要方法之一。Ⅰ度心力衰竭患者，限制其体力活动即可；Ⅲ度心力衰竭者则需卧床休息，可取半卧位，并鼓励做小腿轻度活动以防下肢静脉血栓形成。此外，还需解除患者的精神负担，必要时可应用小剂量地西泮、苯巴比妥等镇静剂治疗。

2. 限制钠盐摄入

钠摄入量的限制是控制慢性心力衰竭的最适当的办法。正常人每日食盐摄入量为10 g 左右。轻度心力衰竭患者每日钠摄入量应限制为 2 g（等于食盐 5 g），中度心力衰竭者每日钠摄入量应限制为 1 g（等于食盐 2.5 g），重度心力衰竭者的每日钠摄入量不超过 0.4 g（等于食盐 1 g）。以上的钠或钠盐的数字包括食物中原来含有的食盐在内。

3. 供氧

鼻导管和面罩给氧。一般为低流量持续吸氧。

4. 利尿剂的应用

利尿可使过多的体液排出，既可减轻水肿，又可减少过多的血容量，减轻心脏前负荷，改善心功能，增加心排血量。常用的利尿剂如下：

1）噻嗪类：这类药物中最常用的是氢氯噻嗪，每日 1～2 次，每次 25～50 mg，口服，服后 1～2 小时起作用，持续 12～24 小时。长期应用可引起低钾血症，使用时应补充钾盐或与保钾利尿剂合用。此外，在肾功能不全患者中，可进一步减少肾小球滤过率，可使血糖、血尿酸、血脂、血氨增高，因而有糖尿病、痛风、肾功能不全者忌用。

2）袢利尿剂：呋塞米 20～40 mg，每日 1～2 次，肌内或静脉注射 20～40 mg，每日 1～2 次。依他尼酸（利尿酸）25～50 mg，每日 1～2 次，或依他尼酸钠（利尿酸钠）25～50 mg，肌内或静脉注射，每日 1 次。由于不良反应较多而日趋少用。布美他尼（丁尿胺）0.5～1 mg 口服或静脉注射，每日 1～2 次。

3）保钾利尿剂

（1）螺内酯（安体舒通）：作用于肾远曲小管，干扰醛固酮的作用，使钾离子吸收增加，同时排钠利尿，但利尿效果不强。在与噻嗪类或袢利尿剂合用时能加强利尿并减少钾的丢失，一般用 20 mg，每日 3 次。

（2）氨苯蝶啶：直接作用于肾远曲小管，排钠保钾，利尿作用不强。常与排钾利尿剂合用，起到保钾作用，一般 50～100 mg，每日 2 次。

（3）阿米诺利：作用机制与氨苯蝶啶相似，利尿作用较强而保钾作用较弱，可单独用于轻型心力衰竭的患者，5～10 mg，每日2次。保钾利尿剂，可能产生高钾血症。一般与排钾利尿剂联合应用时，发生高血钾的可能性不大，但不宜同时服用钾盐。

使用利尿剂注意事项：

（1）间断使用，机体在利尿后有一个恢复、平衡的过程。

（2）首选噻嗪类，必要时加用保钾类。急性肺水肿或重度心力衰竭者使用袢利尿剂。

（3）利尿期间记出入量、电解质变化及肾功能。使用快速或强利尿剂时尚要注意脉搏和血压的变化，以防血流动力学紊乱。

5. 血管扩张剂

其基本原理是通过扩张动脉和（或）静脉，减轻心脏的前后负荷，减少心脏做功，从而降低心肌耗氧。血管扩张药物近年来发展很快，有很多新药问世，按其作用机制可分为：①直接作用于血管平滑肌，如硝酸酯、硝普钠、肼屈嗪、米诺地尔，新药有恩哒嗪、羟胺肼哒嗪、垂匹地尔、潘钠西地尔；②交感神经系统阻滞剂，如哌唑嗪、酚妥拉明、妥拉唑啉、酚苄明、双苄胺，新药有三甲唑嗪、多塞唑嗪、吲哚拉明、乌拉哌地尔；③血管紧张素转换酶抑制剂，如卡托普利（巯甲丙脯酸）、苯脂丙脯酸、MK－521、RCH－3659；④钙通道阻滞剂，如硝苯地平。

按其作用部位分为：①主要扩张动脉的药，如硝苯地平、肼屈嗪、米诺地尔；②主要扩张静脉的药，如硝酸酯；③均衡扩张动脉和静脉的药，如硝普钠、哌唑嗪、三甲唑嗪、卡托普利和依那普利。

适应证：最主要的适应证是急性左心衰竭，尤其是急性心肌梗死并发的泵衰竭；其次是经利尿剂、洋地黄治疗无效的慢性病例如慢性顽固性左心衰竭或全心衰竭、高血压心脏病、扩张性心脏病以及关闭不全为主的瓣膜病。

常用的血管扩张剂有：

1）心钠素（ANF）：为心房肌细胞分泌的一种多肽激素，其排钠利尿作用胜过噻嗪类和呋塞米，拮抗醛固酮作用与螺内酯类似，抑制肾素和血管紧张素作用可与卡托普利媲美，扩血管作用与硝普钠等类同。

2）OP－41483：是一种稳定的前列环素类似物，其心血管效应类似于硝普钠。在治疗充血性心力衰竭方面，尤其是由冠心病引起者，OP－41483是一种有效的药物。

3）抗利尿激素血管受体阻滞剂：对抗利尿激素水平高的充血性心力衰竭患者，该阻滞剂有明显的血管扩张效应。

4）第二代二氢吡啶类药物：具有较强的扩血管效应，而负性肌力作用弱且心脏特异性较高。如尼卡地平、尼索地平、尼群地平等可降低休息和运动时周围血管阻力、肺毛细血管楔压，增加心指数和休息时冠状窦血流量，但对显示心率、心室充盈压和症状无明显影响，长期使用可致液体潴留，而尼索地平可激活去甲肾上腺素和血管紧张素活性使心力衰竭恶化。

应用血管扩张剂要注意：并发低血压的心力衰竭患者慎用；用药中注意血压、心率的监测；停药时逐渐减量，避免突然终止治疗引起反跳。

（四）加强心肌收缩力

洋地黄类药物可加强心肌收缩力和减慢心率。

1. 洋地黄类正性肌力药物

1）适应证：适用于各种类型充血性心力衰竭，对伴有快速心室率的心房颤动的心力衰竭效果特别显著。在心脏病伴心房扩大者面临手术或分娩等应激时也可起预防作用，对室上性快速心律失常如室上性心动过速、心房颤动或扑动也有较好疗效。

2）禁忌证：预激综合征伴心房颤动或扑动；Ⅱ度或高度房室传导阻滞；梗阻性肥厚型心肌病而无明显心房颤动或心力衰竭者；单纯性重度二尖瓣狭窄伴窦性心律者。

3）洋地黄制剂的选择：常用的洋地黄制剂为地高辛、洋地黄毒苷及毛花苷 C（西地兰）、毒毛花苷 K 等。

（1）地高辛：口服片剂每片 0.25 mg，口服后经小肠吸收 2~3 小时血浆浓度达高峰。4~8 小时获最大效应。地高辛 85% 由肾脏排出，10%~15% 由肝胆系统排至肠道。本药的半衰期为 1.6 天，连续口服相同剂量 7 天后血浆浓度可达稳态，纠正了过去洋地黄制剂必须应用负荷剂量才能达到有效药浓度的错误观点。目前所采用的自开始即使用维持量的给药方法，称之为维持量法。免除负荷量用药，大大减少洋地黄中毒的发生率。本制剂适用于中度心力衰竭维持治疗，每日 1 次 0.25 mg。

（2）洋地黄毒苷：口服片剂每片 0.1 mg，因半衰期长达 5 天，在开始使用时必须应用负荷量，否则需连续服药 3~4 周血浆浓度才能达稳态，故临床上已少用。

（3）毛花苷 C：为静脉注射用制剂，注射后 10 分钟起效，1~2 小时达高峰，每次 0.2~0.4 mg 稀释后静脉注射，24 小时总量 0.8~1.2 mg，适用于急性心力衰竭或慢性心力衰竭加重时，特别适用于心力衰竭伴快速心房颤动者。

（4）毒毛花苷 K：亦为快速作用类，静脉注射后 5 分钟起作用，0.5~1 小时达高峰，每次静脉用量为 0.25 mg，24 小时总量 0.5~0.75 mg，用于急性心力衰竭时。

4）洋地黄中毒及其处理：洋地黄的应用应个体化。因其中毒量与治疗量接近，易出现中毒反应，故用药中要注意观察中毒征象，一旦发生，立即停药治疗中毒。

（1）影响洋地黄中毒的因素：洋地黄轻度中毒剂量约为有效治疗量的 2 倍，这本身就表明洋地黄用药安全窗很小。心肌在缺血、缺氧情况下则中毒剂量更小。水、电解质紊乱特别是低血钾，是常见的引起洋地黄中毒的原因；肾功能不全以及与其他药物的相互作用也是引起中毒的因素；心血管病常用药物如胺碘酮、维拉帕米及阿司匹林等均可降低地高辛的经肾排泄率而招致中毒。在住院患者中洋地黄中毒的发生率为 10%~20%。

（2）洋地黄中毒的表现主要有：①心外征象，主要包括：消化道症状，如恶心、呕吐、食欲减退，是强心苷中毒最常见的症状，应与心功能不全或其他药物所引起的偶有腹泻、腹痛相鉴别；神经症状，如头痛、头晕、失眠、忧郁、乏力，严重者可有谵妄、精神错乱及惊厥等；视觉症状，常见者为色视异常，如绿视或黄视、视物模糊、盲点等；②心脏征象，包括心肌收缩力受抑制而使心力衰竭症状加重和发生各种心律失常，这是应用强心苷时中毒致死的主要原因。常见的心律失常有：室性期前收缩，常呈二联、三联律或多形性者，为常见的中毒表现；室性心动过速或双向性心动过速、房性阵发性心动过速伴房室传导阻滞、非阵发性交界性心动过速、心房颤动伴高度房室传导阻滞等亦为多见，且具特征性；也有缓慢性心律失常者，如房室传导阻滞、窦房阻滞、窦性停搏、窦性心动过缓等；心房颤动的患者，用药后心室律变为规则时，除转复为窦性心律者外，无论心室率是快是慢，均提示强心苷中毒。

（3）洋地黄中毒的处理：立即停药，有室性期前收缩、室上性心动过速或并发低钾者，可用钾盐和苯妥英钠治疗；出现缓慢性心律失常时，阿托品常能显效，个别严重者，常需安装临时起搏器。近年来发现，镁离子不但可以使受洋地黄抑制的 $Na^+ - K^+ - ATP$ 酶兴奋，还可改善心肌的代谢，防止钾的丢失，纠正严重的心律失常以及降低心脏前后负荷等作用。这样既能防治洋地黄中毒，又可治疗心力衰竭。一般剂量为25%硫酸镁 10 mL 入液静脉滴注，每日 1 次，连用 3～5 天多能显效，低血钾严重者可同时补充钾盐。

2. 非洋地黄类正性肌力药物

可用于洋地黄治疗无效或不能耐受洋地黄的患者。现试用于临床的有：

1）β 受体激动剂

（1）多巴胺：主要兴奋 β_1 受体和多巴胺受体。可使心肌收缩力增加，心排血量增多，尿量增多，而体循环血管阻力不变或略降低。剂量：2～10 μg/（kg·min）。

（2）多巴酚丁胺：是多巴胺的衍生物，它具有增强心肌收缩力的作用，而增快心率的作用比多巴胺小，对周围血管的作用比多巴胺弱。因而总的衡量看来，多巴酚丁胺更宜于心力衰竭的治疗。

（3）左旋多巴：近年来，文献报告左旋多巴（L-dopa）为多巴胺的前体，是一种口服儿茶酚胺类药物，口服后可转化为多巴胺。有人用 L-dopa 伍用维生素 B_6 治疗34 例充血性心力衰竭，总有效率达85％。未发现心律失常等其他不良反应。

（4）对羟苯心安（PNL）：系一新的 β_1 受体激动剂，有强大的正性肌力作用，可口服也可静脉给药。业已发现本药治疗充血性心力衰竭安全有效，适于各种心力衰竭，可作为洋地黄的替代药或辅助药。加之能改善窦房结及房室传导功能，故对心动过缓的心力衰竭尤为适用。对急性心力衰竭及休克相对较差。剂量：口服 10～20 mg，每日 3 次，最大剂量每日 200 mg。可长期应用。静脉注射每分钟 25～100 μg/kg，通常 2.5～5 mg稀释后缓注。静脉滴注每分钟 15 μg/kg，控制心率在每分钟 100 次以内。本药治疗难治性心力衰竭可收到良好效果，与洋地黄合用有协同作用而不增加心律失常的发生。一般无明显不良反应，偶有心率增快，多于 1 小时内恢复，个别有室性期前收缩、胸闷、精神紧张，尚有使用大剂量可致心肌缺血的报道。

（5）吡布特罗（吡丁醇）：为 β 受体激动剂，动物实验证明它既有兴奋 β_1 受体的作用而使心肌收缩力加强，同时又有兴奋 β_2 受体的作用而使血管扩张，可以口服。作用时间持续 5～6 小时，长期应用疗效不定，可能产生了耐药性。

（6）丙丁基多巴胺：系新合成的多巴胺类似物，据称毒性很小。Ferrnel 等以静脉给药每分钟 5～20 μg/kg，治疗 11 例充血性心力衰竭患者，左心室充盈压、体循环和肺循环阻力下降，心指数增加。该药不降低血压，稍增快心率。

（7）多巴胺异丁酯：为一种口服活性多巴胺，治疗充血性心力衰竭急性效应及长期效应良好，对心率、血压无大改变。初始量为 100 mg，每日 3 次。

（8）TA - 064：系 β_1 受体激动剂，Thorman 等观察 16 例扩张型心肌病伴中、重度左心衰竭患者，以本品每分钟 8 μg/kg 静脉滴注，左心室搏出做功指数增加 47% ~ 65%，左心室效率增加 53% ~ 62%，但心肌耗氧量增加 11% ~ 31%，无毒性反应及不良反应。

（9）沙丁胺醇、特布他林：为 β_2 受体激动剂，主要用于治疗伴有支气管痉挛的慢性阻塞性肺病。因具有正性肌力作用，故也被用于心力衰竭的辅助治疗。

（10）可文（ICI 118587）：是新合成的 β_1 受体激动剂，但也有一定的 β_1 受体拮抗作用。现已表明，在充血性心力衰竭患者中，可文有正性肌力作用，但对心肌代谢和冠脉血流量无明显影响。有人认为，可文特别适用于中度心力衰竭患者。

2）磷酸二酯酶抑制剂：这类药物是近年来新开发出来的一组正性肌力药物，其正性肌力效应是通过抑制心肌磷酸二酯酶活性，减少 cAMP 水解，使进入细胞内的 Ca^{2+} 增加所致。其扩血管效应也与平滑肌内 cAMP 浓度增加相关。

（1）氨力农（氨联吡啶酮）：优点是正性肌力作用明显增强而心肌耗氧量则显著降低（-30%），但对心肌有急性缺血性损害而非衰竭心肌，用药后心外膜心电图示 ST 段抬高，因而不宜应用。伴有心力衰竭时则不加重心脏缺血，其作用优于洋地黄及多巴酚丁胺。剂量：25 ~ 150 mg，每 6 小时 1 次，口服；静脉注射每分钟 6 ~ 10 μg/kg；静脉滴注每次 0.75 ~ 0.76 mg/kg。不良反应少。

（2）米力农（二联吡啶酮）：其正性肌力作用为氨力农的 10 ~ 15 倍，不良反应小，耐受性好，是目前此类药物中最有希望的药物。适用于急、慢性、顽固性充血性心力衰竭。剂量：2.5 ~ 7.5 mg，口服，每日 1 次；静脉注射按 1.0 mg/kg 给药。与卡托普利、硝普钠合用疗效更佳，亦可联用洋地黄、多巴酚丁胺等。

（3）依诺昔酮：系咪唑衍生物，静脉注射速度为每分钟 1.25 mg，首次量为 0.5 mg/kg，每 15 ~ 20 分钟 1 次，每次递增 0.5 mg/kg 直至 1.5 ~ 3.0 mg/kg，作用持续 4.5 ~ 14（平均 10.8）小时。但本药并不降低病死率，且有一定不良反应。

（4）CI - 930：系双氧吡哒嗪酮衍生物。Jafri 等报道经常规治疗无效的中、重度充血性心力衰竭 10 例，在停用血管扩张剂继用洋地黄的情况下，静脉用本品由 0.5 mg 开始，最多用至 3 mg，心指数由 2 L/（min·m^2）增至 2.7 L/（min·m^2），肺毛细血管楔压由 195 mmHg 降至 16.5 mmHg，周围血管阻力亦下降，心率、血压无变化。口服也见到同样变化。

3）具有多种作用机制的正性肌力药物：这类药物通过两种或多种生化途径增强心肌收缩力。氟司喹南（flosequinan）、匹莫苯（pimobendan）和维司力农（vesnarinone）是临床研究较集中的具代表性的药物。

（1）氟司喹南：具有平衡扩张动脉阻力血管与静脉容量血管的作用。大剂量还有非反射性和非 cAMP 依赖的正性肌力和正性变时作用，可能通过促进 Na^+ - Ca^{2+} 交换而发挥正性肌力作用。大剂量（150 mg/d）治疗心力衰竭的血流动力作用较小剂量（75 ~ 100 mg/d）显著，但改善运动耐量的效果反不如小剂量，且病死率高，其原因不明。

（2）匹莫苯：有轻度磷酸二酯酶抑制作用。临床研究结果表明匹莫苯可迅速改善缺血性心肌病伴心力衰竭患者的心肌收缩力，而对心肌舒张并无负性作用，小剂量（5 mg/d）对心功能Ⅱ～Ⅲ级、应用地高辛和利尿剂治疗患者的运动耐量、氧耗峰值以及生活质量的改善较大剂量更明显，治疗6个月无耐药性。

（3）维司力农：除具轻度磷酸二酯酶抑制作用使 Ca^{2+} 内流增加外，还减少滞后的外向和内向调整 K^+ 离子流，并延长钠通道开放增加细胞内 Na^+。多中心随机对照长期临床治疗试验结果表明，小剂量（60 mg/d）使心功能Ⅲ级的有症状心力衰竭患者的病死率和致残率降低，生活质量改善，而大剂量（120 mg/d）却明显增高病死率。其他不良反应为可逆性粒性白细胞减少（发生率2.5%）。

（五）其他药物

1. 硫酸镁

充血性心力衰竭患者由于进食少，长期使用洋地黄可使尿镁排出增多，导致失镁。由于体内缺镁，可使心力衰竭难以纠正，且易引起难治性心力衰竭的发生，近年也认识到低镁血症是难治性心力衰竭的常见原因之一。镁除具有改善心肌代谢、增强心肌收缩力外，还有扩张血管、增强利尿的作用，从而减轻心脏的前后负荷。因此除血管扩张剂的使用外，并用镁剂治疗，有助于心力衰竭的纠正。用法：25%硫酸镁10～30 mL溶于5%～10%葡萄糖500 mL中，静脉滴注，每日1次，一般连用3～7天，心力衰竭基本控制后改用每日5～10 mL肌内注射。

2. 辅酶 Q_{10}

本品可减轻右心负荷，改善心脏功能。一项双盲交叉试验，对12例标准分级为Ⅲ～Ⅳ级充血性心力衰竭患者进行研究，连续给予辅酶 Q_{10} 12周，心脏每搏输出量和射血分数明显增加。

3. 肝素

肝素静脉滴注对各种原因引起的顽固性心力衰竭有较好的疗效，一般连用5天后，多数病例即呼吸平稳，两肺啰音减少或消失，心率减慢，尿量增加，能平卧，水肿减轻或消失，肝脏回缩。

4. 胰高血糖素

本品能激活心肌的腺苷酸环化酶系统，增加心肌收缩力，扩张外周血管，增加心排血量和尿量。首剂3～5 mg加5%葡萄糖20 mL静脉注射，如无不良反应，以后可给每小时2.5～10 mg静脉滴注。糖尿病者禁用。

5. 能量合剂

ATP、辅酶A、胰岛素可增加能量，促进代谢，改善心功能，起辅助治疗作用。

6. 前列腺素 E_1（PGE_1）

本品可扩张周围静脉，适用于冠心病、高血压心脏病并发心力衰竭。常用量：600 μg加入5%葡萄糖液250 mL中，以每分钟15～20滴速度静脉滴注，每日1次，共用3天。

7. 莨菪碱类药物

本品是神经节后胆碱能受体阻滞剂，能解除全身血管平滑肌痉挛，使阻力血管和容量血管扩张，减轻心脏前、后负荷，改善心脏功能，增加心排血量。用法：东莨菪碱0.3～0.6 mg加5%葡萄糖生理盐水150 mL静脉滴注，每日1次，用3～4天，有效后改为0.3～0.6 mg，每日3～4次，用10天。或山莨菪碱20 mg加25%葡萄糖液20 mL，静脉注射，每日2次，有效后改口服，10 mg，每日3次维持，可与地高辛联用。

（六）其他治疗

纠正水、电解质紊乱及酸碱失衡。主动脉内囊反搏术治疗心肌梗死后的低排综合征有一定效果。

八、护理

（一）一般护理

1. 休息

让患者取半卧或端坐位安静休息，鼓励患者多翻身、咳嗽，尽量做缓慢的呼吸。避免长期卧床休息，以防发生静脉血栓、肺栓塞、压疮等问题。注意心理护理，使患者身体、心理都得到放松。

2. 饮食

心力衰竭患者均有不同程度的水、钠潴留，控制水钠摄入对治疗心力衰竭十分重要。一般患者每日限制钠盐在5 g以下，严重者应 <1 g，但不宜限制过久，服利尿剂者可适当放宽，以防低钠血症的发生。应告知患者及家属下列药物和食物含钠量高，宜加以限制：①碳酸氢钠、溴化钠；②发酵面食、点心，如苏打饼干、油条、皮蛋、碱面包、汽水等。食物宜清淡、易消化且富含维生素类，避免饱食及进食辛辣有刺激的饮食。

3. 大便

防止大便干燥，避免大便用力，如有便秘，可服用缓泻剂或开塞露等，并劝告患者禁烟、酒。

4. 环境

病室内保持温暖、安静，阳光充足，空气流通，但要避免使患者受凉而并发呼吸道感染。

（二）病情观察与护理

对心功能不全住院的患者，需每日按时测量体温、呼吸、心率、脉搏及血压。对患有心血管疾病的患者，在测量心率、脉率时，不应少于1分钟。本病需注意观察以下几点：

1. 观察患者的呼吸状态，必须加强夜间巡视，发现患者不能入眠、烦躁、不能平卧、呼吸短促、伴有咳嗽或有阵发性夜间呼吸困难，提示患者的病情尚未控制，应嘱其取半卧位，吸氧，同时报告医生，按医嘱给予用药。

出现急性肺水肿时护理应注意：

（1）协助患者采取端坐位，两腿下垂。

（2）四肢轮流结扎止血带。

（3）鼻导管持续4～6 L/min高流量吸氧，必要时给予50%乙醇湿化吸氧，氧流量6~8 L/min。

（4）遵医嘱给予镇静剂，皮下注射吗啡或哌替啶。安慰患者不要紧张、恐惧，以消除顾虑。

（5）遵医嘱迅速给予强心、利尿及血管扩张剂、糖皮质激素治疗，并密切观察患者的面色、心率、心律、血压、神志等变化并准确记录。

（6）症状缓解后，仍需继续密切观察病情，以免病情反复。

2. 对于有大咯血的患者，应注意安定患者情绪，测量血压，记录咯血的时间、数量及颜色，及时报告医生，按医嘱给予治疗措施。

3. 注意观察水肿的消长情况，每日测量体重，准确记录出入量。遵医嘱正确使用利尿剂，在应用快速利尿药时，最好在上午注射，以使患者在白天利尿，有利于夜间休息；如尿量过多，必要时可建议医生减量或停用利尿剂。对严重水肿的患者，应给予按时翻身，保持床铺平整干燥。

大量利尿者应测血压、脉搏和抽血查电解质，观察有无利尿过度引起的脱水、低血容量和电解质紊乱的表现，尤其是应用排钾利尿剂后有无乏力、恶心、呕吐、腹胀等低钾表现。

对于利尿反应差者，应找出利尿不佳的原因，如了解肾脏功能情况，是否存在低血压、低血钾、低血镁或稀释性低钠血症及用药是否合理等。

4. 遵医嘱给予扩血管药物时，应注意观察和预防药物的不良反应，应用血管扩张药物前测血压、心率，调整静脉滴数，如出现胸闷、出汗、气急、脉速、恶心、呕吐等不良反应时，应通知医生，立即停止注射。口服血管扩张剂时，应从小剂量开始，防止患者出现体位性低血压。

5. 应用洋地黄类药物应注意

（1）使用洋地黄前，应先测心率（律），如心率<60次/分或出现室性期前收缩，应暂缓给药并及时与医生联系。

（2）由于洋地黄治疗量和中毒量接近，而且个体对洋地黄的反应有差异，使用时应注意观察有无恶心、呕吐、食欲缺乏或头昏、头痛、嗜睡、视物模糊、黄视等洋地黄毒性反应。如有上述情况，应停用洋地黄及利尿剂，并报告医生，协助处理。

（3）在应用洋地黄药物期间，不宜同时服用钙剂，以免与洋地黄起协同作用而导致中毒。

（4）老年人、肺心病、心肌炎及心肌梗死并发心功能不全需用洋地黄药物时，由于其敏感性较强，易造成中毒，故剂量宜适当减少，不宜长期应用。

（5）静脉给药时应用5%~20%的葡萄糖溶液稀释，混匀后缓慢静脉推注，一般不少于10分钟，用药时注意听诊心率及节律的变化。

6. 注意休克的临床表现，观察患者面色、神志、呼吸、血压、心率、心律及尿量的变化，测心率至少一分钟。

7. 对必须静脉输液、输血的患者，应注意每天输液量不宜过多。输液量原则是量出为入，入量略少于出量。成人每天以750~1 000 mL为宜，以糖液为主，糖盐比例一般是2:1，同时补充钾盐，以防因糖的氧化及利尿作用而发生低钾血症。应严格掌握静脉滴注速度，一般每分钟 20～30 滴。也不宜过慢，以免影响用药目的及影响患者休息，使患者过于劳累，而使心力衰竭加重。输血量应少量多次，滴注速度不应超过每分钟 20 滴。

8. 患者突然胸痛、呼吸急促、发绀，且有咯血时，需考虑可能因下肢静脉血栓或右心室内附壁血栓脱落，随血流进入肺内而并发肺栓塞或肺梗死，应立即给予吸氧，测血压，同时做好 X 线检查准备，协助医生进行处理。

九、健康指导

1. 积极治疗各种心脏病，有手术指征者，应及早进行手术治疗。
2. 控制诱因如感染、心律失常等，保持大便通畅，限制过量食盐的摄入，避免过劳及情绪激动等。
3. 一旦发生心力衰竭，应积极处理。

第二节　急性心力衰竭

急性心力衰竭是指由于各种原因使心脏在短时间内发生心肌收缩力明显减低，或心室负荷加重，心室充盈受限，而导致急性心排血量降低的临床情况，其中以急性左心衰竭最为常见，表现为急性肺水肿，可发生心源性休克或心搏骤停。

一、病因和发病机制

心脏解剖或功能的突发异常，使心排血量急剧降低和肺静脉压突然升高而发生急性左心衰竭。常见的病因有：

1. 急性心肌弥散性损害，导致心肌收缩无力，常见于冠心病急性广泛前壁心肌梗死。

2. 急性机械性梗阻如严重的二尖瓣及主动脉瓣狭窄、左心室流出道梗阻、二尖瓣口黏液瘤或血栓嵌顿主动脉主干或大分支的栓塞，以及急进性高血压，致使心脏的后负荷急剧增加，排血严重受阻。

3. 急性心脏容量负荷过重，如急性心肌梗死、感染性心内膜炎等引起乳头肌功能失调、腱索断裂、瓣膜穿孔、室间隔穿孔和主动脉窦瘤破裂等，以及输液过多、过快，使心脏负荷显著增加。

4. 突然的心室舒张受限，如急性大量心包积液或积血所致的急性心脏压塞。

5. 严重的心律失常，包括快速的室上性和室性心律失常以及严重的心动过缓等，使心排血量显著减少。

主要的病理生理基础为心脏收缩力突然严重减弱，心排血量急剧减少，或左心室瓣膜急性反流，或急性心脏压塞致使左室舒张末期压迅速升高，肺静脉回流不畅。由于肺静脉压快速升高，肺毛细血管压随之升高使血管内液体渗入到肺间质和肺泡内形成急性肺水肿。

在上述各种病因和诱因的作用下，心肌收缩力突然明显减低或心脏负荷突然明显增加，致使心排血量急剧降低，心室充盈压显著升高，此与慢性心力衰竭不同，各种代偿机制的作用均不明显。

正常人肺毛细血管平均压为 4～7 mmHg，毛细血管胶体渗透压为 25～30 mmHg，由于两者差异很大，故血管内液体不渗入到肺组织间隙，急性左心衰竭时，左室舒张末压迅速升高，使左心房、肺静脉压和肺毛细血管压力相继升高，当肺毛细血管内静水压超过胶体渗透压时（即 >25 mmHg 时），血清即渗入肺组织间隙，若渗入液体迅速增多，则又可进一步通过肺泡上皮浸入肺泡或进入终末小支气管后再到达肺泡，引起肺水肿。

肺泡内液体与气体混合形成泡沫，后者表面张力很大，可阻碍通气和肺毛细血管自肺泡内摄取氧，引起缺氧，同时肺水肿可减低肺顺应性，引起换气不足和肺内动静脉分流，导致动脉血氧饱和度降低。缺氧又很快使组织产生过多的乳酸，致发生代谢性酸中毒，从而使心功能不全进一步加重，最后可引起休克或严重的心律失常，严重者可导致死亡。

在上述过程中，肺淋巴管引流，肺泡表面活性物质、血浆清蛋白浓度和毛细血管通透性等因素的改变，均可影响肺水肿产生的速度。

二、临床表现

（一）病史

常见于原有心脏器质性疾病，如急性心肌梗死、高血压性心脏病、重度二尖瓣狭窄、急进性肾小球肾炎等。常有过度体力活动、肺部感染、妊娠、分娩、心动过速、过量过快输液等诱因。

（二）症状和体征

根据心排血量下降的急剧程度，持续时间的长短以及机体发挥代偿功能的状况，可有昏厥、休克、急性肺水肿、心搏骤停等表现。

1. 昏厥

指心排血量减少致脑部缺血而发生的短暂性意识丧失。若持续数秒钟可有四肢抽搐、呼吸暂停、发绀等表现，称为阿—斯综合征。

2. 休克

由于心排血功能低下导致心排血量不足而引起的休克，称为心源性休克。临床上除休克表现外，多伴有心功能不全，体循环静脉淤血，如静脉压升高、颈静脉怒张等表现。

3. 急性肺水肿

突然发作、高度气急、呼吸浅速、端坐呼吸、咳嗽、咳白色或粉红色泡沫样痰，面色灰白、口唇及肢端青紫、大汗、烦躁不安、心悸、乏力等。体征为双肺广泛水泡音或（和）哮鸣音，心率增快，心尖区奔马律及收缩期杂音，心界向左下扩大，可有心律失常和交替脉。

4. 心搏骤停

为严重心功能不全的表现，见心搏骤停和心肺复苏。

三、实验室及其他检查

（一）X 线检查

可见肺门有蝴蝶形大片阴影并向周围扩展，心界扩大，心尖冲动减弱等。

（二）心电图

窦性心动过速或各种心律失常，心肌损害，左心房、左心室肥大等。

四、诊断

（一）左心衰竭

有累及左心的心脏病基础，出现肺循环淤血的表现。

1. 呼吸困难、咳嗽、咯血、咳粉红色泡沫样痰。

2. 发绀、端坐呼吸、左心室扩大、心率增快、第一心音减弱、心尖区收缩期杂音、肺动脉瓣区第二心音亢进、舒张期奔马律、闻及肺底部或广泛性湿啰音等。

3. X 线检查提示有肺门阴影增大及肺纹理增粗等肺淤血及左心室增大征象。

4. 肺毛细血管楔压 > 18 mmHg。

具备第 1、2 项或兼有第 3 项即可诊断，兼有第 4 项可确诊。

（二）右心衰竭

有引起急性右心衰竭的病因，出现体循环淤血征象。

1. 腹胀、上腹疼痛、恶心等肝及胃肠道淤血症状。

2. 水肿、发绀、颈静脉怒张、三尖瓣区可听到收缩期杂音、肝大且压痛、肝颈静脉反流征阳性。

3. X 线检查示右心室增大，上腔静脉增宽。心电图示右心室肥厚。

4. 心导管检查示右心室充盈压（RVFP）明显增高，而左心室充盈压（LVFP）正常或偏低，或两者增高不成比例（RVFP/LVFP > 0. 65）。

具备第 1、2 或兼有第 3 项即可诊断，兼有第 4 项可确诊。

五、治疗要点

心源性昏厥发作历时短暂，以治疗原发病和抗心律失常为主。心源性休克和心搏骤停见有关章节。急性肺水肿具体抢救措施如下：

（一）减少静脉回流

将患者置于半坐位，两腿下垂，以立即减少静脉回心血量，必要时可四肢轮流结扎。

（二）吸氧

立即高流量给氧（6~8 L/min），严重者亦可采用面罩正压供氧。使用 70% 乙醇或 1% 硅酮溶液消除泡沫。

（三）镇静

皮下或肌内注射吗啡 5～10 mg，可减轻烦躁不安和呼吸困难，扩张周围静脉，减少回心血量。但有抑制呼吸、昏迷、休克和慢性肺炎者忌用。老年体弱者减量。

（四）快速利尿

呋塞米 20～40 mg 或依他尼酸钠 25～50 mg 静脉注射，以减少回心血量降低前负荷。

（五）血管扩张剂

可降低肺循环阻力。

（1）硝普钠：50 mg（1 安瓿）溶于 5% 葡萄糖 500 mL 内（浓度 100 μg/ mL）静脉滴注，从小剂量开始，一般为 15 μg/min 或 0.25 μg/（kg·min），无效时每 15～30 分钟增加一次，每次增加 5～10 μg/min，直至达到所需效果。若已达 80 μg/min 滴速仍未发生疗效，则按每分钟增加 20 μg/min 或 0.25 μg/kg 速度进行。维持量 25～150 μg/min。最高剂量 300 μg/min。应用时注意大量使用可致氰化物中毒，使用前宜补充血容量防止血压过低。

（2）酚妥拉明：对急性左心衰竭肺水肿可先给较大剂量，如第一分钟给 5 mg，然后继以较小剂量静脉滴注，或以 5～10 mg 加入 25% 或 50% 葡萄糖 20～40 mL 内缓慢滴注 5～10 分钟。一般常用量为 1～5 μg/（kg·min）（成人 0.05～0.3 mg/min）。

（3）硝酸甘油：舌下含化可迅速扩张静脉床，减少回心血量。

（六）氨茶碱

0.25 g 加入 50% 葡萄糖液 20～40 mL 中缓慢静脉注射，以减轻呼吸困难。

（七）强心药

如发病 2 周内未用过洋地黄或洋地黄毒苷，1 周内未用过地高辛，可予速效洋地黄制剂，以加强心肌收缩力和减慢心率，此对伴有房性快速性心律失常的急性肺水肿特别有效，但对重度二尖瓣狭窄而伴有窦性心律的急性肺水肿忌用。如发病 2 周内曾用过洋地黄，则强心药的应用需根据病情，小剂量追加，用法同慢性心力衰竭。

（八）糖皮质激素

地塞米松 10～20 mg 加入 5% 葡萄糖溶液 500 mL 中，静脉滴注。糖皮质激素可扩张外周血管，增加心排血量，解除支气管痉挛，改善通气，促进利尿，降低毛细血管通透性，减少渗出。对治疗急性肺水肿和改善全身情况有一定价值。

（九）氯丙嗪

国外报道氯丙嗪治疗急性左心衰竭有迅速改善临床症状的作用，国内亦有人用小剂量氯丙嗪治疗急性左心衰竭。用法：5～10 mg 肌内注射，仅有左心衰竭者用 5 mg，伴有急性肺水肿者用 10 mg，肌内注射后 5～10 分钟见效，15～30 分钟疗效显著，作用持续 4～6 小时。氯丙嗪扩张静脉作用大于扩张动脉，因此更适合以前负荷增高为主的急性左心衰竭；其镇静作用能很好地解除患者焦虑。

（十）静脉穿刺放血

可用于上述治疗无效的肺水肿患者，尤其是大量快速输液或输血所致的肺水肿，放血 300～500 mL，有一定效果。

六、护理

（一）一般监护

1. 安置患者于重症监护病室，并协助患者取坐位或半坐位，两腿下垂。注意给患者提供合适的支撑物，并保护患者的安全，防止坠床。迅速建立静脉通路，并保持通畅。注意监护呼吸、血压、脉搏及心电变化。

2. 宜用低钠、低脂肪、低盐、富含维生素、富于营养易消化的低热量饮食。采用低热量（每日 5 000~6 200 kJ）饮食可降低基础代谢率，减轻心脏负荷，但时间不宜过长。低盐饮食可控制水、钠潴留，从而减轻心脏负荷，根据水肿程度忌用或少用含钠量高的食物，如发酵面食、点心、咸肉、咸菜、海鱼虾、含钠饮料、调味品和含盐的罐头等。进食量少或利尿明显者可适当放宽钠盐的限制。心力衰竭时因胃肠道淤血、呼吸困难、疲乏、焦虑而影响食欲和消化功能，应给予易消化食物，少食多餐，可减少胃肠消化食物所需的血液供应，使心脏负荷减轻。

3. 严重呼吸困难时可给氧。对四肢厥冷、发绀的患者，要注意保温。保持大便通畅。

4. 抢救时护理人员应表情镇静，神态自若，操作熟练，使患者产生信任感和安全感。尽可能守护在患者身旁，安慰患者，告诉患者医护人员正在积极采取有效措施，病情会逐渐得到控制。对患者作简要解释，消除患者的紧张、恐惧心理。注意语言简练，以免增加患者负担。

5. 协助患者翻身，使用气垫或气圈，进行按摩。患者穿着宜柔软和宽松，以防皮肤破损，并随时保持皮肤清洁。心力衰竭患者因肺淤血而易致呼吸道感染，需定时给患者叩背。病房空气新鲜、暖和，避免患者受凉，避免呼吸道感染加重心力衰竭。应鼓励患者下肢活动，协助患者被动肢体锻炼，早晚用温水浸足，以预防和减少下肢静脉血栓形成。需密切观察患者有无疲倦、乏力、情感淡漠、食欲减退、尿量减少等症状，并监测液体出入量和电解质，以防低钾血症和低钠血症等水、电解质平衡失调。

（二）病情观察与护理

1. 观察体温、脉搏、呼吸、血压的变化。注意心力衰竭的早期表现，夜间阵发性呼吸困难是左心衰竭的早期症状，应予警惕。当患者出现血压下降、脉率增快时，应警惕心源性休克的发生，并及时报告医生处理。

2. 观察神志变化，由于心排血量减少，脑供血不足，缺氧及二氧化碳增高，可导致头晕、烦躁、迟钝、嗜睡、昏厥等症状，及时观察以利于医生综合判断及治疗。

3. 观察心率和心律，注意心率快慢、节律规则与否、心音强弱等。有条件时最好能做心电监护并及时记录，以利及时处理。

出现以下情况应及时报告医生：①心率低于40 次/分或高于 130 次/分；②心律不规则；③心率突然加倍或减半；④患者有心悸或心前区痛的病史而突然心率加快。

4. 注意判断治疗有效的指标，如自觉气急、心悸等症状改善，情绪安定，发绀减轻，尿量增加，水肿消退，心率减慢，原有的期前收缩减少或消失，血压稳定。

5. 注意观察药物治疗的效果及不良反应，如使用洋地黄类药物时，应注意观察患者心率、心律的变化，观察药物的毒性反应，并协助医生处理药物的毒性反应。此外，迅速建立良好的静脉通道，以保证药物的顺利应用，严格控制静脉输液速度。做好各种记录，发现异常及时报告医生，配合处理。备好一切抢救药品、器械。

洋地黄制剂毒性反应的处理：①立即停用洋地黄类药物，轻度毒性反应如胃肠道、神经系统和视觉症状，一度房室传导阻滞，窦性心动过缓及偶发室性期前收缩等心律失常表现者，停药后可自行缓解。中毒症状消失的时间，地高辛为 24 小时内，洋地黄毒苷需 7～10 天。②酌情补钾，钾盐对治疗由洋地黄毒性反应引起的各种房性快速心律失常和室性期前收缩有效，肾衰竭和高血钾患者忌用。③苯妥英钠是治疗洋地黄中毒引起的各种期前收缩和快速心律失常最安全有效的常用药物，但有抑制呼吸和引起短暂低血压等不良反应，应注意观察。

七、健康指导

1. 向患者及家属介绍急性心力衰竭的诱因，积极治疗原有心脏疾病。急性肺水肿发作后，若原发病因得以去除，患者可完全恢复；若原发病因继续存在，患者可有一段稳定时间，待有诱因时又可再发心功能不全症状。

2. 嘱患者在静脉输液前主动告诉护士自己有心脏病史，便于护士在输液时控制输液量及速度。

第二章　心律失常

第一节　概　述

正常心律起源于窦房结，频率为 60～100 次/分（成人）、较规则。心律失常指心律起源部位、心搏频率与节律以及激动传导等任一项异常。心肌大部分由普通心肌纤维组成，小部分为特殊分化的心肌纤维，后者组成心脏的起搏传导系统。

心脏的起搏传导系统包括窦房结、房室结、房室束（希氏束）、左右束支及其分支以及浦肯野纤维网。当心脏冲动在窦房结形成后，随即由结间束和普通心房肌传递，抵达房室结及左心房。冲动在房室结内传导速度极为缓慢，抵达希氏束后传导再度加速。束支与浦肯野纤维的传导速度均极为快捷，使全部心室肌几乎同时激动。最后，冲动抵达心外膜，完成一次心动周期。

心脏传导系统接受副交感与交感神经支配。迷走神经兴奋性增高，能抑制窦房结的自律性与传导性，延长窦房结与周围组织的不应期，减慢房室结的传导并延长其不应期。交感神经则发挥与副交感神经相反的作用。

一、心律失常的分类

（一）按心律失常的发生机制分类

1. 冲动形成异常

1）窦性心律失常：①窦性心动过速；②窦性心动过缓；③窦性心律不齐；④窦性停搏。

2）主动性异位心律：①期前收缩（房性、房室交界性、室性）；②阵发性心动过速（室上性、室性）；③心房扑动、心房颤动；④心室扑动、心室颤动。

3）被动性异位心律：①逸搏（房性、房室交界性、室性）；②逸搏心律（房性、房室交界性、室性）。

2. 冲动传导异常

1）生理性：干扰及房室分离。

2）病理性：①窦房传导阻滞；②房内传导阻滞；③房室传导阻滞；④室内传导阻滞或束支、分支阻滞（左、右束支及左束支分支传导阻滞）。

3）房室间传导途径异常：预激综合征。

（二）按心律失常发作时心率的快慢分类

1. 快速性心律失常。

2. 缓慢性心律失常。

二、心律失常的诊断

心律失常的诊断主要依靠心电图检查。临床上，有一部分患者可以通过询问病史及体格检查作出初步诊断，从而了解心律失常的存在、诱发因素、伴随症状等情况，必要时可选择 X 线检查、超声心动图、放射性核素扫描等。

（一）病史

心律失常的诊断应从采集详尽的病史入手。尽量让患者描述发生心悸等症状时的感受。病史通常能提供对诊断有用的线索：①心律失常的存在及其类型；②心律失常的诱发因素，如烟、酒、咖啡、运动及精神刺激等；③心律失常发作的频繁程度、起止方式；④心律失常对患者造成的影响。

（二）体格检查

发作时体检应着重判断心律失常的性质和对血流动力学的影响。注意心搏频率、节律、心音强弱及颈静脉搏动，有助于作出心律失常的初步鉴别诊断。如心音强弱较一致，节律较规整的快速心律失常见于心房扑动和室上性阵发性心动过速，前者尚可见到频繁的颈静脉搏动。第一心音强弱不等见于心房颤动、室性心动过速、期前收缩和完全性房室传导阻滞。后者可因心房和心室同时收缩，第一心音极度增强而听到"大炮音"，颈静脉可见间歇出现搏动明显增强的"炮波"。

（三）心电图检查

为临床诊断心律失常最重要的方法。心律失常发作时描记心电图不但可以确定心律失常的存在，还可确定心律失常的类型。描记较长的 Ⅱ 导联和 V_1 导联，由于 P 波较清楚有助于心律失常的分析，必要时可加大电压、放快纸速描记。如 P 波仍不清楚时可采用食管导联，由于食管接近心房的后面，故食管心电图描记能清楚地显示 P 波，这对心律失常的分析如鉴别室上性心动过速伴有心室内差异性传导和室性心动过速很有帮助，并且对解释室上性心动过速的发生机制也有裨益，如阵发性室上性心动过速发作时，心房和心室除极同时发生，即可排除由房室道折返所致之心动过速，其发生机制最可能是由房室结折返所致。

动态心电图（Holter 心电图）是诊断心律失常的重要手段。常用的方法是给患者佩戴慢转速的磁带盒，以 1~2 个双极胸前导联连续记录 24 小时心电图，然后在荧光屏上快速播放并选段记录，从中发现心律失常和 ST - T 改变等，其出现时间可与患者的活动及症状相对照，有利于进行分析诊断。动态心电图通过 24 小时连续心电图记录能观察到心律失常的发作、自主神经系统对自发心律失常的影响，自觉症状与心律失常的关系，并评价治疗效果。

（四）运动试验

患者在运动时出现心悸等症状，可做运动试验协助诊断。但应注意，正常人进行运动试验，亦可发生室性期前收缩。运动试验诊断心律失常的敏感性不如动态心电图。

（五）食管心电图

食管心电图由于探查电极靠近心房或心室，可明确与房室电活动的关系，有助于鉴别心动过速的类型。

（六）有创性电生理检查

有创性电生理检查能协助判断快速性和缓慢性心律失常的性质，为治疗提供指导。

三、治疗原则

一般治疗原则：心律失常需否治疗、如何治疗取决于心律失常产生的基础及性质和心律失常对血流动力学的影响及预后。性质严重、对血流动力学影响明显、预后较差的心律失常必须立即采取有效的治疗措施。功能性心律失常并不需要特殊处理。某些虽为器质性心律失常，如果心室率正常，也无须特殊治疗，如心肌炎引起的一度或二度Ⅰ型房室传导阻滞等。

心律失常治疗时，力争达到制止发作、减少或杜绝再发、维持疗效的目的。

（一）病因治疗

控制病因和消除诱发因素是治疗心律失常的重要措施。如心肌炎症、心肌缺血的治疗，甲状腺功能亢进的控制，电解质紊乱的纠正等。避免紧张、劳累、情绪激动、过度吸烟、饮酒、喝浓茶、喝咖啡等，可以防止某些心律失常的发生。

（二）心律失常发作期治疗

根据心律失常的类型及其对血流动力学的影响，可选用相应的治疗措施。缓慢型心律失常伴阿—斯综合征者应静脉给予提高和维持心率的药物，无效时应进行心脏起搏治疗。快速型室上性心律失常（如阵发性室上性心动过速、心房扑动或颤动）可采用刺激迷走神经或药物控制心室率或转复为窦性心律；室性心动过速应及时选用药物或同步直流电复律以中止发作。期前收缩是最常见的心律失常，通常对血流动力学影响不严重，在去除病因和诱因的同时，可选用相应的抗心律失常药物口服治疗。

（三）预防心律失常的复发

对一些病因暂时难以消除的心律失常，需采取适当的方法来预防复发或根治。如慢性三度房室传导阻滞和病态窦房结综合征（病窦综合征）药物治疗无效时，应安置永久心脏起搏器治疗；反复发作的快速性心律失常可采用导管射频消融治疗；对猝死高危患者可置入自动复律—除颤—起搏器。需要长期口服抗心律失常药物的患者，应选用疗效肯定而不良反应相对较轻的药物，必要时进行临床电生理测定或进行药物浓度监测，以协助选择可靠的抗心律失常药物。

第二节　窦性心律失常

窦性心动过速

正常窦性心律的冲动起源于窦房结，成人频率 60～100 次/分。窦性心律在心电图上具有以下特征：①窦性 P 波在Ⅰ、Ⅱ、aVF 导联直立，aVR 导联倒置；②PR 间期 0.12～0.20 秒；③P 波频率 60～100 次/分；④PP 间期相差 <0.12 秒。

窦性心律频率 >100 次/分（成人），称为窦性心动过速。

一、病因和发病机制

与交感神经兴奋性增高或迷走神经张力降低有关。可发生于情绪激动及体力活动时，吸烟、饮酒或浓茶后；也可见于应用阿托品、肾上腺素、麻黄素等药物后；发热、贫血、休克、缺氧、甲状腺功能亢进、心脏病也可导致。

二、临床表现

多有情绪激动及体力劳动或饮酒或浓茶史，少数有发热、感染、贫血、休克、缺氧、甲状腺功能亢进、心力衰竭等原发疾病史。

（一）症状

1. 心动过速症状

可无症状或感心悸、不适、乏力等。

2. 原发病症状

如心力衰竭、休克、甲状腺功能亢进的相关症状等。

（二）体征

1. 心动过速体征

听诊时可见心率快，多在每分钟 101～160 次，心律规则，增快或减慢呈逐渐性变化。脉搏快速、规则。

2. 原发病体征

由某些疾病引起者则有原发病的体征，如心功能不全、休克的体征等。

三、心电图检查

心电图符合窦性心律的上述特征，成人窦性心律的频率超过 100 次/分，为窦性心动过速。窦性心动过速通常逐渐开始和终止。频率大多在 100～150 次/分，偶有高达 200 次/分者。刺激迷走神经可使其频率逐渐减慢，停止刺激后又加速至原有水平。

四、诊断

1. 可有引起窦性心动过速的原发病，如休克、心功能不全、甲状腺功能亢进等，或有引起窦性心动过速的其他原因，如运动、情绪紧张、应用可使心率加快的药物等。

2. 可有心悸等不适症状。

3. 查体心率在 100 次/分以上，心律规则，增快和减慢呈逐渐性改变。

4. 心电图 P 波呈窦性型，P 波频率 >100 次/分。

五、治疗要点

窦性心动过速的治疗应针对病因和去除诱发因素，如治疗心力衰竭、纠正贫血、控制甲状腺功能亢进等。必要时 β 受体阻滞剂如美托洛尔可用于减慢心率。

窦性心动过缓

成人窦性频率<60次/分，称为窦性心动过缓。通常为40~59次/分。

一、病因和发病机制

（一）病因

与迷走神经张力增高有关。常见于运动员和老年人。病理情况下，可见于颅内压增高、严重缺氧、低温、黏液性水肿、梗阻性黄疸、药物（β受体阻滞剂、维拉帕米、洋地黄、奎尼丁等）作用、病态窦房结综合征等。急性下壁心肌梗死亦常见于窦性心动过缓。

（二）发病机制

迷走神经张力过高或窦房结本身的功能减退，均可引起窦性心动过缓。前者多为生理性窦性心动过缓；后者则与窦房结自身病变有关，如炎症、缺血、坏死、纤维化、退行性变等，属病理性窦性心动过缓。

二、临床表现

一般无症状，因窦房结功能减退引起者由于心室率过于缓慢且心脏有器质性病变，导致心排血量减小，重要器官供血不足，尤其发生在老年患者可因动脉粥样硬化使得供血不足更为明显，可有乏力、头晕、胸闷，甚至发生昏厥、心绞痛或缺血性脑血管病发作。

体征：心率每分钟<60次，多在每分钟40~59次，心律规则或轻度不齐，可见原发病体征。

三、心电图检查

符合窦性心律的心电图特征，且PP间期>1.0秒，即P波频率<60次/分钟。常伴有窦性心律不齐，即最长PP间期与最短PP间期相差0.12秒以上。

四、诊断

1. 临床有引起窦性心动过缓的病因。
2. 心率<60次/分。
3. 心电图符合窦性心动过缓特点。

五、治疗要点

多数患者只需针对原发疾病进行治疗。少数显著窦性心动过缓的患者可使用阿托品、异丙肾上腺素等药物治疗。病窦综合征所致的严重窦性心动过缓，如症状明显或有过阿—斯综合征发作者，应考虑安装人工心脏起搏器。

病态窦房结综合征

病态窦房结综合征是由窦房结病变导致功能减退，产生多种心律失常的综合表现。患者可在不同时间出现一种以上的心律失常。病窦综合征经常同时合并心房自律性异常和房室传导阻滞。

一、病因

最常见的病因为特发性（窦房结硬化—退行性变性，原因不明），其次为冠心病。其他病因包括风湿性心脏病、心肌病、心肌炎或心包炎、先天性心脏病、外科手术损伤窦房结、高血压病、结缔组织病、淀粉样变性、进行性肌营养不良、恶性肿瘤、血色病及家族性窦房结病等。

二、发病机制

由于上述原因导致窦房结功能减退，窦房结的自律性下降，出现窦性心动过缓、窦性停搏、房室交界区逸搏；由于窦房结及其周围组织的病变使窦性冲动向心房传导障碍引起窦房传导阻滞；窦房结衰竭往往导致室上性心动过速、心房颤动的发生，引起心动过缓—心动过速综合征。

三、临床表现

起病隐匿，表现为脑、心、肾等器官供血不足，尤以脑供血不足为主，如乏力、头昏、眼花、失眠、记忆力减退、反应迟钝等，也可有心悸、胸闷、胸痛等，严重者可出现昏厥及阿—斯综合征。部分患者并发短暂室上性快速心律失常发作，表现为心动过缓—心动过速，称为慢—快综合征。

四、实验室及其他检查

（一）心电图检查

心电图持续而严重的窦性心动过缓，心率多为每分钟 40～50 次。严重的心动过缓与室上性心动过速、心房颤动或扑动交替发生，即心动过缓—心动过速综合征。窦性停搏、窦房阻滞、房室交界性心律。

（二）运动试验

半分钟内做下蹲动作 15 次，心率每分钟 <90 次。奔走或在双倍二级梯运动试验时心率每分钟 <90 次，或出现频繁窦房传导阻滞、逸搏心律时为阳性。

（三）阿托品试验和异丙肾上腺素试验

为排除自主神经张力改变的影响，静脉注射阿托品 1～2 mg 和静脉推注或静脉滴注异丙肾上腺素 1～2 μg，注射后心率每分钟 <90 次为阳性。

（四）心房调搏试验

一般将心房率调搏至每分钟 120～140 次，持续 2～4 分钟，然后测定超速抑制后的窦房结恢复时间，正常值为 800～900 毫秒，当窦房结恢复时间延至≥2000 毫秒时为阳性。

五、诊断

主要依据：

1. 有脑、心、肾等脏器供血不足的临床表现。

2. 心电图和动态心电图的典型表现持续或间歇出现 <50 次/分钟的窦性心动过缓、窦房阻滞或窦性停搏、缓慢的逸搏心律或异位心动过速。

六、治疗要点

（一）病因治疗

如为冠心病、心肌病、心肌炎、全身性红斑狼疮等引起者，宜积极治疗原发病。

（二）药物治疗

在心率较慢症状明显时，应提高基础心率，减少快速心律失常，预防阿—斯综合征发作。

1. 阿托品

为抗胆碱药物，可解除迷走神经对心脏的抑制作用，加快心率。用法：0.5 mg 加葡萄糖 20 mL 静脉注射，继后以 1～2 mg 加入 5% 葡萄糖 500 mL 内静脉滴注；也可 0.3～0.6 g，3～4 次/日，口服。不良反应：口干、眩晕、皮肤潮红、烦躁、谵语等。因可致瞳孔散大、眼压增高，故青光眼患者禁用。

2. 沙丁胺醇

β 受体兴奋剂，加快心率。用法：2.4～4.8 mg，3～4 次/日，口服，也可喷雾吸入。不良反应：恶心、头痛、肌肉震颤、心悸、血压升高、心动过速。心力衰竭患者不用。不可与普萘洛尔等 β 受体阻滞性药物同用，以防对抗药效。

3. 烟酰胺

能加快心率，用法：600～1 200 mg/d，分次口服。作用较弱，用于轻症患者。不良反应：皮肤热感、瘙痒，无须处理。

4. 地塞米松

抗感染，抗过敏，减少炎症渗出，并提高窦房结功能，使已经变慢的心率增快，用于危重患者。用法：5～10 mg 加入葡萄糖 10 mL 内静脉注射；或 10～20 mg 加入 5% 葡萄糖 500 mL 内静脉滴注；也可 0.75～1.5 mg，3～4 次/日，口服。不良反应较多。高血压病、溃疡病、出血性疾病、糖尿病等患者不用。

5. 硝苯地平

有研究报告，硝苯地平用于病窦综合征患者可改善窦房结功能，尤对并发高血压患者适宜。每次 10～20 mg，每日 3 次口服。

6. 溴丙胺太林

15～30 mg，每日 3 次。

7. 麻黄碱

25 mg，每日 3 次。

8. 间羟异丙肾上腺素

10 mg，每日 3 次。

9. 氨茶碱

25 mg 加入葡萄糖液 300 mL 内静脉滴注，每日 1 次，平均 30 天为一疗程。多数患者心率增加，症状改善。

对出现快速心律失常，不宜使用奎尼丁、普鲁卡因胺、普萘洛尔、维拉帕米等心肌抑制药物，因可致严重心动过缓。必要时在保护性人工心脏起搏下用药物或电转复治疗。

（三）电复律

1. 室性心动过速用药物治疗无效而危及生命时可应用。

2. 室上性心动过速用药物治疗无效时可考虑应用。

3. 曾有窦性心动过缓或窦房阻滞的房颤患者。在安置心脏起搏器情况下可考虑应用，否则禁用电复律，因有发生窦房阻滞、窦性停搏的危险。

（四）心脏起搏器治疗

1. 安装临时起搏器指征

（1）急性心肌炎并发病窦综合征，并发有昏厥先兆或阿—斯综合征。

（2）急性心肌梗死并发病窦综合征，临床上有症状。

（3）药物中毒或电解质紊乱引起的窦房结暂时性的功能障碍，以上三者均是在药物治疗不满意或用药有禁忌的情况下安装临时起搏器。

2. 安装永久起搏器指征

（1）慢性病窦综合征并发阿—斯综合征发作或有明显昏厥先兆症状者。

（2）病窦综合征因心动过缓伴心力衰竭或心绞痛发作者。

（3）慢—快综合征伴有阿—斯综合征或有昏厥先兆者。

（4）慢性病窦综合征并发二度Ⅱ型以上房室传导阻滞伴有阿—斯综合征或有昏厥先兆者。

对安装起搏器后仍发作快速异位心律者，可用利多卡因、美西律等药物；对并发心力衰竭者可用洋地黄治疗。近年来应用多功能程序控制式起搏器，可在体外进行多功能调整。亦可用程序自动扫描复律器，这是目前治疗心动过缓—心动过速综合征最为理想的手段之一。

（五）防治并发症

1. 心力衰竭

宜首先使用利尿剂和（或）血管扩张剂，不可滥用洋地黄，如必须使用时，最好安置心脏起搏器。

2. 脑栓塞

病窦综合征时快速型心律失常易造成心房血液淤滞，形成附壁血栓，血栓脱落后形成脑栓塞。此时可酌用抗凝疗法。

3. 心源性休克

在原发病及药物治疗的基础上进一步采取相应的抗休克治疗。

第三节　房性心律失常

房性期前收缩

房性期前收缩是起源于窦房结以外任何部位的期前收缩，可见于正常人，且随年龄的增长而增加。正常人房性期前收缩发生率在60%以上。各种器质性心脏病是引起房性期前收缩的另一常见原因。

一、临床表现

1. 期前收缩发生时患者可感到心悸不适。

2. 体格检查时可听到期前收缩的第二心音减弱，有时仅能听到第一心音，并在期前收缩后听到一较长的间歇。

3. 期前收缩的心动周期，桡动脉搏动减弱或消失。

二、心电图检查

1. P波提早出现，其形态不同于窦性P波。

2. PR间期 >0.12秒。

3. QRS波群与基本心律的QRS波群形态相似。

4. 若房性期前收缩发生太早，可出现PR间期延长，或QRS波群变形（室内差异传导），或房性P波后无QRS波群（阻滞型房性期前收缩）。

5. 期前收缩后有较长间歇，但其前后2个窦性P波的距离常较2个正常窦性心动周期为短，形成不完全性代偿间歇。

三、治疗

1. 房性期前收缩通常无须治疗。

2. 如症状明显或房性早搏触发室上性心动过速时，应给予镇静剂地西泮2.5～5 mg，每日3次口服或10 mg肌内注射；β受体阻滞剂，如普萘洛尔10 mg，每日3次；或维拉帕米40～80 mg，每日3次；洋地黄，如毛花苷C0.4～0.6 mg首次静脉推注。

3. 吸烟、饮酒所致者，应减量或戒除。

房性心动过速

房性心动过速简称房速。根据发生机制与心电图表现的不同，可分为自律性房性心动过速、折返性房性心动过速与紊乱性房性心动过速三种。自律性与折返性房性心动过速常可伴有房室传导阻滞，被称为伴有房室阻滞的阵发性房性心动过速。

一、病因

（一）功能性

常见于无器质性心脏病者，其发作与大量饮酒、情绪激动、过度疲劳、饮浓茶与咖啡等有关。

（二）器质性

1. 自律性房性心动过速见于心肌梗死、慢性肺部疾病、大量饮酒以及各种代谢障碍；洋地黄中毒在低血钾，甚至血钾正常情况下亦易发生这种心律失常。

2. 折返性房性心动过速较为少见，折返发生于手术瘢痕，解剖缺陷的邻近部位。

3. 紊乱性房性心动过速亦称多源性房性心动过速。常发生于患慢性阻塞性肺疾病或充血性心力衰竭的老年人，亦见于洋地黄与低血钾患者。

（三）其他

洋地黄中毒，低钾血症等。

二、临床表现

1. 发作可呈短暂、间歇或持续性。

2. 当房室传导比率发生变动时，听诊心律不恒定，第一心音强度可变化。

3. 颈静脉见到 a 波数目超过听诊心搏次数。

三、心电图检查

房速相当于 3 个或 3 个以上的房性期前收缩。

1. 心率多在 160～220 次/分，PR 间期绝对规则。

2. 房性 P 波，可与前面的 T 波重叠，无法辨认。

3. QRS 波群形态与正常窦性心律相似。

4. ST 段可下移，T 波可低平或倒置。

四、诊断

1. 主要依靠常规心电图、24 小时动态心电图和（或）运动试验记录到自发或诱发的房性心动过速，即可确诊。

2. 既往发作病史、特点等可有助于本病的诊断。

3. 进一步体检、X 线、超声心动图等可作出有无器质性心脏病的诊断。

五、治疗要点

（一）自律性房性心动过速

心室率在 140 次/分以上，由洋地黄中毒所致，或临床上有严重充血性心力衰竭或休克征象，应进行紧急治疗。其处理方法如下：

1. 洋地黄引起者

1）立即停用洋地黄。

2）如血清钾不升高，首选氯化钾口服（半小时内服完 5 g，如仍未恢复窦性心律，2 小时后再口服 2.5 g）或静脉滴注氯化钾（2 g 溶于 5% 葡萄糖液 500 mL 内，2 小时滴完），同时进行心电图监测，以避免出现高血钾（T 波高尖）。

3）已有高血钾或不能应用氯化钾者，可选用利多卡因、普萘洛尔、苯妥英钠。心室率不快者，仅需停用洋地黄。

2. 非洋地黄引起者

1）洋地黄、β 受体阻滞剂、钙通道阻滞剂可用于减慢心室率。

2）如未能转复窦性心律，可加用 I A、I C 或Ⅲ类抗心律失常药。

3）药物治疗无效时，亦可考虑做射频消融。

（二）折返性房性心动过速

参照阵发性室上性心动过速。

（三）紊乱性房性心动过速

治疗应针对原发疾病。肺部疾病患者应给予充足供氧、控制感染，停用氨茶碱、去甲肾上腺素、异丙肾上腺素、麻黄碱等药物。维拉帕米与胺碘酮可能有效。补充钾盐与镁盐可抑制心动过速发作。

心房扑动

心房扑动（简称房扑）是发生于心房内的，冲动频率较房性心动过速更快的心律失常，发作时心房内产生每分钟约 300 次的规则的冲动，心房发生快而协调的收缩。

一、病因

房扑可发生于无器质性心脏病者，也可见于一些心脏病患者，病因包括风湿性心脏病、冠心病、高血压性心脏病、心肌病等。此外，肺栓塞、慢性充血性心力衰竭、二尖瓣及三尖瓣狭窄与反流等导致心房扩大，亦可出现房扑。其他病因尚有甲状腺功能亢进、乙醇中毒、心包炎等。

二、临床表现

房扑往往有不稳定的倾向，可恢复窦性心律或进展为心房颤动，但亦可持续数月或数年。按摩颈动脉窦能突然成比例减慢房扑的心室率，停止按摩后又恢复至原先心室率水平。令患者运动、施行增加交感神经张力或降低迷走神经张力的方法，可促进房室传导，使房扑的心室率成倍数加速。

心房扑动的心室率不快时，患者可无症状。房扑伴有极快的心室率，可诱发心绞痛与充血性心力衰竭。体格检查可见快速的颈静脉扑动。当房室传导比率发生变动时，第一心音强度亦随之变化。有时能听到心房音。

三、心电图表现

1. P 波消失，代以形态、间距及振幅绝对整齐、呈锯齿样的房扑波（F 波），频率 250～350 次/分。

2. 常见房室传导比例为 2:1，经治疗可为 3:1 或 4:1。房室传导比例不固定者心室率不规则。呈 1:1 与 2:1 传导者，应注意与室上性心动过速鉴别。

3. QRS 形态与窦性相同，也可有室内差异性传导。

四、治疗要点

有恢复窦性心律指征者，应尽量争取药物或电复律；不能复律者应控制心室率。

（一）病因治疗

应针对原发疾病治疗。

（二）转复心律

使房扑转复为窦性心律的常用方法有同步心脏电复律术、经食管心房调搏术、经导管射频消融术和药物复律等。其中以心脏电复律成功率最高，通常用很低的电能（低于 50 J），便可迅速将房扑转复为窦性心律。如电复律无效，或已应用大量洋地黄不适于电复律者，可经食管心房调搏，使房扑转复为窦性心律或心室率较慢的心房颤动。导管射频消融术适用于药物治疗无效的顽固性房扑患者。奎尼丁、普罗帕酮、胺碘酮对转复及预防房扑复发有一定的疗效。

（三）控制心室率

首选维拉帕米，每日 120～240 mg。伴有心力衰竭者应首选洋地黄，但常需较大剂量才能达到目的，如无禁忌证者亦可选用 β 受体阻滞剂，必要时可联合用药。

心房颤动

心房颤动（房颤）是心房各部分发生极快而细的乱颤，每分钟 350～600 次，心室仅能部分接受由心房传下的冲动，故心室率常在每分钟 110～160 次，且快而不规则。临床上有阵发性和持久性房颤两种。

一、病因

1. 阵发性房颤可见于正常人，情绪激动、术后、运动或急性乙醇中毒时可发生。

2. 持久性房颤主要见于器质性心脏病患者，如风湿性心瓣膜病（尤以二尖瓣狭窄为多见）、高血压病、冠状动脉粥样硬化性心脏病、甲状腺功能亢进。

部分患者原因不明，称特发性心房颤动（多为阵发性）。极少数患者系急性感染、洋地黄中毒引起。

二、临床表现

常有心悸、气急、胸闷、自觉心跳不规则，可伴有心功能不全征象。原有窦性心律心脏病患者，突然发生房颤时可诱发心力衰竭，而长期房颤者心脏内易形成血栓，一旦血栓脱落可产生相应脏器栓塞现象。

心率一般在每分钟 100～160 次，心音强弱不一，心律绝对不规则，脉搏短绌。此外，可有原发性心脏病的相应症状及体征。

三、心电图检查

心电图特征：

1. P 波消失，代之以大小不等、形态各异的颤动波（f 波），每分钟 350～600 次，在 Ⅱ、Ⅲ、V$_1$ 导联较明显。

2. QRS 波群呈不规则，一般心室率常在每分钟 90～130 次。

四、治疗要点

（一）控制心室率

1. 紧急处理

初发房颤未经药物治疗心室率显著快者，或原有房颤心室率突然增快者，或重度二尖瓣狭窄并发快速房颤者，均需紧急处理。首选毛花苷 C0.4 mg 加 10% 葡萄糖 20 mL 缓慢静脉注射，2 小时后如效果不满意可再用 0.2～0.4 mg，使心室率控制在 100 次/分以下，部分阵发性房颤患者有可能转复为窦性心律。无心功能不全时，亦可选用维拉帕米或 β 受体阻滞剂静脉注射。预激综合征并发快速房颤者禁用洋地黄。

2. 慢性房颤治疗

对慢性房颤不宜转复心律的患者，需长期服药控制房颤心室率。要求是安静时维持心室率在 70 次/分左右，轻度活动后不超过 90 次/分。常用地高辛 0.25 mg，每日 1 次口服。无心功能不全者，亦可选用维拉帕米或 β 受体阻滞剂口服，或与地高辛合用。有报道，维拉帕米不仅能控制安静时心室率，而且也能控制活动时的心室率。应用地高辛不能控制活动后心室率者，可改用维拉帕米治疗。

（二）转复心律

及时使房颤转复为窦性心律，不但可增加心排血量，且可防止心房内血栓形成和栓塞现象。

1. 复律指征

1）房颤持续时间在 1 年以内且心脏扩大不显著，左心房内径 <45 mm，无严重心脏病损者。

2）基本病因去除后房颤持续存在，如二尖瓣病变手术后、甲状腺功能亢进等。

3）有动脉栓塞史者。

4）房颤伴肥厚型心肌病。

2. 禁忌证

1）房颤伴有低血钾者。

2）房颤伴有完全性房室传导阻滞，心室率极慢。

3）肺源性心脏病由于缺氧、高碳酸血症及酸碱平衡紊乱而致的房颤。

3. 转复方法

转复方法包括药物转复与电转复。紧急情况下（如预激综合征伴快速房颤）常用电转复。一般情况下采用药物转复与电转复互相配合的方法：

1）口服地高辛减慢房室结传导，将心室率控制在 100 次/分以下。

2）停用地高辛，口服奎尼丁 0.1 ~ 0.2 g，如果无过敏反应，可以每天 3 次，每次 0.2 g，连用 2 ~ 3 天，20% 患者可以转复成窦性心律。

3）如果仍为房颤，停用地高辛 1 天后，可以用 100 ~ 200 J 直流电同步除颤，90% 以上的患者可以恢复窦性心律。

4）为防止房颤复发，术后口服奎尼丁 0.2 g，每日 3 次或胺碘酮 0.2 g，每日 3 次，5 ~ 7 天减量，以便维持窦性心律。

（三）抗凝治疗

房颤不论是否伴二尖瓣狭窄均易致动脉栓塞，尤为脑栓塞。常见于房颤发生初期数日至数周以及转复后，故应使用活血化瘀的药物减少血液黏滞度，如阿司匹林 50 ~ 300 mg，每日 1 次口服。如果发生了动脉栓塞，急性期可以滴注肝素，恢复期常用醋硝香豆素或华法林等药物口服，使凝血酶原时间延长至对照值的 2 倍。

第四节 房室交界区性心律失常

房室交界区性期前收缩

房室交界区性期前收缩简称交界性期前收缩。临床较少见，冲动起源于房室交界区，因为房室结本身不具有自律性。

其心电图特征是：

1. 提前出现的 QRS 波群与窦性者相同或因室内差异性传导而变形。

2. 逆行性 P′波（Ⅱ、Ⅲ、aVF 倒置，aVR 直立），心电图表现有三种可能：①位于 QRS 波群之前，但 P′R 间期 <0.12 秒；②位于 QRS 波群之后，但 P′R 间期 <0.20 秒。③埋于 QRS 波群之中，而无逆行性 P′波。逆行性 P′波出现的部位，与期前收缩冲动的逆向传导速度有关。

3. 多数为完全性代偿间歇。

交界性期前收缩通常无须治疗。

阵发性室上性心动过速

阵发性室上性心动过速（PSVT）简称室上速，是发生于心房和房室交界区以及房室间以折返为其发生机制的一类心律失常的总称，折返可发生于窦房结及其周围组织、心房内、房室结内或房室之间，分别称为窦房结折返性心动过速、心房内折返性心动过速、房室结折返性心动过速（AVNRT）和房室折返性心动过速（AVRT）。其中房室结折返性心动过速和房室折返性心动过速占90%以上。

一、病因

1. 功能性原因

常见于无明显心脏病的青年人，发作常与情绪激动、过度疲劳、烟酒过量、喝浓茶和咖啡有关。

2. 器质性心脏病

如风心瓣膜病、冠心病、高血压心脏病、肺心病、心肌病、甲状腺功能亢进性心脏病等；还常并发于预激综合征。

3. 其他原因

如低钾血症、洋地黄中毒、心导管检查与心脏手术。

二、临床表现

（一）症状

1. 绝大多数患者可有自觉突然发生快速心跳，出现心悸，并又可突然停止，心慌消失。

2. 若有器质性心脏血管病或心功能不全者，可发生心力衰竭、休克，甚至死亡。风湿性心脏病左心房室瓣狭窄可引起急性肺水肿，冠心病可引起心绞痛甚至心肌梗死。

3. 部分患者室上性心动过速发作时可出现多尿，这与心钠素分泌过多有关。

（二）体征

1. 心率过快，为150~250次/分，心律整齐，第一心音强且固定不变。脉搏细速。

2. 心率过快心室舒张不充分，由于心搏出量减少可以使血压下降，心脏原有杂音可因心动过速而减弱或消失。

3. 房室结折返性心动过速可以房室同时收缩，颈静脉可出现有规律的"炮波"，房性心动过速时心房可能在右心房室瓣开放前收缩，也可出现"炮波"。

三、心电图检查

心电图表现为：

1. 心率150~250次/分，节律规则。

2. QRS波群形态与时限均正常，但发生室内差异性传导或原来存在束支传导阻滞时，QRS波群形态异常。

3. P 波为逆行型（Ⅱ、Ⅲ、aVF 导联倒置），常埋藏于 QRS 波群内或位于其终末部分，P 波与 QRS 波群保持恒定关系。

4. 起始突然，通常由一个房性期前收缩触发，下传的 PR 间期显著延长，随之引起心动过速发作。

四、治疗要点

（一）一般治疗

症状轻者，有时仅需休息即可自行恢复窦性心律；严重者，卧床休息、吸氧、镇静及心电监护、去除病因、避免诱发因素。

（二）刺激迷走神经

1. 压迫舌根法

用压舌根刺激悬雍垂，诱发恶心、呕吐。

2. Valsalva 法或 Miiller 法

深吸气后屏气，再用力做呼气动作，或 Miiller 法，即深呼气后屏气，再用力做吸气动作。

3. 颈动脉窦按摩

如颈动脉听诊有杂音，不宜按摩。患者取仰卧位，先按摩右侧，无效再按摩左侧，不可两侧同时按摩。每次每侧按摩 10 秒钟，可同时做 Valsalva 动作。

4. 压迫眼球

患者取仰卧位，闭眼并向下看，用拇指在一侧眶下适度压迫眼球上部，每次 10 秒钟。有青光眼或高度近视者忌用。

5. 潜水反射

让患者取坐位，面前放一盆冷水（5℃以下），嘱患者深吸一口气，立即将面部浸入冷水盆中，持续 30 秒钟以上，无效可重复 1 次。有效率可达 80%。

6. 直肠按摩法

患者取膝胸卧位，用带有指套的手指插入肛门左右按摩至复律。

7. 腹部加压法

患者深吸气后屏气，双手交错压在下腹部主动脉搏动处，下肢微屈弯腰呈 90° 以上，屏气 15～20 秒钟，一次未成功，可重复操作。终止本病成功率为 72%。

8. 心前区捶击法

嘱患者平卧位，术者左手掌紧贴患者心前区，右手握拳以尺侧用较强力捶击左手背，其终止本病成功率为 72.7%。

9. 清洁灌肠法

对阵发性室上性心动过速患者给予清洁灌肠，保留灌肠液 15 分钟，然后让患者胸膝蹲位，用腹肌收缩压力排出灌肠液，可终止本病。还可重复应用，成功率高，比较安全。

（三）药物疗法

1. 新斯的明

为迷走神经兴奋剂，每次 0.5~1 mg，皮下或肌内注射，必要时半小时后可重复 1 次，一般 20 分钟左右可起效。有休克、支气管哮喘者禁用。

2. 洋地黄

对伴有心力衰竭者可首先应用，不伴心力衰竭者亦可使用。首次毛花苷 C0.4 mg 加入 50% 葡萄糖液 20 mL 内，缓慢静脉注射，1~2 小时仍无效可重复使用 0.2~0.4 mg，多数患者用量到 1.2 mg 左右时，心动过速即告终止。

3. 升压药物

通过血压升高反射性兴奋迷走神经，使心动过速终止。如伴有低血压则更为适用。可选用去氧肾上腺素 0.5~1 mg 或甲氧明 10~20 mg，稀释后缓慢静脉注射或快速滴注。用药过程中，连续观测血压的升幅及心脏情况，收缩压不超过 160 mmHg 为好；在升压过程中，一旦心动过速终止，即应停止注药，但仍要继续观察血压的升高情况，待血压升高达顶峰而开始回降后，方可放宽观察血压时间，以防止血压过高出现意外，有高血压及器质性心脏病者不宜使用。

4. β 受体阻滞剂

普萘洛尔 10~30 mg，每日 3~4 次，或 1~3 mg 加入 25% 葡萄糖液 40 mL 中，于 5~10 分钟缓慢静脉注射。也可用心得舒 5 mg 加入 25% 葡萄糖液 20 mL，缓慢静脉注射。但有支气管哮喘及心力衰竭较严重者禁用。还可选用心得宁 5 mg 溶于 25% 葡萄糖液 20 mL 中，于 5 分钟内缓慢静脉注射，同时听心率。选择性 $β_1$ 受体阻滞剂（美托洛尔、阿替洛尔等），具有选择性作用心脏，不引起支气管痉挛的良好效果。

5. 维拉帕米

心功能较好的室上速患者，常首选维拉帕米静脉注射。开始以 5 mg 在 2~3 分钟静脉推注，多在几分钟内见效。如无效还可在 15 分钟后重复给 5 mg，绝大多数室上速可被终止。

6. 胺碘酮

胺碘酮是终止房室结折返及旁路折返性室上速较有效的药物。一般 3~7 mg/kg 静脉滴注给药。但以不超过 5 mg/kg，日量 150~300 mg 为宜；必要时分次静脉注射。每次用量 ≤150 mg，稀释于生理盐水 20 mL 中，15 分钟内缓慢静脉注射，15 分钟内不可重复给药。常有低血压、传导阻滞、休克等不良反应，剂量过大时尤为显著。对心脏明显增大、严重心脏病变者禁用。

7. 普罗帕酮

普罗帕酮 70 mg 加入 5% 葡萄糖 40 mL 缓慢静脉推注（时间 >5 分钟），无效 20 分钟后可重复应用，总量不超过 350 mg。

8. ATP

ATP 具有强烈的迷走神经兴奋作用，作用时间极短暂，一般不超过 10 秒，但足以能终止心动过速，适合于无窦房结功能障碍者。方法：10~15 mg 静脉注射，首剂无效可 2 分钟后即刻注射第二剂，单次剂量不宜超过 30 mg。

9. 苯妥英钠和钾盐

对洋地黄毒性反应引起的室上速有较高的疗效。苯妥英钠 100~250 mg 稀释于注射用水 20 mL 中，静脉注射，必要时 2~3 小时可重复 1 次，一般疗效迅速，见效后可用 100 mg 口服，每日 3 次维持。钾盐可用氯化钾稀释成 0.4%~0.6% 溶液，静脉滴注，在心电图下密切观察，直至发作中止，一次量不应超过 2 g。

10. 其他药物

1）奎尼丁：0.2~0.4 g，每 2 小时 1 次，共 5 次。

2）丙吡胺：2 mg/kg，缓慢静脉注射。

3）安他唑啉：100 mg，缓慢静脉注射。

4）阿义马林：50 mg，缓慢静脉注射。

5）氟卡尼：2 mg/kg，缓慢静脉注射。

6）难治性室上性心动过速可试用利多卡因、美西律、硫酸镁和甲巯咪唑（甲巯咪唑）等治疗。

（四）电复律

抗心律失常药物不能终止室上速时，也可考虑经静脉用心室临时起搏术或经食管心房调搏超速抑制的方法终止室上速。对于有严重血流动力学障碍的患者，还可采用直流电同步电复律。

（五）预防发作

首先应避免诱发本病的各种因素，积极治疗原发病。其次选用维拉帕米每日 120~480 mg，分 3~4 次口服；或口服胺碘酮 200 mg，每日 1~3 次。也可选用地高辛、普萘洛尔或普鲁卡因胺。

第五节　室性心律失常

室性期前收缩

室性期前收缩，这是一种最常见的心律失常。

一、病因

1. 功能性

常见于无器质性心脏病者，其发作与情绪激动、过度疲劳、烟酒过量和喝浓茶、浓咖啡等有关。

2. 器质性

可见于各种心脏病，如风湿性心瓣膜病、冠心病、高血压性心脏病、肺心病、甲状腺功能亢进性心脏病、心肌病等。

3. 其他

如洋地黄中毒、低血钾等。

二、临床表现

1. 轻者可无症状，期前收缩多时，出现心悸。

2. 心脏听诊可闻及突然提前出现的搏动，期前收缩的第一心音较响，第二心音微弱或听不到。

三、心电图检查

1. 提前出现的 QRS 波群，其形态宽大 （≥0.12 秒）畸形。
2. 室性期前收缩之前无提前发生的 P 波。
3. 室性期前收缩之后常伴有完全性代偿间歇。
4. 可呈多源性、多形性或联律出现。

四、治疗要点

治疗及去除引起期前收缩的病因及诱因。对器质性心脏病、偶发或不影响心排血量的期前收缩一般不需特殊治疗。频发的、症状明显或伴有器质性心脏病，尤其是急性心肌缺血（心绞痛、急性心肌梗死）时出现频发的、多源性、成对的室性期前收缩、R－on－T型室性期前收缩（室性期前收缩落在前一心动周期的 T 波上），必须积极治疗，以防导致室性心动过速、心室颤动而猝死。

1. 去除诱因和病因。

2. 无器质性心脏病，无症状的期前收缩不需特殊治疗，如患者症状明显，治疗应以消除症状为目的，可选用β受体阻滞剂、美西律、普罗帕酮等药物。

3. 急性心肌梗死、洋地黄中毒、心肌炎的室性期前收缩应积极治疗，可首选利多卡因 50～100 mg 静脉推注，然后 1～4 mg/min 静脉滴注维持。如利多卡因无效，可选用普鲁卡因胺 100 mg 静脉推注，每 5～10 分钟重复一次，直至总量在 800～1 000 mg 或期前收缩被控制，维持量 2～4 mg/min。洋地黄中毒引起的室性期前收缩，可首选苯妥英钠，并强调停用洋地黄、补钾和补镁。

4. 陈旧性心肌梗死或心肌病患者并发室性期前收缩，宜选用β受体阻滞剂或胺碘酮，避免应用Ⅰ类抗心律失常药物。心力衰竭患者的期前收缩应主要控制心力衰竭，防止洋地黄中毒和电解质紊乱。

室性心动过速

室性心动过速（简称室速）是发生于希氏束分叉以下部位的心动过速。

一、病因

室速绝大多数发生于器质性心脏病，尤其是心肌病变广泛而严重的患者，如冠心病患者，特别是急性心肌梗死者、扩张型及肥厚型心肌病、严重心肌炎等。心瓣膜病、二尖瓣脱垂等患者，亦可发生。其他病因尚有药物中毒（如洋地黄中毒）、QT间期延长综合征、低温麻醉、心肺手术等，偶尔室速亦可发生在无器质性心脏病者，称为阵发性室速。

二、临床表现

（一）症状

室速症状轻重取决于两方面：

1. 室速发作的频率和持续时间，是否引起血流动力学改变。

2. 有无心脏病及心功能情况。非持续性室速（发作时间 <30 秒）或室速频率略快或无器质性心脏病者，可无症状或仅有心悸；持续性室速（发作时间 >30 秒）或室速频率过快或原有严重心脏病，由于可引起明显血流动力学障碍，患者可有心悸、乏力、眩晕或昏厥、心绞痛、低血压、休克或急性肺水肿。严重者可发展为心室扑动、颤动而猝死。

（二）体征

颈静脉搏动强弱不等，有时可见较强的颈静脉皮（大炮波）；心尖第一心音分裂，心律轻度不齐，第一心音强度经常变化。

三、心电图检查

室速的心电图特征为：

1. 3 个或 3 个以上的室性期前收缩连续出现。

2. QRS 波群形态畸形，时限超过 0.12 秒；ST - T 波方向与 QRS 波群主波方向相反。

3. 心室率通常为 100 ~ 250 次/分；心律规则，但亦可略不规则。

4. 心房独立活动与 QRS 波群无固定关系，形成房室分离；偶尔个别或所有心室激动逆传夺获心房。

5. 通常发作突然开始。

6. 心室夺获与室性融合波，室速发作时少数室上性冲动可下传心室，产生心室夺获，表现为在 P 波之后，提前发生一次正常的 QRS 波群。室性融合波的 QRS 波群形态介于窦性与异位心室搏动之间，其意义为部分夺获心室。心室夺获与室性融合波的存在是确立室性心动过速诊断的最重要依据。按室速发作时 QRS 波群的形态，可将室速区分为单形性室速（形态恒定不变）和多形性室速（形态多变）。QRS 波群方向呈交替变换者称双向性室速。

四、治疗要点

无器质性心脏病患者发生非持续性室速，无症状无须治疗；持续性室速无论有无器质性心脏病，均应治疗；器质性心脏病发生非持续性室速亦应考虑治疗。

（一）终止室速发作

1. 无显著血流动力学障碍

首先给予静脉注射利多卡因 50～100 mg 或普鲁卡因胺 100 mg，同时静脉持续滴注，亦可静脉注射普罗帕酮 70～140 mg。上述药物无效可选用胺碘酮 5～10 mg/kg 体重静脉注射或直流电复律。

2. 血流动力学障碍

迅速进行电复律。洋地黄中毒致室速，不宜电复律，应给予药物治疗。

（二）预防复发

应积极寻找及治疗诱发室速的各种可逆性病变，如缺血、低血压、低血钾等。

心室扑动与心室颤动

心室扑动（简称室扑）与心室颤动（简称室颤）为致命性心律失常，常见于缺血性心脏病，严重的电解质紊乱，预激综合征并发快速心室率的房颤，应用抗心律失常药物，特别是引起 QT 间期延长与尖端扭转性室速的药物和电击伤等。

一、病因

单纯室扑少见，且很快即会转为室颤。室颤分为临终前和原发性两类。临终前室颤一般难于逆转。原发性室颤的常见病因为急性心肌梗死，严重低钾血症，药物如洋地黄、奎尼丁、普鲁卡因胺、氯喹等的毒性作用，QT 间期延长综合征、心脏手术、低温麻醉、电击等。

二、临床表现

常患有器质性心脏病，查及上述病因的证据。

（一）先兆症状

多数在发生室扑与室颤前有先兆征象，如肢乏、寒冷、心前区不适、头晕及原发病等表现，进一步发展为发绀、血压下降、呼吸急促、胸闷、心跳改变、意识障碍及烦躁不安。心电示波可见频发性、多源性或连续性的室性期前收缩，尤其是可见 R－on－T 现象、短阵室速、尖端扭转型室速、QT 间期延长、传导阻滞等多种严重的心律失常。

（二）发生室扑或室颤

如不及时抢救，即可出现心搏骤停。由于血液循环中断，可引起意识丧失、抽搐、呼吸停止、四肢冰冷、发绀、无脉搏、无心音、无血压、瞳孔散大。

三、心电图检查

心电图特征：室扑时，心电图 QRS 波与 ST - T 无法辨认，代以振幅相同、快慢规则的顶端与下端增大呈钝圆状的扑动波，频率为每分钟 180～250 次。室颤时，心电图特征是 QRS 波及 T 波完全消失，代以形态、频率及振幅完全不规则的波动，其频率为每分钟 150～500 次。

四、治疗要点

室扑和室颤为最严重的心律失常，一旦发生，应立即去除病因，及早进行心肺复苏及直流电非同步电除颤、同步电复律，使用能量 300～400 J。具体详见心搏骤停章。

第六节　心脏传导阻滞

心脏传导阻滞，指激动传导的延迟或阻断。是由于心肌的不应期发生病理性延长，少数是由于传导系统的某一部位组织结构的中断或先天性畸形所致。传导阻滞可呈一过性、间歇性或持久性。前两者除器质性因素外，也可能由迷走神经张力增高或某些药物所引起。按阻滞的部位，传导阻滞可分为窦房传导阻滞、房内传导阻滞、房室传导阻滞和室内传导阻滞四类。根据阻滞的程度可分为三度。一度传导阻滞的传导时间延长，全部冲动仍能传导。二度传导阻滞分为两型：莫氏（Mobitz）Ⅰ型和Ⅱ型。Ⅰ型阻滞表现为传导时间进行性延长，直至一次冲动不能传导；Ⅱ型阻滞表现为间歇出现的传导阻滞，所有传导冲动的传导时间恒定不变。三度又称完全性传导阻滞，此时全部冲动均不能被传导。

房室传导阻滞

房室传导阻滞是指冲动从心房传到心室的过程中，冲动传导的延迟或中断。根据病因不同，其阻滞部位可在房室结、房室束或束支系统内，常分为房室束分叉以上与房室束分叉以下阻滞两类。按阻滞程度可分为一、二、三度房室传导阻滞。

一、病因

（一）器质性心脏病
器质性心脏病是引起房室传导阻滞的主要原因。常见于各种心肌炎、冠心病（尤其是急性心肌梗死）、心肌病、风湿性心瓣膜病等。
（二）急性感染
急性感染如白喉、流行性感冒等。

（三）药物作用

洋地黄、奎尼丁、普鲁卡因胺等。

（四）电解质紊乱

如高血钾。

（五）损伤

心脏直视手术引起的传导系统损伤或周围组织水肿。

（六）功能性

如迷走神经张力过高。

二、临床表现

1. 有引起房室传导阻滞的各种疾病的症状与体征。

2. 一度房室传导阻滞，无自觉症状，可仅有第一心音减弱，需依赖心电图诊断。

3. 二度房室传导阻滞，心室率较慢时，可有心悸、头晕、乏力等症状。如仅偶有下传脱落，患者可无症状。

二度房室传导阻滞可进一步按心电图区分为Ⅰ型及Ⅱ型。Ⅰ型常可逆且预后通常较好，Ⅱ型大多数不可逆，且预后险恶，可骤然进展为高度阻滞，发生阿—斯综合征，甚至病死。

4. 三度或完全性房室传导阻滞

（1）常有心悸，自觉心脏跳动缓慢、眩晕、乏力，易致昏厥。有时有心力衰竭或阿—斯综合征。

（2）心搏慢而规则，20～40次/分。第一心音轻重不等，有"大炮音"。收缩压增高，舒张压减低，脉压增大，运动或注射阿托品后，心室率不加速或加速甚少。

三、心电图检查

心电图特征：

（一）一度房室传导阻滞

PR间期延长在 0.20 秒以上，或按年龄及心率 PR 间期超过正常之最高值。

（二）二度房室传导阻滞

可分两型。二度Ⅰ型（MobitzⅠ型或 Wenckbach 型）：PR 间期随每一心搏而逐渐延长，直至某些 P 波后不出现 QRS 波群，如此周而复始形成 3:2、4:3、5:4 不同程度的房室传导。二度Ⅱ型（MobitzⅡ型）：PR 间期固定，但部分 P 波后有 QRS 波群脱漏，P 波与 QRS 波群数目形成 4:3、3:2、2:1、3:1 等不同比例。脱漏较多，心率慢而规则，又称高度房室传导阻滞。如仅有个别的心房激动引起心室夺获或室性融合波则称为几乎完全性房室传导阻滞。

（三）三度房室传导阻滞

也称完全性房室传导阻滞，是由房室结绝对不应期延长所致。P 波与 QRS 波群无关，心室率慢于心房率，PP 间隔与 RR 间隔各自相等，形成房室分离。QRS 波群大多增宽畸形，心室起搏在房室束分支以上者 QRS 波也可正常。

四、诊断

1. 临床有引起房室传导阻滞的病因。

2. 临床症状及体征。

3. 心电图检查可以确诊。间歇性出现房室传导阻滞者，动态心电图检查有重要价值。希氏束电图可确定阻滞部位。

五、治疗要点

（一）病因治疗

应首先积极治疗引起房室传导阻滞之原发疾病。如急性心肌梗死或心肌炎所致者，可用肾上腺皮质激素。洋地黄中毒者应立即停药。迷走神经张力增高引起者，口服或注射阿托品等。

（二）对症治疗

1. 一度和二度房室传导阻滞

如心室率在每分钟 50 次以上，无明显症状者，一般无须特殊治疗，只需避免重体力活动、适当用镇静剂。传导阻滞严重者，禁用奎尼丁、普鲁卡因胺和普萘洛尔，以免加重阻滞，无明显心功能不全者，不宜使用洋地黄类药物。

2. 二度 Ⅱ 型房室传导阻滞

心室率低于每分钟 40 次或症状明显者，以及三度房室传导阻滞，可选用异丙肾上腺素 10 mg 舌下含化，每 4~6 小时 1 次，亦可用 0.2 mg 皮下注射。必要时以 1~2 mg 加入 5% 葡萄糖液 250~500 mL 中静脉滴注。滴速为每分钟 0.1 mg，按心室率及血压等调节滴速及浓度，使血压维持在大致正常范围，心室率在每分钟 60~70 次，也可用阿托品 0.3~0.6 mg 或麻黄素 25 mg，每日 3~4 次，口服。使之提高心室率，以防阿—斯综合征发作。

3. 肾上腺皮质激素的应用

地塞米松 10~20 mg，或氢化可的松 200~300 mg，加入 5% 葡萄糖液 500 mL 中静脉滴注，以求消除传导组织周围之水肿，并增强中枢神经系统对缺氧的耐受性，对治疗急性心肌梗死及急性心肌炎引起者更为适宜。

4. 能量合剂

三磷酸腺苷（ATP）20~40 mg、辅酶 A 100 U、胰岛素 4 U 加入葡萄糖液中静脉滴注，7~14 天为一疗程。

5. 氢氯噻嗪

尤适用于高血钾者，25 mg，每日 3 次口服，维持血清钾在 3.5~3.9 mmol/L 为妥。

6. 乳酸钠（11.2%）

适用于酸中毒和高血钾者，60~100 mL 静脉推注或静脉滴注。

7. 烟酰胺

烟酰胺 600~800 mg 加入 5%~10% 葡萄糖液 500 mL 中静脉滴注，7~10 天为一疗程。

（三）心脏起搏

心脏起搏治疗高度房室传导阻滞是最确实可靠的方法。凡是引起血流动力学障碍，并出现临床症状的高度房室传导阻滞，均为起搏治疗的适应证。二度Ⅱ型及三度房室传导阻滞患者，应行心脏起搏治疗，以防猝死等的发生。

<h2 style="text-align:center">室内传导阻滞</h2>

室内传导阻滞又称室内阻滞，是指希氏束分叉以下部位的传导阻滞。室内传导系统由三个部分组成：右束支、左前分支和左后分支，室内传导系统的病变可波及单支、双支或三支。

一、病因

右束支传导阻滞较多见，不一定表示有弥散性的心肌损害。较多见于风湿性心脏病、房间隔缺损或其他伴有右心室负荷过重的先天性心脏病、肺心病，也可见于冠心病、心肌炎、心肌病及少数健康者。左束支传导阻滞常表示有弥散性的心肌病变。多见于累及左心室的病变如冠心病、高血压性心脏病、主动脉瓣狭窄、心肌病、心肌炎，极少数见于健康人。左前分支易受累，左前分支与右束支传导阻滞合并存在亦较多见。左后分支阻滞少见，如果发生，则表示病变严重。

二、临床表现

临床上除可有心音分裂外无其他异常表现，诊断主要靠心电图。

三、心电图检查

（一）左束支传导阻滞

1. 完全性左束支传导阻滞

（1）QRS波群时限≥0.12秒。

（2）QRS波群形态的改变：V_5呈宽大、平顶或有切迹的R波，其前无Q波；V_1有宽而深的S波，r波极小甚至看不出；Ⅰ、aVL的图形与V_5相似，Ⅱ、Ⅲ、aVF与V_1相似。

（3）ST-T改变：QRS波群向上的导联，ST段下移、T波倒置；QRS波群向下的导联，ST段抬高、T波直立。

2. 不完全性左束支传导阻滞

除QRS波群时限<0.12秒，其余特点与完全性传导阻滞相似。

（二）右束支传导阻滞

1. 完全性右束支传导阻滞

（1）QRS波群时限≥0.12秒。

（2）QRS波群形态的改变：V_1为rSR波，可呈M型；V_5为qRS波，S波宽、深；Ⅰ、aVL导联与V_5相似，Ⅲ、aVF导联与V_1相似。

（3）ST–T 的改变：V_1、aVR 等导联 ST 段下移、T 波倒置；V_5、Ⅰ、aVL 等导联 ST 段抬高、T 波直立。

2. 不完全性右束支传导阻滞

除 QRS 波群时限 <0.12 秒，其余特点与完全性传导阻滞相似。

四、治疗要点

1. 慢性单侧束支阻滞的患者如无症状，无须接受治疗。

2. 双分支与不完全性三分支阻滞有可能进展为完全性房室传导阻滞，但是否一定发生以及何时发生均难以预料，不必常规预防性起搏器治疗。

3. 急性前壁心肌梗死发生双分支、三分支阻滞，或慢性双分支、三分支阻滞，伴有昏厥或阿—斯综合征发作者，则应及早考虑心脏起搏器治疗。

第七节 抗心律失常药物所致心律失常

抗心律失常药使原有心律失常加重或诱发新的心律失常现象，称为抗心律失常药物所致的心律失常。

一、病因

凡各种心脏病如冠心病、急性心肌梗死、心肌炎、心肌病、风心病等，尤其在使用抗心律失常药物时均可引起各类型心律失常发生。主要是由于心肌病变区和正常心肌区间存在传导和不应期的不均一，引起折返。若抗心律失常药使二者间的不均一扩大，就可促使折返发生。另外，到达缺血区的血流量，药物因素如药物浓度、代谢，以及药物的结合和药物间相互作用等，均可引起这种情况的发生，也可因电解质失衡、pH 值改变或儿茶酚胺等因素进一步加重。

二、临床表现

常患有严重心肌病变、严重室性心律失常及严重感染史，还可见心功能不全（尤其心力衰竭）、心脏传导障碍（尤其室内传导迟缓）、电解质（钾、镁）紊乱、酸碱失衡及原有复极异常（如 QT 间期延长综合征）、抗心律失常药用量过大或伍用同类药物等。

（一）症状

常有基础心脏病的临床表现，常出现胸闷、心悸加重，甚至出现顽固性心肌缺血症状、严重心绞痛、发作性昏厥、心源性休克及肺水肿等表现。

（二）体征

心脏听诊心率可快慢不一，心音强弱不一，刺激颈动脉窦而不受影响，并可闻及

S_3、S_4、室性期前收缩次数、持续时间或频率均增加。

三、实验室及其他检查

（一）心电图检查

1. 凡出现以往未发生的新的室速，又无其他原因可查者。

2. 室速频率加快，平均每小时频率≥10倍。

3. 室速类型发生改变，如短阵变为持续、多形性室速或扭转型室速、室颤者。

4. 室速的中止比通常更为困难。

5. 早期次数、频度、恶性程度增加。

6. 出现新的房性心动过速伴阻滞，或非阵发性房室交界性心动过速。

7. 新的心动过缓如窦性静止、窦房传导阻滞、严重的窦缓或房室传导阻滞等。

（二）动态心电图检查

1. 基础状态下平均室性期前收缩次数50、50～100、101～130、>301/h，分别超过10倍、5倍、4倍、3倍（Morganroth标准）。

2. 出现新的室上性、室性异位心律失常及传导异常。

（三）心电生理检查

采用心室程控刺激法，可在服药前、后各做1次，如服药前后发生下列情况，说明为该药所致的心律失常。

1. 较用药前为小的程控电刺激就可诱发室速。

2. 用与原先相同或较小的程控电刺激，使原有的非持续性室速变为多形或持续性室速、室颤。

3. 诱发的室速率较对照期明显增快。

4. 终止诱发出的室速较对照期更为困难。

四、几种特殊类型的心律失常

抗心律失常药物可引起各种类型的心律失常，但其中以室性心动过速最为重要，其特点是比较顽固，难以治疗，重者危及生命。

（一）持续性室速

Ⅰa和Ⅰc（氟卡尼等）类抗心律失常药在血药浓度较高时可引起持续性室速。高浓度的奎尼丁和普鲁卡因胺也可使心脏正常者发生持续性室速。由于Ⅰc类抗心律失常药所致持续性室速的特点如下。

1. 常在用药后或增加剂量时发生。

2. 室速的速率比用药前记录到的自发性室速要慢，QRS波形态显著增宽。

3. 不容易被程控电刺激终止，易复发。

（二）多形性室速

常见于Ⅰ类抗心律失常药治疗者。多形性室速有两种形式，一种是QRS波交替出现方向改变；另一种与尖端扭转型室速相似，但无显著QT延长。前者也见于洋地黄过量或其血药浓度虽正常，但伴有低血钾等促发因素。

（三）伴 QT 间期延长的尖端扭转型室速

伴 QT 间期延长的患者（包括先天性 QT 延长综合征），用普鲁卡因胺、奎尼丁或丙吡胺等药后，氟卡尼与胺碘酮并用均易发生尖端扭转型室速，前者也见于洋地黄过量或其血药浓度正常，但伴有低血钾等促发因素。

（四）心室纤颤

各类抗心律失常药均可引起室颤，奎尼丁、普鲁卡因胺、丙吡胺等多见。

五、治疗要点

抗心律失常药物可导致各种心律失常的发生，根据室率快慢又可分快速型和缓慢型二类。快速型以阵发性室上速、快速房扑及房颤、室性心动过速、室扑和室颤较为重要。缓慢型主要有病窦综合征、高度或Ⅲ度房室传导阻滞。以上各型心律失常多发生在用大剂量负荷或在达到稳态前迅速增加剂量时，但也有许多发生在治疗用量，甚至低于治疗用量范围时，这种致心律失常作用严重危及患者生命，为心源性猝死的重要原因。目前常用的防治方法如下。

（一）一般治疗

严重时除应卧床休息，注意营养外，还应密切观察心电变化，有条件时做好心电监护。积极治疗原发病，控制心力衰竭，纠正水、电解质失衡及酸中毒，及时停用致心律失常的药物，合理选择或伍用抗心律失常药物。

（二）药物治疗

1. 对阵发性室上性心动过速（PSVT）的治疗

首先应采取电生理检查以区分 PSVT 的类型，有助于正确决定治疗方法与选择药物。例如对不伴有旁路的 PSVT，应用增强心脏迷走神经张力的方法，或应用延长房室结内不应期的药物，均可以使 PSVT 终止或使心室率减慢。对于预激综合征患者伴发房室折返性心动过速时，应选用可以延长旁路不应期的药物，尤其是并发房扑和房颤者，应用延长房室结不应期及缩短旁路不应期的药物，有引起室颤的危险。对于高危险性的预激综合征患者，最好采取手术或射频消融等方法切断旁路。

2. 对多形性、反复发作性室性心动过速的治疗

目前，在不能开展非药物治疗的单位或对不适宜非药物治疗者，仍需抗心律失常药物治疗，对患者可采用药物负荷电生理试验指导用药，但有时电生理试验的药物与临床应用的效果并非一致，所以要严密监测和进一步地选择用药。

（三）心脏介入疗法

1. 经导管消融术

其机制是通过电极导管传递不同能源（直流电、射频、激光等）发放产生的热效应、高压冲击波效应和强电磁场效应等造成的组织坏死、损伤，破坏维持心动过速所必需的折返环路或异位兴奋灶，从而消除心动过速。常用能量在 150～250 J，不得连续超过 3 次，总能量≤800 J，以免引起传导阻滞、室颤及心脏破裂等并发症。

2. 经冠状动脉灌注消融

通过精细的导管技术，选择冠脉小支供血区将药物（如普鲁卡因胺、乙酰胆碱）

或化学物质（乙醇、苯酚、冰盐水等）灌注，来阻断病灶心肌细胞供血或直接消融破坏，从而终止白藜芦醇和致心律失常作用。

（四）埋藏式自动转复除颤器（AICD）

常用于药物治疗无效或药物引起新的心律失常，以及不能耐受药物治疗或不适于手术治疗者，对非急性心肌缺血所致的心搏骤停≥1次者也适用。对基本原因可逆的室速、室率慢的室速，而无快速室速/室扑史者，多列为禁忌。

（五）手术治疗

外科治疗多选择顽固的室速、频率快、心功能差、易发生室颤的高危患者。以往曾用环状心内膜切开术，现多用心内膜切除和（或）冰冻凝固。

第八节　常用抗心律失常药物

给予心律失常患者长期药物治疗之前，应先了解心律失常发生的原因、基础心脏病变及其严重程度和有无可纠正的诱因，如心肌缺血、电解质紊乱或抗心律失常药物的致心律失常作用。目前应用的抗心律失常药物中，有些能迅速终止心律失常的发作；有些能显著减少心动过速的复发，从而减轻患者的症状；有些药物则通过减少心律失常而改善患者的预后。

正确合理使用抗心律失常药物的原则包括：

1. 首先注意基础心脏病的治疗以及病因和诱因的纠正。

2. 注意掌握抗心律失常药物的适应证，并非所有的心律失常均需应用抗心律失常药物，只有直接导致明显的症状或血流动力学障碍或具有引起致命危险的恶性心律失常时才需要针对心律失常的治疗，包括选择抗心律失常的药物。众多无明显症状无明显预后意义的心律失常，如期前收缩，短阵的非持续性心动过速，心室率不快的心房颤动，一度或二度房室阻滞。一般不需要抗心律失常药物治疗。

3. 注意抗心律失常药物的不良反应，包括对心功能的影响，致心律失常作用和对全身其他脏器与系统的不良作用。

一、抗心律失常药物的分类

根据抗心律失常药物的临床应用，可分为抗快速性心律失常药物和抗缓慢性心律失常药物两大类。

（一）抗快速性心律失常药物

Vaughan Williams 分类是目前较多采用且经改进的分类方法，其按动作电位的主要效应将抗心律失常药物分为四大类，简称四分类法。

1. I 类

为有局部麻醉作用和影响离子通道的膜抑制药，以奎尼丁、利多卡因为代表。这类药物主要改变跨膜动作电位，降低动作电位 0 位相的最大上升速度和振幅，降低传导速度和降低动作电位 4 位相坡度。从而使有效不应期相对或绝对延长，消除单向阻滞或使单向阻滞变为双向阻滞，降低异位起搏点自律性而控制快速型心律失常。此类药物电生理作用不尽相同，Harrison 根据其对载体蛋白的影响又将其分为 3 个亚类，分别称为 I a、I b、I c。

1）I a 类：延长动作电位时间。对钠通道抑制作用强度中等，同时可抑制钾离子的外流。I a 类可抑制 0 相最大上升速率而减慢传导速度，降低 4 相坡度，减少异位起搏细胞的自律性，延长动作电位及有效不应期而消除折返，对房性和室性心律失常均有效。药物有奎尼丁、普鲁卡因胺、丙吡胺、安他唑啉、吡美诺、常咯啉、阿义马林等，用于危及生命的心律失常，当治疗效益大于可能带来的危害时才使用。由于阻滞了钾通道，使 QT 间期延长，复极不一致增加或诱发早期后除极可以诱发尖端扭转性室速。使用中 QRS 波增宽≥25%，QT 间期延长≥50%，宜减量或停用。I a 类药物可竞争性抑制心脏胆碱能神经受体，抑制迷走神经兴奋，当迷走神经处于兴奋状态时，应用 I a 类药常常不会减慢窦性心率，甚至可增快，除非窦房结功能受到损伤。

2）I b 类：缩短动作电位时间。对钠通道的抑制作用强度弱于 I a 类，而且对钠通道抑制作用的解离速度快，只有心率较快时才对钠通道有稳定的抑制作用；I b 类药物同时可以促进 K^+ 外流，使浦肯野纤维自律性下降，缩短动作电位和有效不应期，对动作电位作用更明显，因而有效不应期/动作电位增加，一般情况下 I b 类药物对 QRS 时程，QT 间期无明显改变，对传导也基本没有影响，但是近期研究发现对浦肯野纤维处于病理状态如缺血时，或心率较快，如室速时，I b 类药则对浦肯野纤维的 Na^+ 通道有明显的抑制作用，而起到抗心律失常的作用，此时 QRS 波宽度及 HV 间期均会延长。由于此类药物通常只对浦肯野纤维起作用，所以只对室性心律失常有效。药物有利多卡因、美西律、苯妥英、妥卡尼、卡马西平和阿普林定等，利多卡因是急诊室性心律失常的首选用药；苯妥英适用于洋地黄过量或低钾诱发的室性期前收缩和室速。

3）I c 类：不改变动作电位时间。对钠通道的阻滞作用最强，对复极基本没有作用，对心脏各部位细胞的自律性及传导性均有较强的抑制作用，明显延长有效不应期，对多数房性和室性心律失常有效，尤其是室性心律失常的长期治疗。由于明显减慢传导，容易出现致心律失常作用，近年报道这类药物可使病死率增高，应予足够重视，特别对有器质性心脏病的患者，当充血性心力衰竭、心肌梗死、心肌病和室内传导障碍并发快速心律失常时不宜选用，心律失常抑制试验（CAST 试验）表明，此类药物可明显增加心肌梗死后患者的病死率。药物有普罗帕酮、恩卡尼、氟卡尼、劳卡尼、乙吗噻嗪和西苯唑啉。

2. Ⅱ类

为 β 受体阻滞药，能抑制心肌对 β 肾上腺素能受体的应激作用，使动作电位 4 位相除极减慢和缩短动作电位时间，抑制传导和心肌收缩力，某些药物如普萘洛尔大剂量亦具膜稳定作用。所属药物有普萘洛尔、阿替洛尔、美托洛尔、醋丁洛尔、阿普洛尔、吲哚洛尔、噻吗洛尔等。

β 受体阻滞药除了心脏电生理方面的作用外，还有如减弱心肌收缩力，减少心肌耗氧，同时使心排血量减少，降低血压等其他心脏作用。心脏外的作用有通过抑制 β_2 受体增加呼吸道和外周血管的阻力，影响肝糖原、脂肪代谢等。有些 β 受体阻滞药还有内在拟交感活性。在临床使用 β 受体阻滞药时，既要利用这些作用的有利一面，又要避免其带来的不良反应。

3. Ⅲ类

为延长动作电位间期药，此类药物主要通过其抑制交感神经介质释放而发挥作用。其电生理为延长浦肯野细胞和心室肌细胞（胺碘酮和溴苄胺）以及心房肌（胺碘酮）的动作电位和有效不应期，而不减慢激动的传导，有利于消除折返性心律失常，所属药物有胺碘酮、溴苄铵、索他洛尔、环常绿黄杨碱、苄甲胍等。

溴苄铵在利多卡因无效时使用，但禁用于主动脉瓣狭窄、严重肺动脉高压。胺碘酮用于难治性室性心律失常，对室上性心律失常也有效，是近年来越来越受到重视的一个药物，可阻滞钾、钠及钙通道，还有一定的 α 和 β 受体阻断作用，但阻滞钾通道为主要作用，也可降低窦房结和浦肯野纤维的自律性，可能与其阻滞钠和钙通道及拮抗 β 受体的作用有关；胺碘酮延长有效不应期的同时并没有增加有效不应期的不均一性，引起尖端扭转性室速的发生率是很低的，研究发现它可使室颤阈值升高，详细机制尚未阐明。胺碘酮的心外不良反应大于心内不良反应，但发生率也不高，因半衰期长，一旦发生不良反应消失很慢。索他洛尔对房性、室性心律失常都有效，疗效优于Ⅰ类药物。

4. Ⅳ类

为钙离子拮抗剂，此类药物阻滞细胞膜慢离子通道，使钙离子不易进入细胞内，主要作用于窦房结和房室结等慢反应细胞，降低其4位相坡度而降低其自律性；同时也抑制0位相上升速度和振幅，减慢传导并延长房室结的不应期，从而阻断折返激动。所属药物有维拉帕米、地尔硫草、苄普地尔、利多氟嗪、哌克昔林、普尼拉明等。

此外，可作为治疗快速心律失常的药物尚有强心苷、钾盐、镁盐、ATP、新斯的明、升压药物、苦参等。

最近 Harumi K 等鉴于室颤能直接危及人的生命，根据各药对提高室颤阈的能力大小，而分为三类：

A类：提高室颤阈在100%以上及延长有效不应期在100%以上，有强力防治室颤作用，主要药物有利多卡因、阿普林定、氟卡尼及苄普地尔等。

B类：明显提高室颤阈，但不到100%；延长有效不应期在100%以上，防治室颤的能力不及A类，主要药物有普鲁卡因胺、丙吡胺及普罗帕酮等。

C类：对提高室颤阈不明显，但能延长有效不应期在100%以上，主要药物为维拉帕米。

（二）抗缓慢性心律失常药物

该类药物增强窦房结的自律性，促进房室传导，对抗某些药物对心脏的抑制作用。主要可分为以下3类。

1. β 肾上腺素能受体兴奋剂

包括异丙肾上腺素、沙丁胺醇、麻黄碱、肾上腺素等。后者亦用于室颤和心电—机械分离时的心脏复苏。

2. M 胆碱受体阻滞剂

包括阿托品、普鲁苯辛、颠茄、山莨菪碱（654－2）、冠脉苏等。

3. 非特异性兴奋、传导促进剂

包括糖皮质激素、烟酰胺、乳酸钠、氨茶碱、硝苯地平、甲状腺素和某些中药（生脉散、心宝丸、参类等）等。

二、常用抗心律失常药物的临床应用

（一）抗快速性心律失常药物

1. 奎尼丁

对窦房结和房室结有两方面的作用，其一是药物直接抑制作用，其二是抗胆碱能作用（阻断迷走神经效应），后者可增加心率，加速房室传导。但大剂量奎尼丁能引起窦性停搏或窦房阻滞。由于浦肯野纤维和心室肌传导速度减慢，故 QRS 波增宽，QT 随动作电位时间延长而延长。PR 间期的缩短或延长，取决于上述作用何方占优势。奎尼丁可使血压迅速下降，反射性引起交感神经兴奋，加强其阻断迷走神经的作用。

奎尼丁口服后吸收良好，服药后 60～90 分钟血中浓度达峰值，血浆治疗浓度取决于不同的测定方法，传统认为，3～7 ng/min，70%～80% 血浆奎尼丁与血浆蛋白相结合，稳定分布容积为 3 L/kg。血循环中奎尼丁被全身组织包括心肌很快吸收，因此，数分钟内形成很大的组织—血浆浓度。本药经肝脏代谢，经肾排泄，血浆半衰期为 6～7 小时。

奎尼丁多用于心律失常转复后维持（过去用之转复）。目前常在电转复后再用药维持。维持量 0.2 g，1～3 次/日，维持时间需根据原发病来确定，如"二尖瓣狭窄"术后用 4 个月至半年。

用药期间可出现昏厥现象，通常发生在首剂或长时间治疗后，其特点：发作突然，可无先兆，为时短，可自行终止；多在给药后 1～3 小时发生，有复发倾向，常在服药 1～5 日出现，也有 1 年后出现者；多发生在房扑（Af）、房颤（AF）复律中；昏厥为尖端扭转室速→室颤；多见于基础心律为 Af，病程长，心脏扩大、心力衰竭，服洋地黄及低钾时；发作前有 QT 延长，T 波低宽、切迹，U 波增高，均为心室复极延迟。先兆为软弱、头晕、恶心、心律慢。

用奎尼丁时要监测血中奎尼丁浓度，但有局限性，注意前期症状。严密观察血清钾浓度，即使轻度低血钾也应及时纠正。严密监测 QT 间期，心率突然变慢，可出现 QT 波峰 >0.4 秒伴 T 波形态改变，T 波宽、切迹、低平。用药前 2～3 日住院。

2. 普鲁卡因胺

电生理作用与奎尼丁相似，两药主要区别在于药物动力学、不良反应和药物相互作用。此药口服 75%～90% 被吸收，约 1 小时达血浆峰值。血浆普鲁卡因胺与血浆蛋白结合甚少（约 15%）。由肝脏代谢为 N－乙酰卡尼，即活性抗心律失常化合物，经肾脏排泄，因此，肾功能不全者需调节其剂量，以免积蓄中毒。普鲁卡因胺血浆半衰期为 3～4 小时，50% 以上原形经肾脏排泄。口服 0.5 g，每日 3 次，静脉注射给药速度不能超过 50 mg/min，有不良反应时则停用，总量到 2 g 无效时，可另选用其他药，不良反应较奎尼丁小，但亦可出现上述消化道反应和心血管反应，长期用药者可引起白细胞减少和狼疮样综合征。用药期间监测指标和停药指征同奎尼丁，并对长期服药者监测血常规和抗核抗体等。

3. 丙吡胺

作用与奎尼丁相似，为有效的广谱抗快速性心律失常药，但以室上性心律失常疗效较好。常用口服剂量每次 100~200 mg，一日 3~4 次；房颤复律时，200 mg，每 2 小时 1 次，共 5 次。维持量为每次 100 mg，一日 3 次；静脉应用时每次 2 mg/kg，在 5~15 分钟注入，一次量不超过 150 mg。然后以 20~30 mg/h 静脉滴注维持，一日总量不超过 800 mg。主要不良反应有恶心、腹胀、口干、视物模糊、排尿不畅等。

4. 利多卡

因利多卡因的浓度高低、作用的组织不同及其是否异常，以及组织异常的性质和细胞外 K^+ 的浓度不同等因素，故其心律失常作用机制不同。治疗浓度对窦房结的自动起搏几乎无作用，但高浓度引起窦房结起搏抑制。利多卡因缩短浦肯野纤维心室肌的动作电位时程和不应期但对动作电位时程的缩短比不应期显著，从而相对地延长不应期和提高兴奋阈及延长兴奋性的恢复，起抑制作用。利多卡因能制止异位起搏，局灶性再兴奋及洋地黄引起晚期后除极作用。治疗浓度对希氏束—浦肯野纤维及心室肌的传导几乎无作用，但对异常组织根据其异常性质的不同而使传导速度加快或减慢，如对缺血组织引起明显的传导减慢，而对过度牵拉的组织引起过度复极及传导明显加快，因此，利多卡因的消除折返运动，有时是由于改善单向传导阻滞，从而消除折返机制；有时是由于抑制传导及把单向传导阻滞变为双向传导阻滞，从而打断折返运动。此外，利多卡因能提高室颤阈。治疗剂量的利多卡因对心房的动作电位时程、兴奋性及不应期都无作用。利多卡因的作用不涉及自主神经系统，这与奎尼丁、普鲁卡因胺及丙吡胺不同。

适应证及疗效：用于防治室性快速心律失常（室早、室速、室颤），常用于急性心肌梗死、外科心脏手术后、洋地黄中毒及急性心肌炎。作为洋地黄中毒引起的室性快速心律失常首选药。对房性快速心律失常作用较差。禁忌证：对本药有过敏者，高度房室传导阻滞及严重病态窦房结综合征；对房扑因能改善房室传导，使房率:室率变为 1:1，引起心室率太快，甚至发生危险，所以为禁忌。常用剂量：静脉注射每次 50~100 mg，必要时 5~10 分钟重复静脉注射，1 小时内总量不宜超过 300 mg，有效后用 1~4 mg/min 静脉滴注维持。不良反应：较小，主要有嗜睡、头晕，较大剂量（血药浓度 > 6 μg/mL）时可出现精神症状、低血压和呼吸抑制等。

5. 美西律

作用与利多卡因相似，主要用于室性快速性心律失常。用法：口服 100~200 mg，每 6~8 小时 1 次，维持量为 100 mg，一日 2~3 次；静脉注射时首剂 100~200 mg，10 分钟注完，必要时 2~3 小时重复，维持量为 1~2 mg/min 静脉滴注。

主要不良反应有头晕、恶心、震颤，偶可引起血细胞减少等，大剂量静脉应用时可引起精神症状和心血管抑制作用（心动过缓、传导阻滞、心力衰竭、低血压等）。

6. 莫雷西嗪

本药为苯噻嗪衍化物。抗心律失常作用属于 Ⅰb 类，阻滞快钠通道，降低浦肯野纤维"0"相除极最大速度及幅度，延长心房及心室有效不应期和缩短动作电位时程，抗心律失常的强度近似奎尼丁，比β阻滞剂及丙吡胺强，但不及Ⅰc类。不良反应较小，负性肌力作用轻，可用于心力衰竭，与地高辛无相互作用，但会加重对房室结的抑制。口服150～300 mg，2～3次/天，注射50～100 mg，1次/天，用药后12～20小时起作用。分布半衰期（1/2α）4～20分钟，排泄半衰期（1/2β）6～13小时。对各型房性及室性期前收缩及阵发性心动过速都有效，禁忌证有严重的房室传导阻滞，重度低血压及肝肾功能不全。总的来讲，此药比较安全，不诱发心律失常，可用于心力衰竭。

7. 普罗帕酮

药理作用比较复杂，既具有Ⅰ类药物的特点，也兼有β受体阻断作用及钙通道阻断作用。广谱抗心律失常药物，对房性、交界性与室性心律失常均有满意的疗效。口服吸收完全，2～3小时达峰值。可维持8小时，半衰期为5～8小时。

普罗帕酮的优点如下：对顽固性心律失常有效。一次服用450 mg，后继用150～300 mg，3次/天，共4日，有效率为60%～63%。

对预激综合征并发的快速室上性心律失常，有效率>80%。当旁道的有效不应期小于270毫秒时，传统的药物很难使其延长，但普罗帕酮能使旁道的不应期由238毫秒延长至332毫秒。虽可使PR间期及QRS轻度延长，但对QT间期影响轻微，长期应用无心律失常恶化，而且还可控制扭转型室速的发作。对左心室功能不全者可降低射血分数，但每日用量<600 mg时对左心室功能无明显影响。不良反应一般轻微，常见头晕、恶心、味觉改变、口唇麻木、震颤等。偶可引起房室传导阻滞、束支传导阻滞或明显的窦缓。多数病例停药后副反应消失。重度心功能不全、病窦综合征及休克患者禁用。与美西律、室安卡因、胺磺酮等合用可增强疗效，可使地高辛血浓度增高（平均增加83%），值得注意。

口服剂量为450～900 mg/d，维持量为300 mg/d，静脉注射用于治疗阵发性心动过速时，个体差异大，剂量范围70～350 mg，先用70 mg，静脉注射，无效且血压稳定，患者情况好者，10分钟后再给70 mg，静脉注射，常可生效。

8. 普萘洛尔

本药能阻滞β受体，减低窦房结4相除极坡度，特别在儿茶酚胺引起者，而其主要抗心律失常作用为局麻引起的细胞膜稳定作用，减低"0"相除极的速度及幅度，减慢传导速度，类似奎尼丁，在人静脉注射0.1 mg/kg引起窦性心率减慢，AH间期增加及房室结的有效不应期延长。对正常心室特殊传导系统及有效不应期无明显作用，心电图有轻度QT间期缩短。

适应证、疗效及禁忌证：适应于一切与交感神经兴奋有关的窦性、房性及室性快速，心律失常，如甲状腺功能亢进，嗜铬细胞瘤引起的快速心律和心绞痛或（及）心肌梗死急性期有交感神经兴奋表现者，以及洋地黄、环丙烷、三环类药物和预激综合征引起的心律失常，对室上性心动过速比室性者好，用于房颤，可使心室率减慢，特别与洋地黄合用，效果更好。因为本药对心脏有明显的抑制作用，故有心功能障碍、病态窦房结综合征或传导障碍者禁忌。重度糖尿病及酸中毒者禁忌。肝、肾功能不全时慎用。

以往认为本药中、小剂量抗心律失常作用不强，而大剂量常对心脏有明显的抑制作用，一般不作为首选药，常作为洋地黄、奎尼丁及普鲁卡因胺等的辅助药。近年来对它重新评价，发现它对心肌缺血、二尖瓣脱垂及其他心血管病引起的室性快速心律失常颇有疗效。血浆浓度与剂量：对室性期前收缩的有效浓度个体差异很大，有的为 40 ~ 80 ng/mL，有的需要 1 000 ng/mL。总的来讲，老年人所需要的浓度比青年人大，吸烟可减低效应。每天口服本药 100 mg 可达到平均血浆浓度 50 ng/mL，但个体差异很大，需要个别滴定。如每天 640 mg 仍无效，不宜加大剂量，通常开始一次 10 mg，逐渐增加至 60 mg，每 6 小时 1 次。静脉给药通常每分钟注射 0.5 mg，一般总量为 5 mg，最大不超过 10 mg，因为不像口服必须经过肝脏而被大量代谢，所以剂量比口服小得多。注射速度快，可引起严重的心动过缓，要特别注意。

不良反应：主要不良反应为减慢心率及抑制心肌收缩。因普萘洛尔能透过血脑屏障，引起多梦、失眠、幻觉及降低反射。普萘洛尔阻滞 β_1 及 β_2 受体，使 α 受体失拮抗，有些人可发生支气管痉挛。较大剂量时不宜突然停药，否则可能发生肾上腺素能过敏而猝死。

9. 美托洛尔

为选择性 β 受体阻滞剂，较适用于高血压及冠心病伴期前收缩和心动过速者。用法：12.5 ~ 50 mg，一日 2 次；静脉应用 5 mg 稀释后 5 分钟静脉注射，必要时 5 分钟后重复注射。主要不良反应有失眠、肢端发冷、腹胀或便秘等，大剂量时有心血管抑制作用。

10. 胺碘酮

本药有钙通道阻滞剂作用，有选择性部分拮抗甲状腺素 T_3 的作用。原用于治疗心绞痛，既能扩张冠状动脉，又能减低心肌耗氧量。电生理研究发现静脉注射与口服不同。一次快速注射只有 AH 间期及房室结不应期延长，尚无 QT 延长。长期口服还有明显延长复极时间（动作电位"3"相）及不应期的作用，因此延长 QT 为最显著而归属于Ⅲ类。此外，它尚对交感神经间期增加而使 PR 间期增加，对 Q-Tc 的延长更加显著，增加心房、心室及房室结的不应期。在绝大多数预激综合征的患者能延长旁路前向传导及逆行传导的不应期。

适应证及疗效：适应于室上性及室性快速心律失常。对复发性室上性心动过速有效。能消除预激综合征的折返性快速心律失常及减慢快速房颤的心室率，可作为首选药。对其他药有抗药性的室性心动过速，本药有效率为 50% ~ 80%。大部分房颤患者可转复为窦性心律，尚可作为房颤转复后复发预防药。

禁忌证：房室或心室内传导阻滞。在病态窦房结综合征可加重心动过缓；治疗快慢综合征的房颤，虽能转复为窦性心律，但因转复后心律太慢而能引起昏厥，需十分慎重。

口服约吸收 40%，4 小时后才达血浆高峰浓度。血浆与各组织间的平衡颇为复杂，在肝内进行代谢，排泄缓慢。慢性用药半衰期 30 ~ 45 天，平均为 40 天。由于半衰期很长，如开始不给负荷剂量，常在 1 周后才起效，且有效血浆稳定浓度常需数周之久，因此，开始应予以负荷剂量。此外，由于半衰期很长，停药后其作用仍维持 30 ~ 45 天。静脉注射的抗心律失常作用，恐主要通过其对交感神经能受体的阻滞作用，5 ~ 10 分钟即可起效，因为从血浆中清除较快，作用维持 20 分钟至 4 小时。心肌内药物浓度约为血浆浓度的 30 倍，除非一次静脉注射剂量 >10 mg/kg，一般不影响心肌收缩功能。有效血浆浓度尚未明确，为 1.0~2.5 μg/mL。口服负荷剂量每天 600~800 mg，有效后或 3 天后改为维持剂量，每天 200 mg，都分 2 次服用。对于危重的异位性心律失常及室性心动过速需要紧急转复时，首剂 10 分钟静脉注射 300 mg 或 4~5 mg/kg，继之持续静脉滴注，每天不超过 1 200 mg。

不良反应：因本药每个分子含 3 个碘分子，每天 200 mg 相当于元素碘 94.9 mg 或卢氏液 12 滴，可引起甲状腺功能亢进或减退，特别多见于老年人。3%~8% 的患者发生肺浸润及纤维化，甚至为致命性的，须停药及予以可的松治疗。角膜微粒沉积，通常不会影响视力；用肝钠溶液及甲基纤维素眼药水，可部分防治。3%~10% 的患者发生光过敏，少数患者阳光暴露处皮肤变蓝灰色。偶尔发生抖颤、步态不稳及末梢神经病变。能强化口服抗凝剂的作用及提高地高辛水平，甚至引起中毒。心电图可出现阿托品不能纠正的窦性心动过缓及房室传导阻滞、T 波低平或倒置，U 波增大及 Q-Tc 延长（正常 0.45 秒以内），如 Q-Tc 超过 0.5 秒应考虑减量或停用，否则有引起扭转性室性心动过速的危险，陆续有引起心室颤动的报道，不可与奎尼丁合用，否则会加重上述危险。总之，胺碘酮为疗效良好的广谱抗快速心律失常药，但由于上述问题，甚至有致病性的不良反应，不可掉以轻心。可监测血清药物浓度或（及）T_3，反 T_3 浓度。50~100 μg/d 为治疗水平。在预激综合征并发环形运动与快速房颤，可作为首选药。常应用于其他药物失效的顽固性室性快速心律失常。

11. 索他洛尔

为广谱抗快速性心律失常药，并具有较强的非选择性 β 受体阻滞作用。对快速性室性心律失常有较好的疗效，对预激综合征伴发的室上性快速性心律失常有一定疗效。用法：40~240 mg，一日 2 次，常从小剂量开始；静脉应用时 0.5~2.0 mg/kg 稀释后缓慢静脉注射（>10 分钟），有效后 10 mg/h 静脉滴注维持。

主要不良反应有心动过缓、低血压、支气管痉挛等，偶可引起扭转型室速等致心律失常作用。

12. 溴苄胺

对静息心电图几乎没有影响，但长期给药后，QT 间期可轻度延长。由于可致直立性低血压，故可反射性引起心率增加。能防治室颤，常用来治疗顽固性心动过速或室颤。口服溴苄胺吸收不良，静脉注射后数分钟即发挥作用，几乎以原形从肾排泄，血浆半衰期报告不一（4~17 小时）。常用量 5~10 mg/kg，静脉注射 10~20 分钟，如需要，1 小时后可重复给药；其后维持治疗为 5~10 mg/kg，静脉注射，每 4~6 小时 1 次或 1~2 mg/min，静脉滴注。

不良反应：溴苄胺以其强大的抗室颤能力而著称，但严重的直立性低血压使临床应用受到一定限制。三环抗抑郁药物阻滞去甲肾上腺素的再吸收，因此可缓和溴苄胺所致的体位性低血压，但疗效不肯定。

13. 维拉帕米

为钙通道阻滞剂中抗心律失常作用最明显者，窦房结与窦房结的除极均依赖于钙离子通道活动，减慢窦性心律，减慢窦房结的传导及延长其有效不应期，可终止房室结参与的折返性心动过速。静脉注射维拉帕米终止阵发性室上速有效率为85%；对快速型房颤、房扑，可有效地减慢其心室率。对特发性室性心动过速有良好的治疗效应。口服维拉帕米常用于预防阵发性室上速，也用于单用洋地黄不能满意控制的快速型房颤，与地高辛合用可增高血中地高辛浓度，对无心力衰竭的快速房颤，维拉帕米的疗效优于地高辛。维拉帕米可能缩短预激综合征患者旁道的不应期，故对预激综合征并发快速性房颤或折返性心动过速应禁用。维拉帕米静脉注射用量为 5 ~ 10 mg，无效时 15 分钟后可重复应用 1 次，口服量为 120 ~ 360 mg/d。

14. 地尔硫草

抗心律失常效应与维拉帕米相似，但作用较弱、不良反应较轻。用法：30 ~ 60 mg，一日 3 次；静脉应用每次 75 ~ 150 μg/kg，稀释后缓慢静脉注射。主要不良反应有眩晕、口干、心动过缓和低血压等。

15. 伊布利特

新近推出的一种Ⅲ类抗心律失常药物。主要用于快速转复房颤和房扑，尤其对房扑效果更为显著。1995 年 12 月，美国食品及药物管理局（FDA）已批准其应用于临床。

伊布利特的结构与索他洛尔相似，均是甲基磺酰胺的衍生物。与其他Ⅲ类抗心律失常药物一样，其基本作用为阻滞钾通道，延长动作电位时间，伊布利特的特点是高度选择性阻断快速激活的钾通道。伊布利特也延长有效不应期，发现其对心房有效不应期的作用比心室强 10 倍。静脉给予伊布利特可轻度抑制窦房结的自律性和房室结的传导。

伊布利特对血流动力学没有影响。

伊布利特口服有较强的首关效应（首过效应），生物利用度低，目前仅供静脉使用。主要经肾脏清除，药物半衰期约 6 小时（2 ~ 12 小时）蛋白结合率 40%。临床应用初步表明，伊布利特与地高辛、钙通道阻滞药、β 受体阻滞药合用，其药动学、安全性、药效等尚未发现明显变化。

主要用于终止房颤和房扑的发作，转复成功率 60% ~ 70%。对于短阵频发的房颤，不应使用，因为此药对预防发作无效，QT 间期 >440 毫秒，或使用其他延长 QT 间期的药物，或心动过缓和低血钾的患者不应使用。用法：体重 >60 kg 者，首剂 1 mg，10 分钟内静脉缓注。如需要，10 分钟后行第 2 次注射，剂量仍为 1 mg。体重 <60 kg，首剂 0.01 mg/kg，若需要再用相同剂量给予第 2 次治疗。

伊布利特可诱发早期后除极，引起尖端扭转性室速是其主要不良反应，发生率为 2%。

16. 多非利特

多非利特是一种比较特异的第Ⅲ类抗心律失常药的新制剂，2000 年才被 FDA 通过用于急诊转复房颤和长期应用预防房颤发作。作用与伊布利特相似，延长动作电位的时间及有效不应期，但不影响心脏传导速度，对心房作用比对心室明显。对血流动力学无影响。口服吸收好，生物利用度为 90%，50% ~ 60% 以原形从尿中排泄。平均半衰期 7 ~ 13 小时。尚无重要的药物相互作用报道。

该药可治疗和预防房性心律失常，如房颤、房扑和阵发性室上性心动过速，转复房颤的作用明显强于奎尼丁。对室性心动过速的作用尚不明确。多非利特最严重的不良反应是可诱发室性心律失常，特别是尖端扭转型室性心动过速，发生率为2%～4%。

用法用量：急性发作时应静脉给药，剂量为 4～8 μg/kg。

（二）抗缓慢性心律失常药物

1. 异丙肾上腺素

为 β_1、β_2 受体兴奋剂、强有力的抗缓慢性心律失常药，并有增强心肌收缩力、降低周围血管阻力和扩张支气管平滑肌等作用。主要用于窦性静止、窦房阻滞、高度或完全性房室传导阻滞和心搏骤停等，亦可治疗后天获得性 QT 间期延长所致的长间歇依赖型扭转型室性心动过速等。用法：舌下含服 10～15 mg（异丙肾上腺素片），必要时每 3～4 小时一次；静脉应用 1～3 μg/min 滴注，根据心室率调节滴速，一般维持心率在 60 次/分左右。主要不良反应有头痛、眩晕、震颤、心悸、诱发和加重快速性室性心律失常、心绞痛及心肌梗死等，故应慎用于冠心病和心力衰竭等患者。

2. 肾上腺素

为 α 和 β 受体兴奋剂，具有兴奋心脏、收缩血管和扩张支气管等作用，是心脑肺复苏时救治心脏停搏、心电—机械分离和室颤的主要药物。常用剂量为 3～5 mg，静脉注射或气管内滴入，无效时 3～5 分钟重复静脉注射和增大剂量。主要不良反应有头痛、心悸、震颤、血压急剧升高和诱发快速性室性心律失常等，故慎用于高血压病和冠心病等患者。

3. 阿托品

为 M 受体拮抗剂，通过消除迷走神经对心脏的抑制作用，使窦房结自律性增高和改善房室传导等。适用于严重窦性心动过缓、窦性停搏、窦房阻滞和房室传导阻滞等，也用于 QT 间期延长及酒石酸锑钾等引起的快速性室性心律失常。用法：口服 0.3～0.6 mg，一日 3 次；皮下或静脉注射每次 1～2 mg，必要时 15 分钟后重复使用。主要不良反应有口干、皮肤潮红、腹胀、排尿困难、视物模糊、心动过速等，过量时可出现兴奋、烦躁、谵妄或惊厥等。禁用于前列腺肥大、青光眼、幽门梗阻等患者。

第九节　心律失常的护理与健康指导

一、一般护理

1. 患者宜安置在安静的单人房间，保持病房的安静，减少各种刺激，谢绝探视。一般患者可平卧，呼吸急促和血压不正常者可采用半卧位，休克者可采用仰卧中凹位。心律失常可因精神激动、烦躁而加重，护理人员应嘱患者安静勿躁，心情舒宽，并耐心听取患者诉述每次诱发的病因与处理经过，转告医生，以便做治疗参考。

2. 若患者清醒可给予高热量、高蛋白饮食。昏迷患者靠输入营养药物通常不能满足机体的需要，故一般须给予鼻饲。

3. 立即行心电监测，以明确紧急抢救失常的类型、发作频度，及时报告医生，争取早确定诊断，早定紧急抢救方案并协助处理。

4. 快速建立静脉通道，立即给予氧气吸入。

5. 急诊心律失常者，由于症状严重，病情凶险，患者多焦虑不安、惊恐、惧怕、有濒死感，加之原发病及血流动力学的影响，致使患者过度紧张，因此，应加强心理护理，耐心与患者交谈，并详细了解患者病情变化的原因，给患者讲明治疗方法和应该注意的事项，消除恐惧心理，使其积极配合治疗和护理，以利早日康复。

二、病情观察与护理

1. 评估心律失常可能引起的临床症状，如心慌、胸闷、乏力、气短、头晕、昏厥等，注意观察和询问这些症状的程度、持续时间以及给患者日常生活带来的影响。

2. 密切观察患者的意识状态、心率、呼吸、血压、皮肤黏膜状况等。一旦出现猝死的表现如意识丧失、抽搐、大动脉搏动消失、呼吸停止，立即进行抢救。

3. 严密监测心率、心律的变化。监测心律失常的类型、发作次数、持续时间、治疗效果等情况。当患者出现频发、多源室性期前收缩、R－on－T现象、阵发性室性心动过速、二度Ⅱ型及三度房室传导阻滞时，应及时通知医生。

4. 抗心律失常的药物常有一定的不良反应，甚至是毒性作用。护士应熟悉各种抗心律失常药物的作用机制、用法及注意事项等，并严格执行医嘱，在用药过程中，严密观察疗效及可能发生的药物不良反应。如利多卡因是当前治疗快速的室性异位心律的首选药物，但需注意剂量和给药的速度，静脉一般为 1～4 mg/min，静脉注射时，一次为 50～150 mg，5 分钟后可重复，但一般一小时内总量不超过 300 mg。否则因短时间内用量过多，会出现神经系统毒性症状，如嗜睡、抽搐、感觉异常等。老年患者使用时更需密切观察。奎尼丁及普鲁卡因胺有心肌抑制、血管扩张的不良反应，会导致血压下降。因此，使用前后观察血压、心率。奎尼丁药物易发生过敏，因此，第一次服用时必须使用试验剂量。观察有无皮疹、发热等。使用前后需测定血压，若血压低于 90/60 mmHg 或心率慢于 60 次/分应停药与医生联系。

5. 有些心律失常的发生常可能和电解质紊乱，尤其是与钾或者酸碱失平衡有关。因此，常须紧急采血做血钾和血气分析的测定，以利及时纠正，使心律失常得到迅速的控制。

6. 应随时准备好有关药物、仪器、器械、吸引器等抢救物品和器材。对可能出现的快速威胁生命的心律失常，应备好除颤器。对可能出现高度或三度房室传导阻滞者，事先做好浸泡消毒临时起搏导管电极及附件，并备好临时起搏器。

三、健康指导

1. 向患者及家属讲解心律失常的常见病因、诱因及防治知识。

2. 嘱患者注意劳逸结合、生活规律，保证充足的休息和睡眠，保持乐观、稳定的情绪。戒烟酒，避免摄入刺激性食物如咖啡、浓茶等，避免饱餐和用力排便。避免劳累、情绪激动、感染，以防止诱发心律失常。

3. 嘱患者遵医嘱用药，严禁随意增减药物剂量、停药或擅用其他药物。教会患者观察药物疗效和不良反应，发现异常及时就诊。

4. 教会患者及家属监测脉搏的方法以利于自我监测病情，对反复发生严重心律失常危及生命者，教会家属心肺复苏术以备急用。

第三章　心搏骤停

心搏骤停系指心脏泵血功能的突然停止。偶有自行恢复，但通常会导致病人死亡。心源性猝死系指由于心脏原因所致的突然死亡。可发生于原来有或无心脏病的患者中，常无任何危及生命的前期表现，突然意识丧失，在急性症状出现后 1 小时内死亡。91%以上的心源性猝死是心律失常所致，但某些非心电意外的情况，如心脏破裂、肺栓塞等亦可于 1 小时内死亡，但其发生机制及防治原则与心律失常性猝死相异。

在工业化国家中成人心源性猝死的重要原因为冠心病，心源性猝死的发生率文献报告为每年 0.36 ~ 1.28‰，但未送医院的猝死未统计在内，因此，人群中心源性猝死的实际发生率可能更高。在不同年龄、性别及心血管疾病史的人群中，心源性猝死发生率有很大差别，60 ~ 69 岁有心脏病史的男性中心源性猝死发生率高达每年 8‰。在人口总病死率中，21% 男性和 14.5% 女性为突然的意外死亡，80% 的医院外猝死发生于家中，15% 发生于路上或公共场所。

一、危险因素

（一）性别、年龄

心源性猝死有两个高发年龄段。第一高峰出现在出生后的头 6 个月，由"婴儿猝死综合征"造成。第二高峰出现在 45 ~ 75 岁年龄段，与冠心病高发有关。心源性猝死在儿童 1 ~ 13 岁年龄组占所有猝死的 19%，青年 14 ~ 21 岁年龄组占 30%，中老年占 80% ~ 90% 或以上，这可能与冠心病发病率随年龄而增加有关，因为 80% 以上的心源性猝死者患冠心病。男性心源性猝死较女性发生率高（约4:1），在 45 ~ 75 岁男女发生率的差异更大（可达 7:1）。

（二）运动

冠心病患者行中等度的体力活动有助于预防心脏骤停和心源性猝死的发生，而剧烈的运动则有可能触发心源性猝死和急性心肌梗死。成人 11% ~ 17% 的心脏骤停发生在剧烈运动过程中或运动后即刻，这与发生室颤有关。规则的运动可通过降低血小板黏附与聚集，改变自主神经功能，特别是增加迷走神经反射而预防心肌缺血诱导的心室颤动和猝死，有助于降低心血管病的发病率与病死率。心脏病患者应避免剧烈运动。

（三）吸烟

每日吸烟 20 支，每年心源性猝死发生率比不吸烟增加 2.4 倍。吸烟增加血小板黏附，降低室颤阈值，升高血压，诱发冠状动脉痉挛，使碳氧血红蛋白积累和肌红蛋白利用受损而降低循环携氧能力，导致尼古丁诱导的儿茶酚胺释放，从而促发心源性猝死。

（四）精神因素

生活方式的突然改变，个人与社会因素造成的情绪激动及孤独与生活负担过重引起的情绪压抑是心源性猝死的触发因素之一。大约 40% 的心源性猝死由精神因素促发。

（五）其他危险因素

包括高血压、左心室肥厚、心室内传导阻滞、血清胆固醇升高、糖耐量试验减低和肥胖、左心室功能受损、心源性猝死的家庭史等亦是重要的危险因素。

二、病因

（一）各种心脏病

1. 冠心病

大面积急性心肌梗死、冠状动脉痉挛或先天性冠状动脉异常。

2. 严重心律失常

心室纤颤、心室扑动，房室传导阻滞、室内双束支传导阻滞或病窦综合征、QT间期延长综合征、埋置起搏器故障等。

3. 心肌病变

急性心肌炎、扩张型心肌病、梗阻性肥厚型心肌病。

4. 心脏瓣膜性病变

二尖瓣脱垂、主动脉瓣狭窄和关闭不全、人工瓣膜置换异常。

5. 先天性心脏病

主动脉瓣狭窄、肺动脉瓣狭窄、法洛四联症、马方综合征、艾森曼格综合征等。

6. 血管性改变

多发性大动脉栓塞、大块肺动脉梗死、主动脉瘤、夹层动脉瘤破裂或分裂。

7. 其他

如亚急性细菌性心内膜炎、大量心包积液等。

（二）非心源性心脏骤停

1. 呼吸停止

气道阻塞（如气管内异物、溺水或窒息）、急性脑血管疾病、巴比妥类药物过量、头部外伤等，可发生呼吸停止，随后导致心搏骤停。

2. 电解质和酸碱平衡失调

严重高血钾（>6.5 mmol/L）及低血钾常见，严重高血钙、高血镁、酸中毒也可发生心搏骤停。

3. 药物中毒或过敏反应

强心苷、氯喹、奎尼丁、锑剂等药物的毒性反应；静脉注射普萘洛尔、利多卡因、苯妥英钠、维拉帕米、氨茶碱或氯化钙等药物，尤其是注射速度较快时；注射青霉素、链霉素或某些血清制品发生严重过敏反应时。

4. 手术、治疗操作或麻醉意外

如心脏导管检查、支气管镜检查、气管插管或切开、胸腔手术和麻醉过程中，压迫颈动脉不当等。

5. 其他

电击或雷击。

三、心搏骤停的类型

（一）心室颤动

心室肌发生极不规则的快速而又不协调的颤动；心电图表现为QRS波群消失，代之以不规则的、连续的室颤波，频率为每分钟 200 ~ 400 次。

（二）缓慢而无效的心室自主节律

此种情况也称"心电—机械分离"。指心肌仍有生物电活动，断续出现慢而极微弱且常不完整的"收缩"情况，心电图上有间断出现的宽而畸形、振幅较低的 QRS 波群，频率多在每分钟 30 次以下。此时心脏已丧失排血功能，心脏听诊时听不到心音，周围动脉扪不到搏动。

（三）心脏或心室停顿

心房、心室肌完全失去电活动能力，心电图上房室均无激动波可见，或偶见 P 波。

以上三种类型共同的结果是心脏丧失有效收缩和排血的功能，使血液循环停顿而引起相同的临床表现。其中以室颤为最常见，如心脏复苏无效，颤动波变为慢小，最后心脏停顿。

四、病理

冠状动脉粥样硬化是最常见的病理表现。急性冠状动脉事件如斑块破裂、血小板聚集、血栓形成等在心源性猝死的发生中起着重要的作用。病理研究显示在心源性猝死患者冠脉中急性血栓形成的发生率为 15% ~ 64%，但有急性心肌梗死表现者仅为 20% 左右。

陈旧性心肌梗死亦是常见的病理表现，心源性猝死患者也可见左心室肥厚，左心室肥厚可与急性或慢性心肌缺血同时存在。

病理研究还显示，冠状动脉先天性异常、冠状动脉炎、冠状动脉夹层分离、心肌桥等非冠状动脉粥样硬化性病变也与心源性猝死有关。

五、临床表现

心源性猝死的经过大致分为 4 个时期：前驱期、发病期、心脏停搏和病死期。

（一）前驱期

有些患者在猝死前数天至数月可出现胸痛、气促、疲乏及心悸等非特异性症状。但亦可无前驱表现，瞬间即发生心搏骤停。

（二）发病期

亦即导致心搏骤停前的急性心血管改变时期，通常不超过 1 小时。此期内可表现为长时间的心绞痛或急性心肌梗死的胸痛，急性呼吸困难，突然心悸，持续心动过速，或头晕目眩等。若心搏骤停瞬间发生，事前无预兆，则 95% 为心源性，并有冠状动脉病变。

（三）心搏骤停期

意识完全丧失为该期的特征。心搏骤停是临床病死的标志，其症状和体征依次出现如下：①心音消失；②脉搏扪不到，血压测不出；③意识突然丧失或伴有短阵抽搐；④呼吸断续，呈叹息样，以后即停止，多发生在心搏骤停后 20 ~ 30 秒；⑤昏迷，多发生于心搏骤停 30 秒后；⑥瞳孔散大，多在心搏骤停后 30 ~ 60 秒。但此期尚未到生物学死亡。

（四）生物学死亡期

从心搏骤停至发生生物学死亡时间的长短取决于原来病变性质，以及心搏骤停至复苏开始的时间。室颤或心室停搏，如在头 4~6 分钟未予心肺复苏，则预后很差。

六、诊断

早期诊断心搏骤停最可靠的临床征象是出现意识突然丧失伴大动脉（如颈动脉和股动脉）搏动消失。一般主张：

1. 用手拍、喊叫患者以确定意识是否存在，同时判断有无呼吸。

2. 触诊颈动脉了解有无搏动，若两者均消失，即可确定心搏骤停的诊断。颈动脉搏动位于喉结旁开两指处。其他征象出现的时间均较上述两项为晚，心音消失有助于诊断，但听心音常受到抢救时外界环境影响，若为证实心音消失而反复测血压或听诊，势必浪费宝贵时间，延误复苏进行。

七、鉴别诊断

心搏骤停最可靠且出现较早的临床征象是意识突然丧失伴以大动脉（如颈动脉、股动脉）搏动消失。此两个征象存在，心搏骤停的诊断即可成立；并应立即进行初步急救。

在不影响心肺复苏的前提下，需进行病因诊断，以便予以相应的处理。首先应鉴别是心脏骤停还是呼吸骤停。有明显发绀者，多由于呼吸骤停。如系呼吸道阻塞引起的窒息，患者往往有剧烈的挣扎；如系中枢性者（脑干出血或肿瘤压迫），可以突然停止呼吸而无挣扎。原无发绀性疾患而心搏骤停者，多无明显发绀，常有极度痛苦的呼喊。因心脏本身疾患而心搏骤停者，多见于心肌梗死及急性心肌炎；心外原因多见于败血症及急性胰腺炎。

八、治疗要点

心搏骤停诊断一经确立，应立即进行心、肺、脑复苏，目的在于建立人工的、进而自主的有效循环和呼吸。心、肺、脑复苏包括基础生命支持、进一步生命支持和延续生命支持三部分。

（一）基础生命支持

基础生命支持（BLS）又称初期复苏处理或现场急救。是复苏中抢救生命的重要阶段，如果现场心肺复苏不及时，抢救措施不当甚至失误，则将导致整个复苏的失败。

BLS 包括：胸外心脏按压和转运（C）、呼吸停止的判定、呼吸道通畅（A）、人工呼吸（B）等环节，即心肺复苏（CPR）的 CAB 步骤。

1. 胸外心脏按压

胸外心脏按压可刺激心脏收缩，恢复冠状动脉循环，以复苏心搏，提高血压，维持有效血液循环，恢复中枢神经系统及内脏的基本功能。其作用机制：胸廓具有一定弹性，胸骨可因受压而下陷。按压胸骨时，对位于胸骨和脊柱之间的心脏产生直接压力，引起心室内压力的增加和瓣膜的关闭，促使血液流向肺动脉和主动脉；放松时，心室内压降低，血流回流。另外，按压胸骨使胸廓缩小，胸膜腔内压增高，促使动脉血由胸腔内向周围流动；放松时，胸内压力下降，静脉血回流至心脏。如此反复，建立有效的人工循环。

1）操作方法

（1）与人工呼吸同时进行。使患者仰卧于硬板床或地上，睡在软床上的患者，则用心脏按压板垫于其肩背下。头后仰10°左右，解开上衣。

（2）操作者紧贴患者身体左侧，为确保按压力垂直作用于患者胸骨，救护者应根据个人身高及患者位置高低，采用脚踏凳式、跪式等不同体位。

（3）确定按压部位的方法是：救护者靠近患者足侧的手的示指和中指沿着患者肋弓下缘上移至胸骨下切迹，将另一手的示指靠在胸骨下切迹处，中指紧靠示指，靠近患者足侧的手的掌根紧靠另一手的中指放在患者胸骨上，该处为胸骨中、下1/3交界处，即正确的按压部位。

（4）操作时，将靠近患者头侧的手平行重叠在已置于患者胸骨按压处的另一手之背上，手指并拢或互相握持，只以掌根部接触患者胸骨，操作者两臂位于患者胸骨正上方，双肘关节伸直，利用上身重量垂直下压，对中等体重的成人下压深度在5~6 cm，而后迅速放松，解除压力，让胸廓自行恢复。如此有节奏的反复进行，按压与放松时间大致相等，频率每分钟100~120次。

有效的按压可扪到大动脉如颈、股动脉的搏动，收缩压可升至90 mmHg，瞳孔缩小，发绀减轻，皮温回升，有尿液排出，昏迷浅或意识恢复，出现自主呼吸，心电图好转。按压时过轻、过重；下压与放松比例不当；两臂倾斜下压，类似揉面状；一轻一重，或拍打式按压等都是不正确的。

2）胸外心脏按压并发症：胸外心脏按压法操作不正确，效果大为降低。按压的动作要迅速有力，有一定的冲击力，每次松压时需停顿瞬间，使心室较好充盈。但按压切忌用猛力，以避免造成以下并发症：①肋骨、胸骨骨折，肋软骨脱离，造成不稳定胸壁；②肺损伤和出血、气胸、血胸、皮下气肿；③内脏损伤，如肝、脾、肾或胰损伤，后腹膜血肿；④心血管损伤，发生心脏压塞、心脏起搏器或人工瓣膜损坏或脱离、心律不齐、心室纤颤；⑤栓塞症（血、脂肪、骨髓或气栓子）；⑥胃内容物反流，造成吸入或窒息。

有以下情况的患者不宜采用胸外心脏按压术，如大失血患者、老年人桶状胸、胸廓畸形、心脏压塞症、肝脾过大、妊娠后期、胸部穿通伤等。

在多数情况下，胸外心脏按压为首选措施，但目前通用的胸外心脏按压法所产生的血流，远不能满足脑和心肌的需要，因此提出开胸心脏按压的应用指征应予放宽。因此，当胸外挤压5分钟后仍无反应，或因胸廓畸形、张力气胸、纵隔心脏移位、心脏室壁瘤、左心房黏液瘤、重度二尖瓣狭窄、心脏撕裂或穿破、心包积液时应果断开胸进行胸内心脏直接挤压。

心脏按压和口对口人工呼吸是心搏骤停抢救中最紧急的措施。两者必须同时进行，人工呼吸和心脏按压的比例为2∶30，如只有一人操作，则做30次心脏按压后接着做2次人工呼吸。

此外，在人工胸外挤压前，予以迅速心前区叩击，可能通过机械—电转换产生低能电流，而中止异位心律的折返通路，使室性心动过速或室颤转为较稳定的节律。但也有可能使室性心动过速转为更严重的心室扑动或颤动。它对心室停顿无效，而且不具有胸外挤压推动血流的作用。因此现不作为心脏复苏抢救的常规。而属Ⅱb级心脏复苏措施，即对心搏骤停无脉者而一时又无电除颤器可供应立即除颤时可考虑采用。决不要为做心前区叩击而推迟电除颤。

2. 保持呼吸道通畅

一般采用仰头举颏法（或仰头举颌法），救护者一手置于前额，使头部后仰，另一手的食指与中指置于下颌附近下颏或下颌角处，抬起下颏（颌）。此法可使舌根离开咽后壁，气道即可开放。

3. 人工呼吸

或气管插管、使用呼吸机。

1）口对口人工呼吸

（1）单手抬颏法：开放气道后，一手抬起颏部使下颌前推、开口，另一手置于患者前额使患者头后倾，拇指与示指捏闭患者鼻孔或以颊部堵塞患者鼻孔，然后深吸一口气，用口部包含患者口部，用力吹入气体，同时观察胸廓起伏情况。

（2）双手托下颌法：用双手四指分别托起患者左右下颌角并使患者头后仰、下颌前推、开口，用双拇指分别捏闭左右鼻孔，然后深吸一口气，用口部包含患者口部，用力吹入气体。

2）口对鼻人工呼吸：对于牙关紧闭、下颌骨骨折或口腔严重撕裂伤等不适于口对口人工呼吸的患者应采用口对鼻人工呼吸。口对鼻人工通气时，应紧闭患者嘴唇，深吸气后，口含患者鼻孔，用力吹入气体。吹入气体量为患者潮气量的 2 倍或成人为 800 ~ 1 000 mL。如果吹入气体量过大、流速过快，则可使咽部压大于食管开放压，空气进入胃，引起胃扩张，甚至胃内容物反流误吸。目前认为，应减慢吹气频率，吹气时间增至 1.5 ~ 2 秒（以往标准为 1.0 ~ 1.5 秒），使吹入气流压力低，不超过食管开放压，从而降低反流误吸的机会。胸廓起伏运动表示吹气有效。

在有简易呼吸器的条件时可用面罩扣紧患者口鼻，托起下颌，挤压气囊，吹气入患者肺内，再松开气囊使气体呼出，这样胸廓起伏一次即呼吸一次，给患者吸入 100% 的氧气。如插入气管导管，可接呼吸器，经导管进行间断正压人工呼吸。

3）口对口鼻人工呼吸法：用于婴幼儿。与上法相似，用口包住婴幼儿口鼻吹气，同时观察胸部有无抬起。

4）口对气管切开口人工呼吸法：与上两个方法相似，但向气管吹气时使患者口鼻关闭，患者呼气时使之开放。

5）口对辅助器具人工呼吸（使用空气或氧气）。

6）球囊面罩或球囊—插管人工呼吸（使用空气或氧气）。

7）手控式氧气动力人工呼吸器人工呼吸。

8）机械人工呼吸机。

注意：在心搏骤停刚发生时，最好不要立即进行气管插管（因要中断按压心脏，延误时间），而应先进行心脏按压及口对口呼吸。口对口呼吸效果不佳或复苏时间过长以及有胃反流等才是气管插管的适应证。

（二）进一步生命支持（ALS）

进一步生命支持主要为在 BLS 基础上应用辅助设备及特殊技术，建立和维持有效的通气和血液循环，识别及治疗心律失常，建立有效的静脉通路，改善并保持心肺功能及治疗原发疾病。

1. 气管内插管

应尽早进行，插入通气管后，可立即连接非同步定容呼吸机或麻醉机。每分钟通气 12~15 次即可。一般通气时，暂停胸外按压 1~2 次。

2. 环甲膜穿刺

遇有插管困难而严重窒息的患者，可以 16 号粗针头刺入环甲膜，接上"T"形管输氧，可立即缓解严重缺氧情况，为下一步气管插管或气管造口术赢得时间，为完全复苏奠定基础。

3. 气管造口术

气管造口是为了保持较长期的呼吸道通畅。主要用于心肺复苏后仍然长期昏迷的患者。

4. 心肺复苏药物的应用

使用药物的目的在于提高心脏按压效果，增加心肌与脑的灌注，促使心脏尽早复跳；提高室颤阈，为电除颤创造条件；纠正酸中毒和电解质失衡；治疗心律失常。

1）给药途径

（1）静脉给药：首选现有的静脉通路，但应尽可能选用颈外静脉或中心静脉。无中心静脉而必须选用外周静脉时，应尽量选用肘部静脉而不用肢体远端尤其是下肢静脉。

（2）气管内给药：在无静脉通路的情况下，可通过气管内给药。效果与静脉给药几乎相同。可将静脉剂量的 1~2 倍稀释于 10~20 mL 生理盐水中，注入气管导管。如果能通过无菌细管将药物直接经气管导管插入深达气管支气管支，则药物通过肺泡吸收更快。适于气管内给药的药物包括肾上腺素、利多卡因、阿托品、地西泮、纳洛酮等不会引起组织损伤的药物；但是碳酸氢钠、去甲肾上腺素及钙剂可能引起气道黏膜和肺泡损伤，不宜通过气管内给药。

（3）心内注射：心内注射需中断胸外心脏按压，并可能引起气胸与顽固性心律失常，损伤冠状动脉与心肌，发生心脏压塞，所以目前不主张首先采用。一旦应用，不主张经胸骨旁路，可考虑剑突旁路。后者损伤冠状动脉前降支的机会较少。操作方法为自剑突左侧，向头侧、向后、向外进针，回抽有回血后即可注入药物。在开胸心脏复苏时，可在直视下用细针头将药物注入左心室腔。心内注射的肾上腺素或抗心律失常药物剂量约为静脉剂量的一半。碳酸氢钠不允许心内注射。

2）常用药物

（1）儿茶酚胺类药物：儿茶酚胺类药物可分为纯 α 受体兴奋剂（甲氧明、去氧肾上腺素）、纯 β 受体兴奋剂（异丙肾上腺素、多巴酚丁胺）和 α、β 非选择性兴奋剂

（肾上腺素、去甲肾上腺素、多巴胺和间羟胺）三类。

α 受体作用是复苏中所需要的，它可使外周血管收缩，导致主动脉舒张压上升和冠状血流增加，但按传统方法静脉注射去甲肾上腺素将产生严重的血管痉挛，反而加重器官灌注不良，因此目前多数学者已主张将其从"三联针"中撤除；β 受体作用在理论上可增加心肌变时性和变力性，增加室颤阈值和振幅，临床上却可使冠脉灌注下降，并加重心肌缺血，因此，异丙肾上腺素亦已从传统的"三联针"中撤除。

近年来，临床和实验一致认为肾上腺素应是心脏复苏的首选药物，因为肾上腺素不仅能兴奋 α_1 受体，也能兴奋 α_2 受体，其收缩外周血管的作用有利于提高主动脉舒张压，改善冠脉灌注，并能使脑微血管扩张，从而增加脑血流灌注，若在用药同时进行心脏按压，升高血压的效果更好。

心肺复苏时推荐肾上腺素的常规剂量为每隔 5 分钟给予 1 mg，静脉注射或经气管导管滴入。近年来，大剂量肾上腺素的应用受到重视，有人主张成人心肺复苏时每隔 5 分钟给予 2~5 mg 肾上腺素可提高复苏成功率，在儿童可用 0.1~0.2 mg/kg。

（2）利多卡因：抑制心室异位节律，提高室颤阈值，治疗量对心肌收缩力和动脉血压均无明显影响，为室性心动过速的首选药物，对除颤成功后再次复发室颤者亦有效。常规剂量为 1 mg/kg，静脉注射，复律后继之以 1~4 mg/min 静脉滴注，每小时总量可达 225 mg。

（3）阿托品：减低迷走神经兴奋性，增加窦房结频率，改善房室传导，用于心室停搏，三度房室传导阻滞或高度房室传导阻滞，以及严重心动过缓。剂量为 0.5~1 mg，静脉注射，每 5 分钟 1 次，直至心率增至 60 次/分。

（4）溴苄胺：有明显的提高室颤阈值作用，在非同步除颤前，先静脉注射溴苄胺，具有较高的转复率，并防止室颤复发。用法：溴苄胺 5~10 mg/kg，静脉注射，不必稀释。注入后，即进行电击除颤。如不成功可重复。每 15~30 分钟给 10 mg/kg，总量不超过 30 mg/kg。

（5）甲氧明：近年研究证明甲氧明在心脏复苏中效果良好，因其属单纯兴奋 α 受体的药物，可明显提高主动脉舒张压，改善冠状动脉灌注，提高复苏成功率，故近年主张首选。

（6）5% 碳酸氢钠：传统观念认为因心搏骤停后导致代谢性乳酸中毒，而使 pH 值降低，室颤阈值降低影响除颤。故最近十年来的心肺脑复苏的实验研究证明：心搏骤停时的酸中毒，主要是呼吸性酸中毒而非代谢性酸中毒，故反复应用大量的 5% 碳酸氢钠有严重的潜在性危害，其机制是能抑制心肌收缩力，增加脑血管阻力，大脑阻抑，影响意识恢复，且大剂量应用可致高钠血症，血液黏度升高，血栓形成。用法：一般可静脉注射或快速静脉滴注，首剂为 0.5~1 mmol/kg（5% 碳酸氢钠 100 mL＝60 mmol）；以后最好根据血气分析及 pH 值决定用量，如无条件，可每 10 分钟重复首次剂量的 1/2，连用 2~3 次。一般总量不超过 300 mL，同时保证充分通气，以免加重心脏和大脑功能损害。

（7）纳洛酮：可拮抗 β - 内啡肽所介导的效应，增加心肌收缩力，升高动脉血压，改善组织血液灌注，有利于骤停后的心脏复苏。纳洛酮可迅速通过血脑屏障，解除中枢抑制，有利于肺功能的恢复。常规剂量为 0.01 mg/kg，静脉注射，可反复应用。

（8）异丙肾上腺素：每次 1 mg 静脉注射，扭转型室性心动过速时将 1 mg 加入 5% 葡萄糖液中，以每分钟 2 μg 的速度静脉滴注。

（9）氯化钙：本品可使心肌收缩力加强，使心脏的收缩期延长，并使心肌的激惹性提高。但目前观点认为，当机体缺血、缺氧时，Ca^{2+} 通道开放，大量 Ca^{2+} 流入细胞内，细胞内线粒体与内质网的 Ca^{2+} 释放，使细胞内 Ca^{2+} 浓度增加 200 倍，形成 Ca^{2+} "过载"，导致蛋白质和脂肪酸破坏，激活蛋白酶和磷酸酶 A_2，破坏细胞膜，并释放出有破坏性的游离酸进入细胞内，使线粒体功能丧失和细胞损伤，导致脑细胞不可逆性损害，心肌纤维受损，致复苏成功率降低。美国心肺复苏（CPR）、心脏急救（ECC）会议制定的标准指出：在心肺复苏时不宜用钙剂，用了反可增加病死率。因此，除非有高血钾、低血钙或钙通道阻滞中毒存在外，一般均不宜用钙剂。

（10）呼吸兴奋剂：使用呼吸兴奋剂的目的在于加强或完善自主呼吸功能。常用的有回苏灵、尼可刹米、戊四氮、洛贝林等。新近认为，在呼吸复苏早期，由于脑组织内氧合血液的灌注尚未完全建立，细胞仍处于缺氧状态，此时不宜使用呼吸兴奋剂，用了反可刺激细胞的新陈代谢而加重细胞损害，致其功能恢复困难，甚至导致细胞死亡，常在复苏成功 20~30 分钟，脑组织才逐渐脱离缺氧状态，60 分钟后脑组织有氧代谢恢复。因此，呼吸兴奋剂的应用（包括中枢神经兴奋剂），在复苏成功 1 小时后才考虑应用，最好的适应证为自主呼吸恢复，但有呼吸过浅、过慢、不规则等呼吸功能不全者。

（11）其他用药：有指征时酌情应用升压药、强心剂、抗酸剂及抗心律失常药。

5. 直流电非同步除颤或无创体外心脏除颤起搏器的应用

在进行徒手心肺复苏术的同时，应争取立即安置除颤器或除颤起搏器，接好除颤起搏多功能电板，如示波屏上显示为室颤，则按下降颤键，如系停搏就按起搏键。

电除颤成功率有报告可达 98%，实施越早成功率越高。但盲目除颤的概念，近几年来已渐淡漠，因患者若为心室停搏或电—机械分离所致的心搏骤停，盲目除颤反可损伤心肌，不利于心脏复跳。此外，对电击除颤无效的室颤患者，还可试用超速起搏除颤。

注意事项：①除颤前应详细检查器械和设备，做好一切抢救准备；②电极板放的位置要准确，并应与患者皮肤密切接触，保证导电良好；③电击时，任何人不得接触患者及病床，以免触电；④对于细颤型室颤者，应先进行心脏按压、氧疗及药物等处理后，使之变为粗颤，再进行电击，以提高成功率；⑤电击部位皮肤可有轻度红斑、疼痛，也可出现肌肉痛，3~5 天可自行缓解；⑥开胸除颤时，电极直接放在心脏前后壁。除颤能量一般为 5~10 J。

（三）持续生命支持

持续生命支持（PLS）的重点是脑保护、脑复苏及复苏后疾病的防治。

1. 脑复苏

脑组织平均重量仅为体重的 2%，但脑总血流量占心排血量的 15%，脑的耗氧量相当于静息时全身耗氧量的 20%~25%。脑组织对缺氧最敏感，而且越高级的部位，对缺氧的耐受性愈差，脑缺氧 10 秒钟，就可丧失意识，缺氧 15 秒钟可以出现数分钟的昏迷，缺氧 3 分钟可昏迷 24 小时以上，完全缺氧 4~6 分钟，大脑皮质的损害即不可逆转。因此心肺复苏术一开始应注意对脑的保护以促使脑复苏。

近几年大量临床实践证实，脑细胞并不是在脑血流灌注停止时即形成不可逆的损害，而是在灌注恢复后相继发生脑充血、脑水肿及持续低灌注状态，使脑细胞的损害逐渐加重，以致死亡。这一过程称之为"再灌流损伤"，其程度与心跳停止时间长短、脑血流量多少及血糖浓度等因素密切相关。

再灌注造成不可逆损伤的机制有多种，至今为止，一般认为与细胞内钙离子增多、氧自由基和前列腺素的作用关系较密切。

心肺复苏术中各个环节均是脑复苏的基本措施，针对脑复苏的具体措施有：

1）低温疗法：为目前治疗心搏骤停后脑缺氧损害的主要措施。低温可降低脑代谢，减轻脑水肿，稳定细胞膜，维持离子内环境稳定，抑制氧自由基的产生与脂质过氧化反应，减少兴奋性氨基酸（EAA）的释放，抑制破坏性酶反应等，因此从多方面对脑缺氧起到保护作用。临床上降温的原则①及早降温：心跳恢复，能测得血压即开始；②以头部降温为主：患者头部戴冰帽，配合腹股沟、腋窝部放置冰袋，以尽快降低脑温；③足够降温：在第一个 24 小时内将肛温降为 30~32℃，脑温降至约 28℃；④复温方法：待四肢协调活动和听觉等大脑皮质功能开始恢复后才进行复温，以每 24 小时温度回升 1℃ 为宜。在降温的过程中，为避免寒战、制止抽搐，可应用冬眠药等。

2）脱水：心肺复苏时，血压维持在 90/65 mmHg 以上时可予脱水，纠正颅内高压、脑水肿，连续用药 3~5 天。一般给予 20% 甘露醇 250 mL 静脉快速滴注，还可给予呋塞米 20~40 mg 静脉注射或用地塞米松 30 mg 静脉滴注。脑水肿伴肺水肿，给予呋塞米加用地塞米松。脑水肿伴休克，先提高血压，纠正休克。脑水肿伴颅内出血时，物理降温及脑外科治疗。

3）促使脑功能恢复：给予胞磷胆碱 200~600 mg/d 或醋谷胺 100~400 mg/d，分次静脉滴注，还可给予激素等药物，以保护脑细胞，减少自溶性破坏，减少毛细血管通透性，抑制醛固酮和抗利尿激素的分泌，有利于利尿。

4）巴比妥酸盐疗法：巴比妥类能增加神经系统对缺氧的耐受力，可以抑制脑灌注复苏后脑氧代谢率的异常增加，具有稳定脑细胞膜的作用。巴比妥还可减轻脑水肿，改善局部血流的分布异常，缩小梗死面积。此外，巴比妥还可防治抽搐发作，强化降温对脑代谢率的抑制能力，提高低温疗法的效果。一般强调在心脏复跳后 30~60 分钟开始应用，迟于 24 小时则疗效显著降低。可选用 2% 硫喷妥钠 5 mg/kg 即刻静脉注射，每小时 2 mg/kg（维持血浓度 2~4 mg），以达到安静脑电图为宜，总量不超过 30 mg/kg。或苯妥英钠 7 mg/kg 静脉注射。必要时重复给药。硫喷妥钠多用于昏迷患者，属于深度麻醉药，应在麻醉医生指导下进行。

下列情况暂停给药：①维持正常动脉压所需血管收缩药物剂量过大时；②心电图出现致命性心律失常时；③中心静脉压及肺动脉楔压升至相当高度或出现肺水肿。

5）高压氧的应用：高压氧可提高脑组织的氧分压，降低氧耗及颅内压，促进脑功能的恢复。尤其对心肺复苏后脑损害严重，脑复苏比较困难，反复抽搐，持续呈昏迷状态且病情逐渐恶化者可行高压氧治疗。

6）钙离子拮抗剂疗法：钙离子通道阻滞剂可直接作用在细胞膜上的钙离子通道，抑制钙离子内流、释放。因而解除血管痉挛，抑制血小板凝聚，疏通脑微循环，减少钙离子对线粒体核酸异位酶的抑制，使 ATP 合成与释放增加，保护心功能，降低心肌耗氧量，减少乳酸生成，使糖利用接近正常。①维拉帕米：0.075～0.15 mg/kg 静脉注射；②尼莫地平每次 20～40 mg，每日 3 次；③利多氟嗪：每次 120 mg，每日 6 次；④硝苯地平：每次 10～20 mg，每日 6 次。

7）肾上腺皮质激素：肾上腺皮质激素在心肺脑复苏过程中具有多方面的良好作用。一般来讲，单独应用激素仅适于轻度脑损害者；多数情况下，常与脱水剂、低温疗法同时应用。其用量要大，如地塞米松每次 5～10 mg，静脉注射，每 4～6 小时 1 次，一般情况下应连用 3～5 天。

8）抗自由基药物的应用：该类药物有阻断自由基作用的超氧化物歧化酶、过氧化氢酶、谷胱甘肽过氧化物酶和自由基清除剂。如甘露醇、维生素 C、维生素 E、辅酶 Q_{10}、丹参、莨菪碱等。

2. 维持血压及循环功能

心搏骤停复苏后，循环功能往往不够稳定，常出现低血压或心律失常。低血压如系血容量不够，则应补充血容量；心功能不良者应酌情使用强心药物如毛花苷 C；需用升压药物，则以选用间羟胺或多巴胺为好；如发生严重心律失常，应先纠正缺氧、酸中毒及电解质紊乱，然后再根据心律失常的性质进行治疗。

多巴胺 20～40 mg 加入 5% 葡萄糖液 100 mL 中，静脉滴注，滴速以维持合适血压及尿量（每分钟 2～10 μg/kg，可增加心排血量；大于每分钟 10 μg/kg，则使血管收缩；大于每分钟 20 μg/kg，降低肾及肠系膜血流）为宜。

如升压不满意，可加氢化可的松 100～200 mg 或地塞米松 5～10 mg，补充血容量，纠正酸血症，多数血压能上升，待血压平稳后逐渐减量。

如升压药不断增加，而血压仍不能维持，脉压小，末梢发绀，颈静脉怒张，CVP 升高（或 PCWP 升高，左心房压升高），心力衰竭早期可加用血管扩张药物：①硝酸甘油 20 mg 加入 5% 葡萄糖液 100 mL 中，静脉滴注，滴速为 5～20 μg/min。②硝普钠 5 mg 加入 5% 葡萄糖液 100 mL 中，静脉滴注，滴速为 5～200 μg/min。用药超过 3 天，有氰化物中毒的可能。③酚妥拉明 2～5 mg 加入 5% 葡萄糖液 100 mL 中，静脉滴注，滴速为 20～100 μg/min。

3. 维持呼吸功能

患者均应做机械通气，根据监测患者血氧饱和度、动脉血气和呼气末 CO_2 等结果，考虑选用间歇正压通气、呼气末正压通气等。机械通气超过 48 小时，可考虑气管切开。机械通气时应避免纯氧吸入。当患者有自主呼吸，而又考虑应继续机械通气或辅助呼吸，且有人机对抗时，可应用适量镇静药或少量肌松药。无论机械通气或自主呼吸，均应维持动脉血二氧化碳分压在 25～30 mmHg，这样可降低颅内压，减轻脑水肿。过度通气所致的呼吸性碱中毒可代偿代谢性酸中毒，脑组织中 pH 值升高，有助于脑循环自动调节功能的恢复。维持 FiO_2 为 50% 时动脉氧分压不低于 100 mmHg。当患者自主呼吸恢复，又符合停机指征时，可选择同步间歇指令通气（SIMV），以逐步停用呼吸机。

4. 维持水、电解质和酸碱平衡

应该根据代谢性指标、水的出入量、生化指标以及动脉血气分析结果调节输液的质与量，以维持水、电解质和酸碱平衡。已明确高血糖对脑有害，因此输液以平衡液为主，只有当低血糖时才给葡萄糖。对电解质亦应根据化验检查结果进行针对性治疗。酸中毒一般为混合型，除应用碱性药物外，应妥善管理呼吸。

5. 防治肾衰竭

每一复苏患者均应留置导尿管，监测每小时尿量，定时检查血、尿素氮和肌酐浓度，血、尿电解质浓度，鉴别尿少系因肾前性、肾后性或肾性肾功能所致，并依次给予相应的治疗。更重要的是心跳恢复后，必须及时稳定循环、呼吸功能，纠正缺氧和酸中毒，从而预防衰竭的发生。

6. 继发感染的防治

心搏骤停复苏后，容易继发感染，尤其气管切开、气管插管、静脉切开后更应注意防治。

7. 重症监护

加强治疗，多脏器功能支持，全身管理，监护中心静脉压、动脉压、留置导尿管、心电图等，保持生命体征稳定，保持血清胶体渗透压正常。

（四）复苏的监测指标

1. 复苏的有效指标

（1）瞳孔由大变小。

（2）患者开始挣扎，出现吞咽动作、咳嗽、自主呼吸恢复等。

（3）心电图出现房性或室性心律。

（4）发绀消退。

2. 可终止复苏的指征

（1）脑死亡：①深度昏迷，对任何刺激无反应；②自主呼吸停止；③脑干反射全部或大部分消失；④脑电图活动消失。

（2）心搏停止：坚持做心脏复苏半小时以上无任何反应。心电图呈一直线。

（3）心搏停止在12分钟以上，而没有进行任何复苏措施治疗者，几乎无一存活。但是在低温环境下（如冰库、雪地、冷水中淹溺者）及年轻的创伤患者，虽停搏超过12分钟，仍应积极抢救。

九、护理

（一）抢救护理

1. 心脏复苏，发现心脏骤停患者，除立即通知医生外，应将患者仰卧于硬板床或地面上，估计为室颤者应立即心前区拳击1次，无心跳恢复时可再连击2~3次，一旦证明有心跳，切勿再进行捶击，以免复跳的心脏再次停跳。如无效，应协助医生行胸外心脏按压，按压要有节奏，力量要适中，避免因用力过猛而引起肋骨骨折、组织损伤、血气胸等。备好除颤器，以上方法无效时尽早电除颤。开始用200~300 J，无效时可以再次电击，适当加大能量。

2. 建立人工通气，先疏通气道，清理口腔及气管内异物，舌后坠者用舌钳将舌体拉出或放置口咽通气管。紧急情况下可行口对口人工呼吸，条件具备者尽早气管插管、人工呼吸囊或呼吸机辅助呼吸。气管插管的方法有两种，经鼻或经口气管插管（紧急抢救时宜选用经口气管插管），插管动作要快、轻，不宜中止胸外心脏按压。

3. 迅速建立静脉通路，一路可用留置针头，以备快速输液或输血，另一路可用普通头皮针，便于静脉推药。

4. 连接生命体征监护仪，备好各种抢救用药、吸痰器等，积极配合医生进行抢救。

5. 为促进脑组织的恢复，在抢救开始时，争取 5 分钟内用冰帽保护大脑，降低脑细胞代谢率，减轻脑组织的损害。对血压、心率已恢复稳定而神志尚未清醒者，即加全身体表降温，也可给予人工冬眠，以保持低温，维持循环，保护心肾。镇静止痉，防止脑水肿的发展。

6. 复苏后的患者应安置在监护室，嘱患者绝对卧床休息，限制家属探视。

7. 安排有经验的护士在监护室工作。室内保持空气新鲜，注意患者及室内清洁卫生。做好各种护理记录，随时备好各种抢救药品、器械；建立良好的静脉通路，以保证液体及药物的顺利输入。

8. 应注意无菌操作，器械物品必须经过严格消毒灭菌。

9. 如病情许可，应勤翻身叩背，防止压疮及继发感染的发生。但患者如处于心低输出量状态时，则不宜翻身，防止引起心搏骤停的再次发生。

10. 注意口腔及五官护理，眼可滴入抗生素或用凡士林纱布覆盖，防止角膜干燥或溃疡及角膜炎的发生。

（二）病情观察与护理

1. 严密观察心率、血压和呼吸的变化

复苏后心率应维持在每分钟 80～120 次，心率过速或过缓均易再次出现停搏或心功能不全；若有多源性、频发室性期前收缩或其他心律失常表现，应及时采取防治措施。因此，应做好心电监护，密切观察心电的变化。血压应维持在 80～100/50～60 mmHg，30～60 分钟测量 1 次，并详细记录。若血压下降应协助医生查明原因，是否血容量不足、泵衰竭、微循环功能障碍、心律失常、酸中毒或电解质紊乱等。复苏后的呼吸功能往往不健全，可表现为呼吸不规则，表浅、双吸气、潮式呼吸、间断呼吸等。应酌情调节氧流量，注意呼吸道有无分泌物阻塞，应及时清除以保证气道畅通，鼓励患者咳嗽排痰，必要时使用人工呼吸机或做气管切开术。

2. 注意观察体温的变化

每日测体温 4 次，如体温超过 39℃，应给予物理降温、人工冬眠等，体温低、四肢冷者应保温。

3. 注意及时观察酸中毒及水、电解质紊乱征象

因机体缺氧后产生过量的乳酸，会发生代谢性酸中毒。由于二氧化碳不能很好地从肺中排出，故又可导致呼吸性酸中毒，护理中应密切观察体征，如有无呼吸急促、烦躁不安、皮肤潮红、多汗和二氧化碳潴留而致酸中毒的症状，并及时采取防治措施。有条件者，可根据血气分析结果用药。

4. 严密观察神志、瞳孔的变化及肢体活动情况

心搏停止后，脑细胞缺氧，继而发生脑水肿，颅内压升高。复苏后，应注意观察患者的神志、瞳孔的变化及肢体活动等情况。及早应用冰帽或冰袋，以减少脑的耗氧量，保护脑细胞。此外，应遵医嘱给以脱水剂、细胞活化剂等。

5. 准确记录出入量，有计划地输液

一般每日液体不超过 2 000 mL，避免液体过多导致心力衰竭。

（三）复苏后护理

1. 加强基础护理及监测病情

观察意识状态、生命体征、记出入量，了解电解质及血气分析结果。预防压疮、呼吸道感染。

2. 保证患者摄入足够的热量

遵医嘱静脉输入高营养液体，神志清楚者可进流质饮食或半流质饮食。

3. 保持循环、呼吸功能

心脏复跳后患者血压较低，与心脏收缩无力、缺氧、酸中毒等因素有关，应遵医嘱给予处理，同时心脏仍处于电不稳定阶段，仍需严密监测。继续保持呼吸道通畅，自主呼吸恢复后，可暂维持一段时间呼吸机使用，观察呼吸频率、深度，监测血气分析结果。

4. 维持肾脏功能

由于心搏骤停时间较长或复苏后持续低血压，易诱发急性肾衰竭，复苏后应监测尿量、尿比重。

十、健康指导

预防心搏骤停的根本是防治器质性心脏病或影响心脏的其他因素，其中最重要的是防治冠状动脉粥样硬化性心脏病。心搏骤停可发生在任何场所，复苏成功与早期识别、早期抢救有关，因此，普及心肺复苏的知识与技术具有十分重要的意义。建立社区急救医院，在最易发生心搏骤停的场所，如急诊室、手术室、冠状动脉粥样硬化性心脏病监护病房等，均应有健全的复苏设备和专门训练的复苏队伍。及时发现并处理心脏骤停的先兆征象，有助于预防心脏骤停的发生或提高复苏的成功率。注意防止心搏骤停的复发，如积极治疗急性冠脉综合征；对持续性室速或室颤的存活者除了采用内外科治疗原发病外，还可植入自动心脏起搏转复除颤器。

第四章　人工心脏起搏和心脏电复律

第一节　人工心脏起搏

心脏起搏器是一种医用电子仪器，它通过发放一定形式的电脉冲，刺激心脏，使之激动和收缩，即模拟正常心脏的冲动形成和传导，以治疗由于某些心律失常所致的心脏功能障碍。心脏起搏器简称起搏器，由脉冲发生器和起搏电极导线组成。

一、心脏起搏治疗的目的

正常的窦性心律可维持人体各种功能活动。如果心率过缓，可导致以脑缺血为首发症状的各主要脏器的供血不足的临床综合征，此外过缓的心率还可并发或引发快速性心律失常，即慢快综合征、QT延长导致多形性室速、室颤等，可危及患者生命，给药物治疗带来困难。人工心脏起搏治疗是通过不同的起搏方式纠正心律和心率的异常，来提高患者的生存质量，减少病死率。

二、安置人工心脏起搏器的适应证

（一）临时起搏的适应证

1. 高度或三度房室传导阻滞及严重病态窦房结综合征等引起的阿—斯综合征。

2. 急性心肌梗死、急性心肌炎、洋地黄或奎尼丁药物中毒及电解质紊乱等引起的暂时性高度或三度房室传导阻滞。

3. 急性心肌梗死并双束支或三束支阻滞。

4. 心脏外科手术中或之后出现严重房室传导阻滞。

5. 为永久性起搏作过渡性应用。

6. 保护性应用，如电击复律前、心动过缓患者外科手术时，可预先安置人工心脏起搏器，以防发生心脏停搏。心力衰竭伴有窦性心动过缓、房室传导阻滞等心律失常，也应先安置人工心脏起搏器，再使用洋地黄纠正心力衰竭。

7. 用起搏器超速抑制治疗顽固性心律失常。

（二）永久起搏的适应证

1. 病窦综合征或慢性高度房室或双束支传导阻滞伴阿—斯综合征发作，而病因不能去除者。

2. 病窦综合征或高度心脏阻滞，虽不伴发阿—斯综合征，但由于缓慢心率引起心功能不全或影响生活和工作能力。

3. 病窦综合征伴有慢快综合征。

三、人工心脏起搏器的主要类型

（一）非同步型起搏器

即固定频率型起搏器。不论心脏本身有无自主搏动及自主搏动的快慢，起搏器总是按固定的频率发放刺激脉冲。它仅能发出起搏脉冲，而无感知功能。因此可与自身心律发生干扰，形成竞争心律，如刺激落在自身心动周期的易损期，可能诱发室性心动过速或室颤，现已极少使用。

（二）同步型起搏器

所谓同步即指具有感知功能。起搏器感知自身心脏搏动的电信号（P 波或 R 波）后，重新调整起搏脉冲发放时间，从而避免了起搏脉冲和自身节律的竞争。感知电信号后，起搏器的响应方式有触发型（T）和抑制型（I）两种类型。

1. 触发型

是指起搏器感知电信号后，立即提前发放下一个预定的刺激脉冲，此刺激脉冲恰好与自身的 QRS 波同时发生，即心脏处于绝对不应期，所以心脏不能应激，而成为无效脉冲。在这次电脉冲后的规定时间内，如无自身心搏发生，则起搏器发生脉冲，刺激心脏起搏。此型又称待用型。

2. 抑制型

是指在规定的时间内，起搏器感知自身心搏电信号后，即取消下一个预定脉冲的发放，并从自身心搏的 QRS 波开始重新安排刺激脉冲的周期。在自身心搏之后的规定时间内，如无自身心搏发生，则起搏器发放脉冲，刺激心脏起搏。此型又称按需型。

同步型起搏器可分为心室同步和心房同步两种，心室同步型是目前应用最广泛的类型，心房同步型属生理性起搏。

VVI（心室起搏，心室感知，按需型）：单极起搏电极置于心室，兼有起搏和感知功能。属心脏起搏经典的基本型式。其适应证广泛，适用于任何有症状的心动过缓。

VVT（心室起搏，心室感知，待用型）：与 VVI 起搏器相同。所不同的是，当感知自身心搏电信号后，起搏器提前发放脉冲，使之无效。

AAI（心房起搏，心房感知，按需型）：为心房同步抑制型，单极起搏电极置于心房，兼有起搏和感知功能。用于房室传导功能正常的病窦综合征患者。

AAT（心房起搏，心房感知，待用型）：为心房同步触发型，应用与 AAI 相同。

VAT（心室起搏，心房感知，待用型）：又称心房同步心室起搏型。有两个电极分别置于心房和心室。心房电极只起感知作用，心室电极只发放刺激脉冲。当感知心房激动（P 波）传入起搏器，经过 0.12~0.20 秒延迟，再向心室发放刺激脉冲，使房室按生理顺序收缩而维持原心排出量，属生理性起搏，适用于窦房结功能正常的Ⅲ度房室传导阻滞患者。

VDD（心室起搏，双腔感知，触发抑制型）：又称心房同步心室按需型。两个电极分别置于心房和心室，对心房和心室的激动都能感知。感知心房的自身激动后，延迟 0.12~0.20 秒便触发起搏器发放脉冲刺激心室起搏。如果心房的激动能够下传激动心室，而房室传导时间又短于起搏器的 A－V 延迟时间，则起搏器在发放刺激心室的脉冲以前，先感知了心室的激动，便抑制了脉冲的发放。适用于单纯房室传导阻滞而无窦性心动过缓、窦性停搏患者。

DVI（双腔起搏，心室感知，抑制型）：又称房室顺序心室按需型。两个起搏电极分别置于心房和心室。起搏器每次发放一对脉冲，分别刺激心房和心室，两者之间有 0.12～0.20 秒延迟时间，保证了房室收缩的生理顺序。心室电极兼有感知功能，当自身心律的 RR 间期短于起搏器的心房逸搏间期时，起搏器不发放任何脉冲；当自身心律的 RR 间期长于起搏器的逸搏间期时，起搏器首先发放脉冲刺激心房。心房起搏后，若 PR 间期短于起搏器的 A－V 延迟时间，则此激动下传引起心室激动，且心室激动的 QRS 被心室电极感知，抑制起搏器发放心室刺激脉冲；若 PR 间期长于起搏器的 A－V 延迟时间，则起搏器发放脉冲刺激心室起搏。本型属生理性起搏，可提高心排血量在 15%～20%。适用于病窦综合征和房室传导阻滞，尤其是伴有心功能不全及用 VVI 起搏有起搏综合征者。

DDD（双腔起搏，双腔感知，双腔触发抑制型）：又称房室顺序收缩、双腔触发抑制型即全自动型起搏器。有心房心室两根电极，均有感知和起搏双重功能。能根据自身心律变化自动选择和更换不同的工作方式。有自身心房和心室搏动时，起搏器被感知而不发放任何刺激脉冲。自身心房率慢于程控低限频率时，起搏器便发放脉冲起搏心房，并自然下传心室引起自身心室搏动，则通过心室电极感知，抑制心室起搏脉冲的发放；如无自身心室搏动，经过预定的 A－V 延迟间期，则起搏器发放刺激脉冲起搏心室。自身心房率快于程控低限额率时，通过心房电极感知，抑制心房起搏脉冲的发放；如在规定的 A－V 延迟间期内无自身心室搏动，则起搏器被触发而释放刺激心室的刺激脉冲，使心室起搏。故 DDD 型起搏器实际上包括了 VDD 型和 DVI 型两种工作方式。它是治疗病窦综合征合并房室传导阻滞比较理想的起搏方式。

（三）程控型起搏器

程控型起搏器是指置入体内的永久型起搏器，能被无创地在体外改变其工作参数，以适应患者生理和病理变化的需要，取得最佳的起搏疗效。

完成这一功能需具有可程控能力的起搏器和体外程控仪。常用的程控参数有：起搏频率、脉冲宽度、脉冲幅度、感知灵敏度、反拗期、起搏方式、滞后频率等。

（四）频率应答型起搏器

又称频率自适应型起搏器。能随人体活动时的需要自动调节起搏频率的快慢，更好地适应机体运动和安静时频率要求，适应生理需要。

起搏频率的调节是通过感知器感知人体的运动量或代谢的需要来完成的。感知器有两大类，一类为代谢性感知器，感知中心静脉血温度、pH 值、DP/Dt、氧饱和度、QT 间期、呼吸频率和每分通气量；一类为压力感知器，感知人体肌肉运动时的压力波。

这类起搏器有 AAIR 型、VVIR 型、DDDR 型。

四、常用起搏方式的选择

（一）AAI 型

适用于房室传导功能及心房功能正常的病窦综合征；心动过缓伴有低排症状，房室传导功能是良好的，经心房率的调整可改善血流动力学状况者。不适用于病窦综合征伴房室或室内传导阻滞；频发或持续性房颤、房扑、室上性心动过速；巨大心房及 P 波幅度不够高者。

（二）AAIR 型

适用于 AAI 型适应证中伴有变时反应障碍（运动试验窦性频率小于 100 次/分）者及期望能胜任中强度体力劳动者。

（三）VVI 型

适用于任何症状性心动过缓，特别是持续非阵发的房颤、房扑或巨大心房伴心动过缓或Ⅲ度房室传导阻滞者。不适用于临时性起搏时证明有"起搏综合征"及起搏后有心力衰竭症状者。

（四）VVIR 型

适用于 VVI 型适应证中需获得较大的体力活动者。禁用于室房逆传，心率加快后诱发和加重心绞痛、心力衰竭者。

（五）VAT、VDD 型

适用于窦房结功能正常、心房感知正常的房室传导阻滞；过去应用 VVI 起搏已证明有"起搏综合征"者。不适用于病窦综合征及心房 A 波电压过低、有室房逆传者。

（六）DVI 型

适用于病窦综合征伴房室传导阻滞者；心室起搏后有"起搏综合征"者；频发室上性心律失常，起搏加药物治疗有效者。不适用于频发或持续的快速室上性心动过速、房颤、房扑者；巨大右心房者。

（七）DDD 型

适用于房室传导阻滞或病态综合征心房率稳定者；在较大心率范围内要求房室同步起搏者，如患者年轻或体力活动者对血流动力学有较高的要求，起搏综合征及心室起搏收缩压下降 20 mmHg。不适用于频发或持续室上性心动过速、房颤、房扑；巨大右心房及心房 A 波电压过低者。

（八）DDDR 型

适用于变时性障碍又需维护中强度体力活动者，特别适用于持久性室房逆传者。

五、安置起搏器患者的术后护理

1. 术后再记录 12 导联体表心电图，以备对照。

2. 术毕拍正、侧位胸片，观察电极位置及导线系统，以便随访参考。

3. 进监护室进行心电监护，观察起搏效果，按需功能等。

4. 术后 7～10 天卧位，少活动，特别是囊袋侧上肢不能大幅度活动，以免电极脱位。

5. 术后 24 小时左右拔除橡皮片引流条，及时更换敷料，用抗生素 3～7 天。

6. 积极治疗原发病，纠正电解质紊乱及其他心律失常。

7. 详细填写手术记录单。填写安置起搏器患者随身携带的登记卡，包括患者姓名、住址、安置起搏器的医院和医生及其联系电话号码，安置起搏器的日期，起搏器型号，以备随访和发生意外时处理。

8. 术后 7 ~ 10 天拆线。

六、人工心脏起搏器的不良反应及处理

（一）局部皮肤疼痛

放置电极的局部皮肤受到刺激而产生疼痛，这与电极的大小有关。电极越小，刺痛感越重，但大多数人可以耐受。疼痛严重时可稍微移动电极位置。放置刺激电极前要仔细检查局部皮肤，以避免皮肤上的小伤口。

（二）局部肌肉刺激性收缩

轻微的肌肉收缩患者可以耐受，但时间激频率过快及脉冲电流在 70 mA 以上时患者不易耐受。这时除进行适当的调整外可使用少量的镇痛镇静剂如吗啡或地西泮等。

（三）心律失常

可发生在安置起搏器的任何时期。早期，当电极进入心室腔，刺激心内膜时，可引起室性期前收缩、室性心动过速、室颤等室性心律失常。有心源性昏厥史的患者尤易发生。多为短暂性，当电极导管固定或稍退出后即可消失，如果不消失可静脉推注利多卡因 50 ~ 100 mg。室颤者应立即拳击心前区及电除颤。

起搏器性能不同，也是心律失常的原因之一，例如：双腔 DVI 起搏器，可因心房刺激脉冲落入心房的"易损期"而诱发房颤；VDD 和 DDD 双腔感知功能的起搏器，由于存在缓慢的室房逆传，可引起折返性心动过速。因此在安置这类起搏器前，应先行电生理检查，以减少心动过速发生的机会。

（四）感染

经皮穿刺的体外携带式（目前主要是临时性）起搏器，因导线暴露，难免导致感染。体内埋藏式因局部囊袋积血、炎症感染形成脓肿，皮肤坏死引起局部感染。全身感染少见，由于心腔内有电极易损伤心内膜产生细菌性心内膜炎。术中应严格无菌操作，术后预防性用抗生素。局部血肿、脓肿应抽吸或切开引流。全身感染时，应大剂量使用抗生素，必要时移除起搏器及导管，另选途径安置。

（五）皮肤坏死

见于覆盖在起搏器或导管上的皮肤坏死。多见于高龄及瘦弱患者，可能因皮下组织少、囊袋紧、局部压迫致局部循环不良而形成，也可因慢性炎症或异物反应而形成，最常见于颈外静脉插入处。要争取在皮肤没有破溃以前处理。可局部热敷，以改善血液循环，无效者可改道或移除起搏器。感染时局部及全身抗生素治疗。

（六）电极脱位

大多数发生在安置后 1 周内，尤其是 24 小时内最高。脱位时起搏不良，但用心电图机检查，脉冲信号良好，X 线透视可确诊。发生脱位者应按初次插管样进行复位。术后 1 周内发生脱位者，可从原切口处进行复位。后期或因局部感染等，原切口处复位有困难时，可改道重新插管。

（七）心功能减退

安置起搏器后心功能是否减退，主要决定因素是患者的原发病性质和严重程度，原

来心功能较差，再加年龄的增长，安置起搏器后心功能可能会逐渐减退。合乎正常生理状态的双腔顺序起搏器，会降低起搏器本身影响心功能的因素。

七、安置人工心脏起搏器患者的随访

使用永久起搏器的患者，经常随访检查是确保患者安全和起搏长期有效的重要措施。出院前向患者及其家属介绍有关起搏器的知识和注意事项。嘱患者每晨醒后检查自己的脉搏并随时记录，发现心率改变及时与医生联系。避免进入有电磁场的环境，以防起搏器电路受干扰而失常。

出院后 1 个月做第 1 次随访，以后每 3 个月随访 1 次。半年后每 6 个月随访 1 次。在起搏器预期寿命到达前半年，增加随访次数至每 3 个月或每月 1 次。发现电池有耗竭倾向时，宜每周随访 1 次，直至更换新的起搏器。随访检查的主要项目有：

1. 心电图

可观察起搏器的按需功能和起搏功能。如脉冲频率下降 10%，应更换起搏器。

2. 起搏阈值测定

术后 6 周左右进行。一些起搏器通过缩短脉宽逐渐降低输出强度，而另一些起搏器通过降低输出电压来降低输出强度，通过观察夺获丧失点，确定起搏阈值。还有一些起搏器通过将磁铁放在起搏器的上方，该起搏器便自动开始递减其输出强度的周期，从心电图上观察其起搏失败的起始脉冲，从而可推算出起搏阈值。由于在术后开始几周内，起搏阈值可能上升，故在 4～6 周不应降低输出强度。6 周后，为了延长电池使用寿命。可降低输出强度，但应维持输出强度是起搏阈值的 2 倍，以策安全。

3. 胸部 X 线拍片

拍正、侧位胸片以了解电极位置是否良好，有无移位或电极有无断裂。

4. 起搏脉冲图检查

用脉冲分析仪测量脉冲周期和脉冲宽度，根据脉冲周期计算脉冲频率。方法简单，直观。或通过示波器做类似心电图标准导联 II 或 I 的连接，观察起搏脉冲的波形、频率和脉宽，并与该起搏器原来的参数比较。如脉冲宽度增加 15%，脉冲幅度下降 20%，提示电池临近耗竭，需更换起搏器。

八、更换起搏器的指征

1. 起搏频率奔放。
2. 按需功能失灵。
3. 脉冲幅度下降 20%，脉冲宽度增加 15%（有些起搏器增加 100%）。
4. 脉冲波形有严重变形。
5. 起搏频率下降 10%。

第二节　心脏电复律

心脏电复律是在短时间内向心脏通以高压强电流，使心肌瞬间同时除极，消除异位性快速心律失常，使之转复为窦性心律的方法。最早用于消除室颤，故亦称为心脏电除颤。

一、作用机制

某些异位快速性心律失常发生时，心房或心室各部分心肌纤维电活动位相不一致，易于产生自律性增高、折返或触发活动而使异位快速性心律失常持续存在。此时如人为地向心脏释放较强的直流电流，可使所有的心肌细胞在瞬间同时除极，消除异位心律，使心脏传导系统中自律性最高的窦房结能够重新发放激动控制心脏。

二、电复律的装置

进行电复律需用心脏除颤器（心脏复律器），除颤器有交流电复律器和直流电复律器两种。

交流电复律器不够安全，目前已很少使用。现在使用的都是直流电复律器，这种复律器将几千伏的高压电存储在 $16 \sim 32~\mu F$ 的电容中，然后将电容所存的电能，在极短的时间内直接或间接向心脏放电，这种复律器的放电量比较容易控制，复律效果好。

心脏除颤器由电极、蓄电、放电、同步触发心电示波、电源等几部分组成（内容从略）。

电复律根据发生脉冲是否与 R 波同步可分为同步和非同步两种类型。

所谓同步，是指电复律时发出的脉冲是否与 R 波同步而言。应用同步装置时，利用患者心电图的 R 波来触发放电，因此，安放电复律器放电电钮后，复律器并不立即放电，而是等待患者心电图（或示波器）的 R 波触发了触发器才放电。根据装置设计应在 R 波降支（即在 R 波顶点后 20 毫秒内）放电，此时心室正处于绝对不应期，不容易诱发室颤，适用于室颤以外的异位快速心律失常的复律。

所谓非同步，是指发出的脉冲不与 R 波同步。使用非同步除颤时，按放电电钮，复律器即立刻放电。这种方法只适用于室颤时。在室颤时，心室肌所处激动位相很不一致，一部分心肌尚在不应期，而另一部分心肌已经复极，故在任何时候通以电流都足以使心肌纤维同时除极。

三、适应证和禁忌证

（一）适应证

1. 室颤和室扑是电复律的绝对指征。

2. 房颤和房扑伴血流动力学障碍者。

3. 药物及其他方法治疗无效或有严重血流动力学障碍的阵发性室上性心动过速、室性心动过速、预激综合征伴快速心律失常者。

（二）禁忌证

1. 病史多年，心脏（尤其是左心房）明显增大及心房内有新鲜血栓形成或近 3 个月有栓塞史。

2. 伴高度或完全性房室传导阻滞的心房颤动或扑动。

3. 伴病态窦房结综合征的异位性快速心律失常。

4. 有洋地黄中毒、低钾血症时，暂不宜电复律。

四、术前准备

（一）物品准备

电复律器、心电图机、抢救车、硬板床或木板一块、氧气、盐水纱布、橡皮手套、抢救器械与药品等。

（二）患者准备

1. 对择期行复律的患者，做好思想工作，消除恐惧心理，取得良好配合。必要时术前给予镇静剂。

2. 试服奎尼丁的患者，应观察心率、心律、血压、脉搏及有无奎尼丁反应。服用洋地黄患者，术前需停药 1~2 天。

3. 房颤、有栓塞史者，需先抗凝治疗 2 周后再复律。

4. 电击前禁食，以免胃内容物反流而窒息。

5. 记录心电图以供对照，并选择 P 波明显的导联测试电复律器的同步功能。

五、操作方法

1. 患者睡在硬板床上或放置心脏按压板一块。建立静脉通路。

2. 术前做 12 导联心电图供对照，选 R 波较大的导联测试复律机的同步功能。

3. 选用地西泮 15~30 mg 做静脉麻醉至患者呈朦胧或嗜睡状态，必要时亦可加硫喷妥钠。麻醉过程中严密观察呼吸，有呼吸抑制时，面罩加压吸氧。神志丧失或病情危急者无须麻醉。

4. 两电极板上涂满导电糊或包以生理盐水浸湿的纱布。两个电极板分别紧贴胸骨右缘第二、三肋间和心尖部。按需要量充电，室颤为 250~300 J 非同步复律。室性心动过速为 150~200 J，房颤为 150~200 J，房扑为 80~100 J，室上性心动过速 100 J，均为同步复律。

5. 放电后随即听心率和观察心电图改变，如复律未成功，可增加电功率再次复律。二次电击需间隔 10~15 分钟。复律后有室颤、室性心动过速等心律失常出现时紧接再次复律。

六、并发症

直流电复律的并发症有些属于病例选择不当,未严格掌握适应证及禁忌证,或术前准备不够,如低血钾未纠正,或术前未停用洋地黄,甚至忽视服用洋地黄的病史而仓促进行电击复律;有的未按操作规程及机器未认真检查等。除了上述一些人为的因素或可避免因粗疏而发生的并发症外,并发症的发生与所用电量大小有关。

（一）心律失常

1. 期前收缩

电击后可发生房性期前收缩或室性期前收缩,多数在数分钟后可自行消失,不需特殊处理,若为频发、多源或 R－on－T 型室性期前收缩,可静脉应用利多卡因。

2. 室性心动过速或室颤

可因同步装置不良、心肌本身病变、低血钾、酸中毒、洋地黄过量或放电量不足引起,应予以静脉注射利多卡因和 5% 碳酸氢钠,立即再行复律。

3. 窦性停搏或窦房阻滞

常由于本身有窦房结功能不良所致,电击后出现较长时间窦性停搏。部分患者由于长期心房颤动或扑动,窦房结长期处于超速抑制状态,一旦电击后窦房结功能需要有一个"苏醒"过程才能恢复正常,若电击后有明显而持久的窦性停搏,窦房阻滞或窦性心动过缓,可静脉应用阿托品 0.5 ~ 1 mg,必要时应用异丙肾上腺素静脉滴注 1 ~ 2 μg/min,以防由于心率过慢而诱发阿—斯综合征。

4. 房室传导阻滞

较少见,若有严重的房室传导阻滞可应用异丙肾上腺素静脉注射,必要时行临时心脏起搏。

（二）心肌损伤

特别在高电量复律后,心电图可出现心肌梗死样的图形,能持续数日之久,为心肌电灼伤的表现。电击后血清酶（LDH、GOT 及 CPK）升高者在 10% 左右,大都在 5 天后恢复正常。CPK 活力的升高主要来自胸壁骨骼肌的 MM－CPK 而不是心肌的 MB－CPK,似乎通常所用电量对心肌的损伤不大。

（三）低血压

多发生于电量 350 ~ 400 J 电击之后,发生率约 3%,可持续数小时,常自行恢复正常。

（四）肺和体循环栓塞

发生率为 1.2% ~ 1.5%,多于电复律后立即或数小时发生,多见于二尖瓣及主动脉瓣病,或左心衰竭。

（五）肺水肿

电复律后发生肺水肿,可见有严重的二尖瓣狭窄合并肺动脉高压或左心室功能减低及采用电量 300 ~ 400 J 的患者。

（六）皮肤灼伤

电极板涂布电糊有空白,包布太薄或浸渍盐水不透,电极板与皮肤接触不良,或按压不紧或倾斜，因电极板与皮肤间电阻大而发生皮肤灼伤。

七、电复律的注意事项

1. 电复律前，应做好患者的思想工作，让患者明白电复律的步骤，以取得合作。

2. 注意安全。所有与患者接触的仪器皆接好地线。严格操作规程，充电、放电要准确。

3. 参加电复律的人员应分工明确，有条不紊，尽量最大可能做到麻醉深浅适宜，电极板放置得当，充电数量准确、复律放电同步，描图动作迅速，整个步骤协调一致。

4. 复律成功后严密监护 4~8 小时，以预防发生心律失常与奎尼丁昏厥。

第五章　休　克

第一节 概 述

休克是指机体在各种致病因素作用下，有效循环血量不足，组织和血液灌注障碍而引起的临床综合征。以往将血压的降低或恢复作为诊断休克和休克复苏的主要指标，但实验和临床研究均发现，在休克早期或复苏后，由于机体代偿机制，血压可以是正常甚至稍升高，而此时内脏微循环却已处于缺血状态。仅满足于血压的维持，则有可能忽视病情的进一步发展，使休克状态不断恶化，微循环衰竭，甚至导致多器官功能障碍综合征，终致患者死亡，应特别加以注意。

一、病因和分类

引起休克的原因很多，但出现病理生理改变的过程基本一致。目前常按病理生理的变化分为五类：

（一）心源性休克

由于心脏排血功能低下导致心排血量降低，不能满足器官和组织的血液供应所致休克，称为心源性休克。常见于：

1. 心肌收缩力降低

最常发生于大面积心肌梗死、急性心肌炎、扩张型心肌病的晚期及各种心肌病的终末期等。

2. 心室射血障碍

大块肺梗死、乳头肌或腱索断裂、瓣膜穿孔、严重主动脉瓣或肺动脉瓣狭窄等。

3. 心室充盈障碍

急性心包填塞，各种快速性心律失常，严重的左、右心房室瓣狭窄，心房黏液瘤嵌顿在房室口，主动脉夹层动脉瘤。

（二）低血容量性休克

由于血容量的骤降，导致血压下降，心输出量减少，中心静脉压降低，外周阻力增高，心动过速等，常见病因：

1. 失血

如外伤、肝脾破裂、异位妊娠破裂、消化道大出血、动脉瘤破裂等。

2. 脱水

严重的呕吐、腹泻、胃肠造瘘管引流、肠梗阻、糖尿病酮症酸中毒等。

3. 血浆丢失

大面积烧伤、腹膜炎、严重创伤、炎症渗出等。

（三）感染性休克

由严重感染，特别是革兰阴性菌败血症所引起。微循环血液滞留，加上毛细血管通透性增加，液体从血管内流至组织间隙或体腔内，引起血容量锐减，造成休克。毒素直接影响细胞的线粒体，抑制细胞呼吸功能，也是造成休克的重要原因。常见病因：

1. 革兰阴性菌感染

如大肠埃希菌、绿脓杆菌、变形杆菌、痢疾杆菌等引起的败血症、腹膜炎、坏死性胆管炎等。

2. 革兰阳性球菌的感染

如金黄色葡萄球菌、脑膜炎双球菌、肺炎球菌等引起的败血症、流行性脑脊髓膜炎、中毒性肺炎等。

3. 病毒及其他致病微生物

流行性出血热、乙型脑炎等。此外，立克次体、衣原体等感染也往往并发休克。

（四）神经源性休克

由小动脉和小静脉的收缩和扩张失去平衡所致。患者的血容量虽正常，但因小动脉和小静脉过度扩张以致血管容积增大，造成血容量相对不足。因此，从静脉回到右心的血液减少，心输出量降低。可发生于高位腰麻、急性胃扩张和脊柱骨折造成的脊髓横断的患者中。脊髓横断和高位腰麻阻断了交感神经，引起阻断平面以下的小动脉、小静脉扩张。急性胃扩张能引起强烈的神经反射性抑制，导致血管扩张。

（五）过敏性休克

有过敏体质的人初次接触到变应原后，体内产生大量 IgE 型抗体，能吸附在血循环中的嗜碱性粒细胞和位于血管周围的肥大细胞上，人体处于致敏状态，与特异性抗原接触后，上述细胞可释出组胺、缓激肽和慢反应物质等，使毛细血管通透性增加，外周血管扩张，产生血容量相对不足，还能引起细支气管痉挛，加上呼吸困难，使胸内压力增高，影响回心血量和使心排血量降低。可发生于患者接受某些药物或生物制品注射后，其中以注射青霉素最易引起。休克发生很突然，在给药后 5 分钟内发生的约占 50%，半小时后出现症状的约有 10%。

二、发病机制和病理生理改变

（一）发病机制

休克发病机制研究已进行了半个多世纪，随着实验研究的开展和深入，对休克发病机制的认识也逐步加深。

20 世纪 50 年代前，人们对休克机制的研究集中在神经和体液因子对中等以上的阻力血管的作用，以及其与心排血量的关系上，认为在各种致休克因子（如创伤性失血、严重感染等）作用下，机体产生应激反应，交感神经高度兴奋，引起心血管系统过度兴奋，继而交感神经转向抑制，外周血管张力下降，血管扩张，外周阻力降低，不足以维持血压，心排血量下降，而使血压呈进行性下降，故将外周阻力看作是休克发生和发展的中心环节。在这一认识的基础上，当时采取的治疗措施主要是应用收缩血管的升压药，以增加血管张力，使心排血量与外周阻力相适应。但实践的结果是休克的死亡率未能降低，说明上述休克发病机制的认识仍有局限性。20 世纪 60 年代后，随着对微循环认识的深化，逐步提出了休克发病机制的微循环学说，并根据血流动力学和微循环变化的规律，将休克的过程分为 3 期：

1. 微循环缺血期

主要机制是：

（1）在低血容量、内毒素、疼痛、血压下降等因素作用下，通过不同途径导致交感—肾上腺髓质系统兴奋，使儿茶酚胺大量释放。

（2）交感神经兴奋、儿茶酚胺增多及血容量减少均可引起肾缺血，使肾素—血管紧张素—醛固酮系统活性增高，产生大量的血管紧张素Ⅲ，使血管强烈收缩。

（3）血容量减少，可反射性地使下丘脑分泌抗利尿素，引起内脏小血管收缩。

（4）增多的儿茶酚胺可刺激血小板，立即产生更多的缩血管物质血栓 A_2，引起小血管发生收缩。

（5）胰腺在缺血、缺氧时，其外泌腺细胞内的溶酶体破裂，释放出蛋白水解酶。毛细血管内静水压下降、组织间液回吸收增加，有助于恢复有效循环，并优先保证了心、脑等器官代谢和功能活动。

2. 微循环淤血期

主要机制：

（1）微循环持续性缺血使组织缺氧而发生乳酸中毒。

（2）组织缺氧、内毒素可激活凝血因子Ⅻ、$Ⅻ_a$，促进凝血，同时可激活补体系统形成 C_{3b}，形成大量的激肽。激肽物质具有较强的扩张小血管和使毛细血管增高的作用。

（3）休克时，内啡肽在脑和血液中增多，对心血管系统有抑制作用。

（4）由于缺氧，组织内某些代谢产物增多对微血管有扩张作用，使多数或全部毛细血管同时开放，扩大了血管床的总容积，导致回心血量、心排血量和血压进一步下降。

3. 微循环衰竭期

主要机制：

（1）由于严重的淤血、缺氧和酸中毒使微血管高度麻痹、扩张，并使其活性物质失去反应，同时血管内皮受损、血流缓慢、血小板和红细胞易于聚集，可发生弥散性血管内凝血（DIC）。

（2）病情复杂，发展迅猛，常危及患者生命。

（二）病理生理的改变

1. 微循环的改变

当循环血量锐减时，血管内压力发生变化，被主动脉弓和颈动脉窦压力感受器所感知，通过反射延髓心跳中枢。血管舒缩中枢和交感神经兴奋，作用于心脏、小血管、肾上腺，使心跳加快，提高心排血量。肾上腺髓质和交感神经节纤维释放大量儿茶酚胺，毛细血管的血流减少，使管内压力降低，血管外液体进入管内，血量得到部分补偿，当循环血量继续减少时，长时间的、广泛的微动脉收缩和动静脉短路及直捷通道开放，使进入毛细血管的血量继续减少，乏氧代谢产生的乳酸、丙酮酸增多，直接损害调节血液通过毛细血管的前括约肌。微动脉及毛细血管前括约肌舒张，引起大量血液滞留在毛细血管网内，同时组织缺氧后，全部毛细血管同时开放，毛细血管容积大增，血液停滞在内，使回心血量大减，心排血量降低，血压下降，在毛细血管内形成微细血栓，出现DIC，消耗了各种凝血因子，且激活了纤维蛋白溶解系统，结果出现严重的出血倾向。

2. 体液代谢改变

儿茶酚胺能促进胰高血糖素的生成，抑制胰岛素的产生和其外周作用，加速肌肉和肝内糖原分解，以及刺激垂体分泌促肾上腺皮质激素，故休克时血糖升高。丙酮酸和乳酸增多，引起酸中毒，蛋白质分解代谢增加，以致血尿素、肌酐和尿酸增加，肾上腺分泌醛固酮增加，可使脑垂体后叶增加抗利尿激素的分泌，使血浆量增加，由于细胞缺氧，三磷酸腺苷减少，细胞被消化，产生自溶现象，造成组织坏死。特殊的代谢产物，如组胺、5 – 羟色胺、肾素—血管紧张素、醛固酮、缓激肽、前列腺素、溶酶体酶产生增加。

3. 内脏器官的继发性损害

在严重休克时，可出现多种器官损害，心、肺、肾的功能衰竭是造成休克死亡的三大原因。

（1）肺：DIC 的出现造成肺部微循环血栓栓塞，缺氧使毛细血管内皮细胞和肺上皮细胞受损，继而出现肺泡内水肿、肺不张、萎陷的肺泡不能通气，而一部通气尚好的肺泡得不到血流的灌注，导致通气与灌流比例失调，使低氧血症更为严重，出现呼吸困难，呼吸衰竭。

（2）肾：休克时低血压和体内儿茶酚胺增加，使肾小球前微动脉痉挛，肾血流量减少，肾小球滤过率降低，尿量减少，肾皮质内肾小管上皮变性坏死，引起急性肾衰竭。

（3）心：当心排血量和主动脉压降低，舒张期血压也下降，可使冠状动脉灌流量减少，心肌缺氧受损。低氧血症、代谢性酸中毒及高钾血症也可损害心肌，引起心肌坏死。

（4）肝脏及胃肠：内脏血管发生痉挛，肝脏血流减少，引起肝脏缺血、缺氧、血液淤滞，肝血管窦和中央静脉内微血栓形成引起肝小叶中心坏死，导致肝衰竭。

（5）脑：持续性低血压引起脑的血液灌流不足，使毛细血管周围的胶质细胞肿胀，毛细血管的通透性升高，血浆外渗至脑细胞间隙，引起脑组织和颅内压增高。

（6）对内分泌的影响：休克早期促肾上腺皮质激素、促甲状腺激素、升压素分泌增加，晚期可发生肾上腺皮质功能不全。

（7）对血液系统的影响：休克后期，微循环的功能障碍加重，同时可释放白三烯、蛋白溶酶、血小板激活因子等，使 DIC 形成。

三、临床表现

根据临床过程分为 3 个阶段：

（一）休克早期（低血压代偿期）

表现为过度兴奋、烦躁不安、面色及皮肤苍白湿冷，口唇、甲床轻度发绀，脉搏快而有力，血压正常或偏高，舒张压稍升高，但脉压减少。

（二）休克中期（低血压失代偿期）

除早期表现外，神志尚清楚，表情淡漠，全身无力，反应迟钝，意识模糊，脉搏细数，收缩压降至 80 mmHg 以下，脉压 < 20 mmHg，浅静脉萎陷，口渴，尿量减少至每小时 20 mL 以下。

（三）休克晚期（器官功能衰竭期）

中期表现继续加重、呼吸急促、极度发绀、意识障碍甚至昏迷，收缩压低于 60 mmHg 以下甚至测不出，无尿。皮肤黏膜大片淤斑、上消化道出血、肾脏出血表现血尿、肺出血、肾上腺出血后急性肾上腺衰竭。多脏器功能衰竭后表现为急性心功能不全、急性呼吸衰竭、急性肾衰竭、急性肝衰竭、脑功能障碍等。

四、实验室及其他检查

（一）血常规

白细胞增高，感染性休克有核左移，白细胞内有中毒颗粒，核变性等；失血性休克时红细胞及红细胞比容显著降低，脱水者则增高。

（二）尿常规

有酸中毒时尿呈酸性。比重高为失水，比重低而固定多为肾衰竭等。

（三）血液生化

血气分析可有低氧血症及酸中毒表现；肾功能减退时有血尿素氮、肌酐升高；DIC 时凝血酶原时间延长，纤维蛋白原定量减少，以及纤维蛋白原降解产物升高等。

（四）微生物学检查

疑有细菌感染时，应在使用抗生素前行血培养、痰培养等，并做药敏试验。

（五）心电图检查

对各种心脏、心包疾病及电解质紊乱和心律失常的诊断，皆有价值。

（六）放射线检查

对诊断心、肺、胸腔、心包、纵隔、急腹症等疾病有帮助。

（七）其他检查

如血流动力学、动脉压、CVP、PCWP、心排血量、心脏指数、外周血管阻力测定等。

五、诊断

休克诊断主要依据：

（一）有引起休克的病因存在

如严重感染、创伤、烧伤、急性心肌梗死、大量失血或失水等。

（二）血压改变

收缩压 < 80 mmHg，脉压 < 20 mmHg，或高血压患者血压降低 20% 以上或原来血压降低 30 mmHg，应考虑休克可能。

（三）休克的临床表现如烦躁不安或表情淡漠，意识模糊或昏迷

脉细速，皮肤苍白、发绀或花斑，肢体湿冷，尿少或无尿等。

休克需与体位性低血压和昏厥进行鉴别。体位性低血压多见于老年人，血压降低与体位变化或服用某些降压药物有关。昏厥是指突然发作的短暂意识障碍，表现为皮肤苍

白、肢体发冷、出冷汗，但脉搏、血压多无改变，常由悲痛、恐惧、剧痛等引起。

六、治疗要点

休克的治疗是综合性措施，应早期发现，及时给予病因根治，迅速补充血容量，改善微循环，纠正血流动力学紊乱，恢复组织和器官的缺氧状态，保护重要脏器功能。

尽管各类休克病因不同，但治疗原则及方法基本相似。主要包括：迅速扩充及补充血容量，改善心排血量，适当使用血管活性药物，纠正酸中毒，改善微循环的血液灌注，治疗脏器功能障碍。防治 DIC，进行彻底的病因根治。

（一）一般处理

1. 体位

过去曾经主张休克患者应该采取垂头仰卧位（Trendelenburg 位），目的在于增加脑血流量。这种体位对于某些类型的休克（如神经源性休克）可能是有益的，但对于真正的低血容量性休克，这种体位增加脑血流的效果是可疑的，而且这种体位由于膈肌运动受到限制，患者的呼吸会受影响。现在，对低血容量性休克多主张取抬高双下肢的仰卧位。

2. 温度

采取适度的保暖措施，以患者感到舒适为度。环境温度不宜太高，以免外周血管过度扩张，加重循环容量的不足，增加患者的代谢性消耗。

3. 给氧

休克，特别是感染性休克，可发生低氧血症。促成休克患者发生低氧血症的机制是通气—血流比例失调，肺泡间质水肿引起弥散功能障碍。重症休克病例更可能有急性呼吸窘迫综合征参与。低氧血症所致的无氧酵解增强，产生乳酸性酸中毒及低氧血症本身对心血管系统的影响是不稳定休克恶性循环中的一个重要环节，因此，恢复休克时组织的氧供应十分重要。

纠正休克的低氧血症应采用高浓度氧疗法。虽然从理论上讲，提高肺泡氧浓度并不增加因通气—血流比例失调而降低的血氧饱和度，但可提高通气不足肺泡的氧分压，增加氧摄入。鼻导管给氧简单易行，但它基本上只能提供低浓度氧，而且吸入的氧浓度明显受呼吸频率及呼吸深度影响。如果鼻导管给氧不能纠正严重的低氧血症，或者疑有或已发生急性呼吸窘迫综合征，即应采用呼气末正压呼吸或呼吸道持续加压的辅助呼吸。它们不仅有助于提高动脉血氧分压，而且有助于张开膨胀不全的肺泡区，稳定肺泡内的表面活性物质，改善通气—血流比例，减少肺内的左向右分流。但应注意，正压呼吸由于提高了胸腔内压会减少静脉回流，影响心输出量，对休克患者血流动力学的恢复带来不利影响，在使用正压呼吸前更应注意补足血容量。

（二）病因治疗

对不同病因的休克需迅速处理其病因，去除原发病灶。如过敏性休克应去除过敏源；心源性休克应增强心功能，纠正心律失常；感染性休克的患者应积极治疗其感染病灶；出血性休克的患者则应以迅速恢复有效循环血量为主，尽快止血，有内脏大出血者应及早手术，以控制出血。在创伤性休克、感染性休克和低血容量性休克患者的救治中，如果遇到未去除原发病灶、休克不能纠正的情况，应在抗休克的同时及早采取相应的手术治疗。

（三）休克时的监测

休克是一种严重的临床危重症，加强临床监测为抢救提供了数字化依据，从而更准确判断生理功能紊乱的程度，有条件者应进入危重症监护病房集中监护，根据随时变化的病情进行重点治疗。监护内容包括心电监护、血流动力学监测、呼吸功能监测、肾功能监测、生化指标的监测、微循环灌注的监测。

1. 血流动力学监测

包括血压、脉压、CVP、心率、PCWP、心排血量、动脉压。

（1）动脉压测定：休克时动脉压更能真实反映血压下降的程度，对使用血管活性药物具有指导意义。有条件者应做动脉插管测压。

（2）CVP测定：CVP是指接近右心房之腔静脉内的压力，正常值为 $8 \sim 10$ cmH$_2$O，可反映血容量、静脉紧张度及右心功能情况。如血压降低、且 CVP <5 cmH$_2$O，表示血容量不足；CVP >15 cmH$_2$O 则提示心功能不全、静脉血管床过度收缩或肺循环阻力增加。在治疗过程中，连续测定 CVP，可调整补液量及补液速度。但应注意，使用大量血管活性药或正压性辅助呼吸可影响 CVP。

（3）PCWP：反映左心房平均压，与左心室舒张末期压密切相关。在无肺血管疾病或二尖瓣病变时，测定 PCWP 有助于了解左心室功能，是估计血容量和监护输液速度，防止发生肺水肿的一个良好指标。

PCWP 正常值为 $6 \sim 12$ mmHg。过低示血容量不足；>18 mmHg，示输液过量、心功能不全；如 >30 mmHg，将出现肺水肿。

（4）心排血量：在休克的情况下，心排血量较低，但感染性休克有时较正常值高。用带有热敏电阻的漂浮导管，通过热稀释法可测出心排血量。晚近采用冷稀释法持续监测心排血量。

（5）休克指数：休克指数＝脉率÷收缩压，其正常值是 0.5，表示血容量正常，如指数为 1，表示丢失血容量为 $20\% \sim 30\%$。如指数 >1，表示丢失血容量为 $30\% \sim 50\%$。估计休克指数对指导低血容量性休克和创伤性休克的急救治疗很有参考价值。

2. 呼吸功能监测

包括呼吸的频率、幅度、节律、动脉血气分析指标的动态观察，呼吸机通气者可以直接反映其他指标（详见呼吸衰竭）。

3. 肾功能监测

动态尿量监测、尿比重、血肌酐、尿素氮、血电解质、尿量是反映腹腔器官灌注量的间接指标，休克时应留置导尿管动态观察尿量情况。抗休克治疗有效时平均每小时尿量应 >20 mL。每日尿量少于 400 mL 称少尿，少于 50 mL 称无尿。休克时出现少尿首先应判断肾前性或肾性少尿。尿比重主要是反映肾血流与肾小管功能关系的指标。

4. 生化指标的监测

血电解质、动脉血气分析、血糖、丙酮酸、乳酸在休克时明显增高，血转氨酶升高提示肝细胞功能受损严重，血氨增加预示出现肝衰竭，DIC 时应监测有关指标。

5. 微循环灌注的监测

1）体表温度与肛温：正常时二者之间差值约 0.5℃，休克时增为 1~3℃，二者差值愈大，预后愈差。

2）红细胞比容：末梢血比中心静脉血的红细胞比容高 0.03，提示有周围血管收缩，应动态观察变化幅度。

3）甲皱微循环：休克时变化为小动脉痉挛，毛细血管缺血、管襻减少、直径缩小，血管模糊不清、苍白，小静脉扩张、色暗红、淤血、渗出、流速减慢。

（四）补充血容量

在低血容量性休克时丧失的主要是血液，先抽血送查血型和做交叉配血试验。可快速输入 5%~10% 葡萄糖液、生理盐水及 5% 葡萄糖盐水。待交叉配血结果出来后再输入相应血型的血。一般输鲜血，大量快速输入库存血，应注意补充钙剂、碳酸氢钠及新鲜血浆，以避免发生并发症。输入平衡液，因每升液体含钠及氯各 154 mmol，输入体内后 1/3 保留在血管内，2/3 在间质液。因与细胞内液的晶体渗透压相等，故水不进入细胞内。大量的盐水或葡萄糖盐水可以扩充血管内液及间质液，以达到扩容的目的，但可发生高氯血症及肺水肿，林格溶液除含有钠、氯外，尚含有钙和钾，其含氯较少，但每升含乳酸钠为 28 mmol，在患者已有高乳酸血症的情况下，不应大量输入，因其可使血浆胶体渗透压降低。

（五）血管活性药物的应用

血管活性药物是指血管扩张剂和收缩剂两类。如何选择应用，一般根据休克类型及微循环情况而定。对温暖型休克或表现为外周血管扩张为主者，以及部分早期休克，选用血管收缩剂，反之选用血管扩张剂。对于暂时难以弄清楚休克类型和微循环情况者，可采用血管扩张剂与收缩剂联用。

1. 血管收缩药

能迅速增加周围血管阻力和心肌收缩，借以提高血压，又可使心肌耗氧增加，甚至心排血量减少。各种器官的血管对这些药物效应不一，血液分布发生变化，心、脑等的灌流可保持，而肾、肠胃等的灌流常降低。缩血管药物的选择：

1）间羟胺：为首选药物，每次 10~20 mg，肌内注射；必要时 30 分钟后重复 1 次，肌内注射。继之给予 10% 葡萄糖 500 mL 加间羟胺 50~100 mg 静脉点滴，每分钟 30 滴（极量每次 100 mg）。

2）多巴胺：大剂量兴奋 β 受体使血管收缩及血压回升。一般剂量兴奋 β 受体，使心肌收缩力增强、心输出量增加、肾血管扩张、肾血流量增加，即使心、肾功能改善，又可回升血压。10% 葡萄糖 500 mL 加多巴胺 20~40 mg 静脉点滴，每分钟 20 滴，极量每分钟 0.5 mg。

3）去甲肾上腺素：2~16 mg 加 10% 葡萄糖 250~500 mL 静脉点滴。

4）去氧肾上腺素：每次 2~10 mg，肌内注射，必要时 30 分钟重复 1 次，继之 10% 葡萄糖 500 mL 加去氧肾上腺素 10~50 mg 静脉点滴。

5）美芬丁胺（恢压敏）：每次 15~20 mg，肌内注射，必要时 30 分钟重复 1 次，继之 10% 葡萄糖 500 mL 加恢压敏 50~150 mg 静脉点滴。

6）血管紧张素Ⅱ（升压素）：1～2.5 mg加10%葡萄糖500 mL静脉点滴。

2. 血管扩张药

1）多巴胺：不但有血管收缩作用，也有扩血管作用，主要与剂量有关。小剂量时每分钟2～5 μg/kg（40 mg加入5%葡萄糖液体500 mL中，每分钟20～50滴），主要表现为扩张内脏血管，同时兴奋β₁受体，有强心作用，特别适用于心功能不全和少尿的患者；中等剂量每分钟5～10 μg/kg有兴奋α受体和β受体作用，适用于休克伴有心力衰竭者。

2）多巴酚丁胺：此药是多巴胺类新药，特别适用于心源性休克。用量：每分钟5～20 μg/kg，最大量不大于每分钟40 μg/kg（250 mg加入5%葡萄糖液250～500 mL中，每分钟25～50滴）。

3）抗胆碱能药：可改善微循环，主要用于感染性休克。

（1）山莨菪碱：成人每次10～20 mg，肌内注射，必要时15～30分钟重复1次至血压回升稳定后为止。对山莨菪碱中毒者（高热、皮肤潮红、心率快、抽搐）给以毛果云香碱每次0.5～1 mg肌内注射，必要时10～20分钟重复1次，1～2小时可以缓解。

（2）东莨菪碱：对呼吸中枢有兴奋作用，更适合有中枢性呼吸衰竭患者。每次0.6～1.2 mg，静脉注射，每5～15分钟1次。心率每分钟高于100次、体温超过40℃、青光眼、前列腺肥大者，禁用抗胆碱能类药物。

4）异丙肾上腺素：1～2 mg加入10%葡萄糖500 mL中静脉点滴，但原则上慎用或不用，因其易诱发心动过速及严重的心律失常，故当心率 >120次/分时禁用。

5）α受体阻滞剂：酚妥拉明每分钟0.3 mg静脉滴注，用药后立即起效，但持续时间短（30分钟）。酚苄明比酚妥拉明起效慢，但作用时间长，按0.5～1 mg/kg的剂量加入5%～10%葡萄糖液250～500 mL中1小时滴完。本类药物有扩血容、改善微循环作用，在补足血容量基础上，可增加心输出量，并有间接拟交感作用。但本类药物有明显而迅速的降压作用，故临床用于治疗休克应谨慎。

6）吡布特罗：吡布特罗是一种相对选择的β₂受体兴奋剂。因为对心脏有正性肌力作用，使心输出量增加，降低心室充盈压，所以特别适用于心源性休克患者。用法：20 mg，口服，每日3次。

3. 两种血管活性药物的联合应用

临床可以酌情联合应用两种血管活性药，取长补短。例如：先用中等剂量的多巴胺，以增加心搏出量和组织灌流，如血压仍较低，则可加用间羟胺，如收缩压上升在90 mmHg以上，但肢端循环不良，尿量很少，则可加用硝普钠，维持血压低于原有水平4.5～10 mmHg，仍能改善组织灌流。也可用酚妥拉明10 mg、间羟胺20 mg、多巴胺40 mg加入100 mL 5%葡萄糖液体中静脉滴注，每分钟15～30滴；或酚妥拉明10 mg、去甲肾上腺素3 mg合用。其优点是阻断α受体兴奋，保留β受体兴奋，既改善微循环，又有强心作用，对严重低血压、少尿患者尤为适宜，常取得满意的疗效。

应用血管活性药物应注意如下问题：

1）除非患者血压极低，一时难以迅速补充血容量，可先使用血管收缩剂暂时提高血压以保证重要脏器供血外，无论何种类型休克首先必须补充血容量，在此前提下才酌情使用血管活性药物，特别是应用血管扩张剂更应如此，否则会加剧血压下降，甚至加重休克。

2）必须在使用血管活性药物同时，进行病因治疗及其他治疗措施。

3）必须及时纠正酸中毒，因为血管活性药物在酸性环境下，不能发挥应有作用。

4）使用血管收缩剂用量不宜过大。

5）原无高血压者维持收缩压在 90 ~ 100 mmHg，高血压病史者收缩压维持在 100 ~ 120 mmHg 为好，脉压维持在 20 ~ 30 mmHg 为宜，切忌盲目加大剂量，导致血压过度升高。

6）在应用血管扩张剂的初期可能有血压下降，常降低 10 ~ 20 mmHg，若休克症状并无加重，可稍待观察，待微循环改善后血压多能逐渐回升，如观察半小时至 1 小时，血压仍偏低，患者烦躁不安，应适当加用血管收缩剂。

（六）纠正酸中毒

休克发生、发展过程中，由于一系列原因，70% 以上可伴有代谢性酸中毒，而酸中毒又可通过对肾血流量、小动脉舒缩能力、凝血活性、心肌收缩及心脏应激性等的影响，加剧休克甚至引起不可逆性 DIC 的发生。因此，纠正酸中毒是休克治疗中极为重要的环节。纠正代谢性酸中毒主要有下列药物。

1. 5% 碳酸氢钠

本药在纠酸中最为常用。具有作用缓和、疗效可靠、费用低廉等优点。常用剂量：

（1）成人首次 125 ~ 250 mL，静脉滴注或推注，随后视病情每 4 小时左右重复。

（2）首剂 2 ~ 4 mL/kg，静脉滴注或推注。以后根据病情或其他指标给药。

（3）根据 CO_2 结合力（CO_2CP）实验按下列公式补充

（正常 CO_2CP – 患者 CO_2CP）× 0.3 × 体重（kg）= 所需补充之 5% 碳酸氢钠（mL）

或（正常 CO_2CP – 患者 CO_2CP）× 0.3 × 体重（kg）= 所需补充之碳酸氢钠（mmol）

（4）根据动脉 pH 值结果确定用量：如 pH 值为 7.2 则给 5% 碳酸氢钠 75 mL，如 pH 值为 7.3，给 5% 碳酸氢钠 150 mL。

通常首剂常使用计算量的 1/3 ~ 2/3 量，以后在 2 ~ 4 小时依病情而再行补入。

2. 11.2% 乳酸钠

研究发现，本药输注后可致血乳酸增高。而休克患者因缺氧，机体无氧酵解增生，可致乳酸增加，加之休克时肝功能受损，致乳酸代谢障碍。故休克时的代谢性酸中毒，如使用乳酸钠行纠酸治疗，有诱发或加重高乳酸血症之危险，目前已甚少使用。

3. 7.26% 羟甲基氨基甲烷（THAM）

既往认为本药不含钠盐，且可直接进入细胞内而在纠酸治疗中被提倡使用。但多年的实践表明，本药局部不良反应较大，易进入脑组织而致呼吸抑制及低血压，而且可致血浆渗透压改变及高血钾症，故目前逐渐弃用。

（七）肾上腺皮质激素的应用

用肾上腺皮质激素治疗休克其作用尚有争论，但多数认为有益，主要好处是：肾上腺皮质激素对缺氧细胞有保护作用，能稳定溶酶体膜，能结合内毒素，解除脂多糖的毒性，减少对血管基膜和内皮细胞的损伤，增加血管对升压药的反应；大剂量时还可降低周围血管阻力，改善微循环及提高心排血量等。肾上腺皮质激素除有引起感染扩散和电解质紊乱的危害外，短期应用尚属安全。一般疗程不超过 5 天，用量为：氢化可的松 200～400 mg/d 或地塞米松 20～40 mg/d 或更大的剂量。为防止胃大出血常用西咪替丁（口服 0.3～0.6 g，3 次/天，或静脉注射 300 mg，每 6 小时一次）或雷尼替丁（口服 150 mg，2 次/天，或静脉注射 20 mg，每 6 小时一次）。

（八）强心药的应用

多数休克患者有心肌损害，其发生原因主要是冠状动脉血流减少、酸中毒及毒性代谢产物对心肌的抑制、电解质紊乱及维生素 B 的消耗等。心功能不全的诊断主要靠临床密切观察，如心率逐渐增快、心音低钝、出现舒张期奔马律、肺底啰音、动脉血氧分压降低、结合胸片显示肺间质水肿、CVP 超过 120 mmH$_2$O 或 PCWP 超过 18 mmHg 等。治疗除上述措施外，尚可应用快速强心苷，若不伴严重心律失常，血钾又不低于 4 mmol，可静脉注射中等量的毛花苷丙或毒毛花苷 K。

（九）防治并发症

休克最常见并发症包括休克肺、急性呼吸窘迫综合征、心肾衰竭、多器官衰竭及 DIC 等。

第二节　心源性休克

心源性休克是指由于心脏功能极度减退，导致心排血量过少所引起的一系列代谢和功能障碍的临床综合征。最常见和具有代表性的是急性心肌梗死所引起的心源性休克。

一、病因

（一）心室排血功能障碍

最常见的原因是急性心肌梗死，左心室受损面积在 40% 以上；急性心肌炎、心肌病亦可使心肌大面积受损；急性房室瓣装置的破坏，使心室出现严重的反流；主动脉瓣或肺动脉瓣狭窄伴心动过速，致心排血量极低；大块肺梗死使肺动脉阻力增高，加上此时反射性肺动脉痉挛，肺阻力更急剧增高，使右心室无法排血；急性心脏压塞、夹层动脉瘤可造成血流梗阻性休克。

（二）心室充盈受阻

如急性心脏压塞、张力性气胸、心房黏液瘤或球瓣样的血栓、严重的房室瓣狭窄等。

二、病理生理

（一）细胞的改变

休克发生后，由于组织灌注不足，细胞缺血、缺氧，葡萄糖由有氧代谢变为无氧酵解，ATP 产生减少，使细胞超微结构发生变化，最终细胞死亡。此外，细胞内各种生化过程利用钙的能力中断，使心肌细胞丧失收缩功能。

（二）微循环的改变

微循环直接关系到组织细胞的滋养。休克时由于各种病原的强烈刺激及低血压引起儿茶酚胺的释放，使全身小动脉及小静脉收缩，减少微循环灌注，微循环异常改变，使静脉回流减少，心排血量进一步减少。

（三）重要脏器的变化

由于血压下降，冠状动脉供血不足，心功能障碍，使心输出量进一步下降而形成恶性循环。对肺脏的影响是出现肺水肿和急性呼吸窘迫综合征。休克早期因低血压肾脏灌注不良，出现少尿或无尿，持续时间较久，则可发生急性肾衰竭。休克加重后，也可使脑缺血、缺氧加重。另外，由于休克，使胃肠道血液灌注不良而致消化道出血、急性胰腺炎和肝细胞损害。

三、临床表现

注意有无原发疾病史，对于原发疾病较重或大面积心肌梗死等，要考虑到随时有发生心源性休克的可能，并注意严密观察。也有些原发疾病表现不典型或不显著，但休克发生也较急剧，注意有无诱因（如剧烈疼痛、大量出汗、心动过速、血容量不足、并发感染等）和先兆症状（如因缺氧引起焦虑和烦躁不安、软弱无力、口渴、出冷汗、肢体发凉、尿量减少等）。

根据组织灌注不足和细胞损害的程度，可将休克分为 3 期：

（一）Ⅰ期

低血压代偿期。此阶段临床表现不甚明显，可出现焦虑和心动过速，血压尚在正常范围。

（二）Ⅱ期

低血压失代偿期。出现明显的休克临床表现：皮肤及黏膜苍白，四肢湿冷、发绀、不安、易怒，或迟钝、淡漠，脉搏细速，血压下降，收缩压在 80 mmHg 以下，尿量减少等。

（三）Ⅲ期

不可逆性休克——微循环衰竭与细胞膜损伤期。表现为面色青灰、发绀明显、皮肤出现花纹、嗜睡或昏迷、脉细或摸不清、血压极低、收缩压在 60 mmHg 以下或测不出、尿闭、呼吸困难，并出现出血、酸中毒与生命器官功能衰竭等临床表现。

四、实验室及其他检查

（一）血常规检查

红细胞、血红蛋白及红细胞比容有助于判断血容量不足或心功能不全，有助于判断有无血液浓缩。

（二）尿量及尿常规检查

尿量的多少与肾脏灌注有关，也可反应内脏的血液循环，每小时尿量＜30 mL，表示微循环不良，组织灌注差。尿呈酸性反应，镜检有蛋白、管型及红细胞等。

（三）血气分析

定期测定动脉血的 pH 值、血氧饱和度、氧分压、二氧化碳分压等指标，以观察水、电解质和酸碱平衡，并了解肺的通气与换气功能。

（四）动脉血乳酸含量测定

正常＜2 mmol/L，休克时增高；如持续明显升高，表示预后不良。

（五）血流动力学监测

有条件时可由静脉插入三腔漂浮导管（Swan - Ganz 导管），测定心排出量、PCWP、肺动脉舒张末期压（PAEDP）、CVP 等各项指标，以观察、判断心源性休克的程度及补液情况。

（六）心电图监测

多示有原发疾病的心电图变化。

（七）其他

肝、肾功能检查，血生化检查，胸片及眼底检查等。

五、诊断

1. 有原发疾病。
2. 有周围循环衰竭症状如肢凉、神志淡漠、烦躁、尿少等。
3. 收缩压下降到 80 mmHg 以下。如原有高血压患者，则收缩压较原来下降大于 80 mmHg。
4. 排除其他原因引起的血压下降者（如心律失常、药物影响、临终前等）。

六、治疗要点

（一）一般处理

1. 体位

患者平卧、抬高下肢15°～30°。若有明显呼吸困难或肺水肿，可将头、胸部抬高。

2. 吸氧

氧流量一般每分钟 2～6 L，必要时使用呼吸机辅助呼吸。

3. 监护

（1）连续监测心电图，及时发现各种心律失常。

（2）监测动脉血压：有条件时最好直接测量动脉内压、监测 CVP 或 PCWP。

（3）放置导尿管，记录每小时尿量。

（4）对严重病例，有条件时应测定心输出量、血清 pH 值、电解质、动脉血氧分压和二氧化碳分压等。

（二）病因治疗

某些心源性休克通过对其病因的治疗，可使休克得到缓解，甚至治愈，如严重心律失常的抗心律失常治疗，急性心脏压塞的心包穿刺放液、放血术或手术治疗等，均可使休克迅速得到纠正。

（三）镇静和止痛

忧虑、不安等使患者精神紧张，均增加患者对氧的需求，使心肌缺氧进一步加重。可选用对呼吸和循环无明显抑制的镇静剂，如羟嗪 50 ~ 100 mg 静脉注射，或异丙嗪 25 ~ 50 mg 肌内注射。心肌梗死患者，严重胸痛可使休克加重，可用吗啡 5 ~ 10 mg 皮下注射。如疼痛未见缓解，10 分钟后可再次给予。因反复应用吗啡而发生呼吸抑制者，可用烯丙吗啡加以对抗，其剂量为 2.5 ~ 5.0 mg，必要时每 2 小时重复给药 1 次。

（四）给氧

由于肺动脉短路、肺水肿等因素，致使患者缺氧。当患者出现烦躁不安、气短、定向障碍、心律失常等症状时，均为缺氧的表现。但是，部分患者动脉氧分压虽已有所降低，临床却无缺氧症状。所以，心源性休克患者均应常规给氧，按 5 ~ 6 L/min 的流量经由面罩或鼻管给予均可。

（五）补充血容量

在心源性休克的早期，血容量减少不明显，此后，由于微循环功能障碍，血液的淤积、渗出等，往往继发血容量不足。如果此时伴有休克所致的大汗淋漓，血容量减少更为显著，因此，补充血容量是必需的，但是由于心功能严重障碍，补液必须谨慎。为了更好地指导补液，测定 CVP 是非常必要的。液体的补充量，开始按每次 10 mL/ kg，静脉缓慢滴注，于 2 小时内滴完。在滴注过程中，保持 CVP 在 8 ~ 12 cmH_2O。输注的液体以中分子右旋糖酐、低分子右旋糖酐或羟乙酰淀粉溶液较好，它不仅有效地补充血容量，而且还可以防止血小板、红细胞的凝集，避免血栓形成，有助于改善微循环。如果患者伴有显著的显性出汗，还应适当地补充平衡盐水，改善细胞间液循环状态，维持细胞的正常代谢。输液中应严密观察心肺情况，以防肺水肿。

（六）应用血管活性药物

当初次测量 CVP 其读数即超过 12 cmH_2O 或在补充血容量过程中有明显升高而患者仍处于休克状态时，即需考虑选用血管活性药物。

1. 儿茶酚胺类药物

心源性休克应用该类药物的目的：恢复适当的血压；增加心排血量和调整血液的分布，以保证重要脏器的血液灌注。多巴胺以每分钟 20 ~ 200 μg，多巴酚丁胺以每分钟 2.5 ~ 10 μg/kg，去甲肾上腺素 0.5 ~ 1.0 mg 加入 5% 葡萄糖 100 mL 中以每分钟 5 ~ 10 μg，间羟胺 10 ~ 30 mg 加入 5% 葡萄糖液中静脉滴注，使收缩压维持在 90 ~ 100 mmHg。

2. 血管扩张剂

血管扩张剂应用的目的为降低心脏的前、后负荷和扩张微循环以增加循环血流量，常与儿茶酚胺类药物联用，应用时应严密观察血流动力学，以免血压下降。常用硝普钠10 mg 加入5% 葡萄糖500 mL 中以每分钟25 μg，妥拉唑啉10～20 mg 加入5% 葡萄糖100 mL 中以每分钟0.3～0.5 mg，酚苄明以0.2～1.0 mg/kg 加入5% 葡萄糖200 mL 中，硝酸甘油10 mg 加入5% 葡萄糖500 mL 中以每分钟10 μg 静脉滴注。

（七）纠正水、电解质紊乱及代谢性酸中毒

休克时微循环灌注不良，组织缺氧，无氧代谢增加，再加上肾小球滤过率减低，故可致代谢性酸中毒。酸中毒影响细胞内外 Na^+、K^+ 交换，导致电解质紊乱。休克晚期肾衰竭和胃肠功能紊乱又加重水、电解质及酸碱平衡紊乱。

在血气分析等监测下应用碳酸氢钠来纠正酸中毒。常用5% 碳酸氢钠2～4 mL/kg，使血液 pH 值恢复至7.3 以上。

（八）强心剂的应用

CVP 或 PCWP 增高、室上性心动过速或心力衰竭时，可应用强心药，毛花苷 C 0.2～0.4 mg加入50% 葡萄糖溶液40 mL 中，静脉注射，或用毒毛花苷 K0.125～0.25 mg 加入50% 葡萄糖溶液40 mL 中，静脉注射。

（九）营养心肌

可用极化液、能量合剂、1，6 二磷酸果糖（FDP）等，以增加心肌细胞的能量供应。

（十）肾上腺皮质激素的应用

目前还有不同的意见，如要使用，应早期大剂量使用。如地塞米松10～20 mg 或氢化可的松100～200 mg 加入5%～10% 葡萄糖溶液中静脉滴注。

（十一）抗生素

并发感染者应及时应用有效抗生素。

（十二）预防肾衰竭

血压基本稳定后，在无心力衰竭的情况下，可在10～30 分钟快速静脉滴注20% 甘露醇或25% 山梨醇100～250 mL，以防发生急性肾功能衰竭。如有心力衰竭，不宜用上述药物静脉滴注，可静脉注射呋塞米40 mg 或依他尼酸钠50 mg。

（十三）机械辅助循环

主动脉内气囊反搏术（IABC）宜用于心源性休克的早期，可提高冠状动脉和脑动脉的血流灌注，降低左心室后负荷，提高每搏输出量，有条件可选用。另外，还可行体外反搏术。

（十四）中医中药

可选用参麦注射液、生脉注射液、参附注射液、参附青注射液等。

第三节 感染性休克

感染性休克又称中毒性休克或败血症性休克，是由各种病原微生物及其代谢产物（包括内毒素、外毒素、抗原—抗体复合物等）引起，以微循环障碍为主要改变的急性循环衰竭。临床上出现面色苍白、四肢湿冷、脉搏细速、血压下降、尿量减少、神志改变等症状。

一、病因和发病机制

本病的病原微生物包括细菌、病毒、真菌、寄生虫、螺旋体，以及这些病原微生物的代谢产物，其中以革兰阴性菌为多见，也可见于革兰阳性菌。

当机体感染（如革兰阴性杆菌）后，细菌内毒素和其细胞壁的脂多糖复合物进入循环：①刺激肾上腺释放儿茶酚胺类物质；②兴奋交感神经；③增加机体对儿茶酚胺的敏感性，引起静脉收缩，继而小动脉收缩，外周血管阻力增加，心排血量下降，称"低排高阻型"即"湿冷型"休克。此时，血液淤滞在微循环，出现组织缺氧、酸中毒等代谢障碍及引起 DIC 而促成器官的损害。革兰阳性菌产生外毒素，能使细胞蛋白溶解，形成血浆激肽，有类似组胺和 5 - 羟色胺的血管麻痹作用，出现动脉扩张，脉压、心排血量增加和周围阻力降低，称"高排低阻型"即"温暖型"休克。当革兰阳性菌血症开始出现低血压时，患者的表现常是发热和肢暖，随着病程进展，可转成"湿冷型"。

二、临床表现

感染患者有下列情况时，应警惕有发生休克的可能：①老年体弱与婴幼患者；②原患白血病、恶性肿瘤、肝硬化、糖尿病、尿毒症、烧伤等严重疾病者；③长期应用肾上腺皮质激素等免疫抑制药物发生感染者；④感染严重者；⑤并非胃肠道感染而吐泻频繁或胃肠道出血，非中枢神经系统感染而有神志改变、大量出冷汗、心率快或出现心房颤动者。

按程度大致可分为早、中、晚 3 期。

（一）休克早期（微血管痉挛期）

又称休克代偿期。患者神志尚清，或烦躁不安，精神焦虑，面色苍白，口唇和指趾端轻度发绀，湿冷，脉数。可有恶心、呕吐，心律增快，呼吸深快，血压正常（甚至稍偏高）或稍偏低，但脉压小，尿量减少。眼底检查可见动脉痉挛。

（二）休克中期（淤血缺氧期）

又称休克进展期。临床表现主要为低血压，收缩压 < 80 mmHg，脉压 < 20 mmHg 和酸中毒。患者神志异常，表情淡漠，烦躁不安或意识不清，皮肤湿冷，发绀、常明显发

花，呼吸浅速，心音低钝，脉搏细速，按压较重即消失，表浅静脉萎陷，尿量更少，甚或无尿。

（三）休克晚期

可出现 DIC 和重要脏器功能衰竭，前者表现为顽固性低血压和广泛出血（皮肤黏膜和内脏）。后者，如急性肾衰竭表现为尿量明显减少或无尿，尿比重固定，血尿素氮和血钾增高。急性心功能不全者，呼吸常增快，发绀，心率加快，心音低钝，可有奔马律，心律失常；亦有心率不快或相对缓脉，出现面色灰暗，肢端发绀；CVP 和 PCWP 升高，分别提示右心和左心功能不佳；心电图可示心肌损害，心内膜下心肌缺血，心律失常和传导阻滞等改变。成人呼吸窘迫综合征，表现为进行性呼吸困难和发绀，吸氧亦不能使之缓解，无节律不整；肺底可闻及细湿啰音或呼吸音减低；X 线胸片示散在小片状浸润影，逐渐扩展、融合，形成大片突变；脑功能障碍引起昏迷，一过性抽搐，肢体瘫痪及瞳孔、呼吸改变等。肝衰竭引起肝昏迷、黄疸等。

三、实验室及其他检查

1. 血常规

可见白细胞计数增多，以中性粒细胞增多尤为明显，核左移严重，可见中毒颗粒、核变性等。细菌感染时白细胞硝基四唑氮蓝试验阳性，尤其是细菌性脑膜炎。

2. 病原学检查

可根据病情具体进行血、痰液、尿、胆汁、创面分泌物、体液等培养，必要时做厌氧菌及特殊培养，并做药敏试验。若怀疑内毒素性休克可做鲎溶解物试验。

3. 其他

根据需要选择做尿常规、肝肾功能、电解质、血气分析以及有关血流变学、微循环各项指标、凝血因子及心电图检查等。

四、诊断

1. 有感染性疾病史。
2. 感染征象有寒战、高热、躁动不安。
3. 神志改变有表情淡漠、烦躁、昏迷。
4. 面色及皮肤苍白、大汗、肢体皮肤湿冷、毛细血管充盈时间延长。
5. 心音低钝、心率快、心律失常、脉搏细弱。
6. 血压下降，脉压缩小。
7. 尿量减少甚至无尿。
8. 呼吸呈过度通气。
9. 吐泻频繁或胃肠出血等。
10. 血白细胞计数多在 $20 \times 10^9/L$ 以上，易查见中毒颗粒。

五、治疗要点

感染性休克主要病因来自于感染后细菌及其致病因子产生的毒素。因此应在有效控制感染的基础上进行综合救治。

（一）一般治疗

1. 体位

最有利的体位是头和腿抬高30°或与平卧位相交替。如有心力衰竭、肺水肿则取半卧位。

2. 吸氧

一般多采用鼻导管给氧，氧流量2～4 L/min，必要时可用面罩给氧、加压给氧，其吸入的氧浓度可更高。

3. 保暖。

4. 昏迷患者应注意吸痰，保持呼吸道通畅，保护角膜，预防压疮。

5. 降温

感染性休克伴有高热患者应及时降温。可采用冷敷、乙醇擦浴等物理降温方法；在应用物理降温效果不显著且无休克征象时可考虑应用药物降温。常用的药物有：柴胡注射液2～4 mL/次，肌内注射，每日1～2次；阿司匹林0.5 g加冷水或冰水200 mL，保留灌肠。

6. 建立必要的监测项目

（1）CVP：正常值为5～12 cmH_2O。

（2）测PCWP。

（3）留置导尿管测尿量：尿量 <25 mL/h 常提示肾血流不足。

（4）心电监护。

（5）定期做动脉血气分析。

（6）血红细胞、血红蛋白、红细胞比容及白细胞计数分类。

（二）迅速控制感染

1. 抗感染药物应用

一般宜联合用药，据感染部位、脓液性状、涂片菌检等选择抗菌药。如金黄色葡萄球菌感染可选用氯唑西林、新青霉素Ⅱ和头孢噻吩等药物；肠道需氧菌可选用庆大霉素、卡那霉素、阿米卡星、妥布霉素等；厌氧菌感染选用甲硝唑、克林霉素等。

2. 感染灶处理

一般应在抗休克好转后再处理病灶，可采取充分引流脓液、清除坏死组织或切除病变组织等措施。有绞窄性肠梗阻、重症胆管炎存在时可边抗休克边手术。

（三）扩充血容量

常用碳酸氢钠林格液、复方氯化钠溶液、生理盐水等15～30分钟静脉滴注500～1 000 mL，然后低分子右旋糖酐500 mL静脉滴注，30～60分钟的扩容量一般在750～1 500 mL。

（四）纠正酸中毒

感染性休克时应早期、积极补碱，开始以5%碳酸氢钠150～250 mL静脉滴注，争取时间做动脉血气、二氧化碳结合力测定，并根据补碱公式计算；开始给计算总量的一半，剩余部分应在动态监测下调整剂量补给，以免矫枉过正。有高碳酸血症、肝功能严重损害时避免使用碳酸氢钠。

（五）合理应用血管活性药物

经扩容、纠酸后，血压仍不回升，休克症状未改善者宜用血管活性药物。

1. α 受体阻滞剂

1）酚妥拉明 0.1 ~ 0.5 mg/kg，加入 100 mL 葡萄糖溶液中静脉滴注。

2）酚苄明 0.5 ~ 1.0 mg/kg，加入 200 mL 葡萄糖中静脉滴注。

3）氯丙嗪 0.5 ~ 1.0 mg/kg，肌内注射或加入 200 mL 葡萄糖溶液中静脉滴注。适用于伴有高热、惊厥及中枢神经系统高度兴奋的休克患者。但对老年动脉硬化及有呼吸抑制者不宜用。

2. β 受体兴奋剂

常用多巴胺调整血管舒缩功能，10 ~ 20 mg 加入 100 mL 葡萄糖溶液中静脉滴注。具有增强心肌收缩力，增加心搏出量、肾血流量和尿量，轻度增高动脉压，并有抗心律失常的作用。

3. 抗胆碱能药物

具有解除血管、气管、支气管痉挛，兴奋呼吸中枢，抗迷走神经兴奋，提高窦性心率作用。

1）阿托品：0.03 ~ 0.05 mg/kg，静脉注射，10 ~ 20 分钟 1 次。

2）山莨菪碱：0.03 ~ 0.05 mg/kg，10 ~ 20 分钟 1 次。

3）东莨菪碱：0.03 ~ 0.05 mg/kg，静脉注射，10 ~ 20 分钟 1 次。

（六）肾上腺皮质激素

在使用有效抗生素治疗的基础上，早期使用较大剂量的肾上腺皮质激素，缓慢静脉注射，疗程宜较短。可用地塞米松，每日 20 ~ 40 mg，分次静脉注射或静脉滴注。亦可用氢化可的松，每日 0.2 ~ 0.6 g 静脉滴注。

（七）维护重要脏器功能

1. 增强心肌功能

除快速给强心药外，为使输液不至加重心功能不全，可先给血管解痉剂（如酚妥拉明）与多巴胺或去甲肾上腺素使用。大剂量肾上腺皮质激素也有一定作用。同时给氧，纠正酸中毒和电解质的紊乱以及给能量合剂纠正细胞代谢失衡状态。

2. 维护呼吸功能，防治急性呼吸窘迫综合征

经鼻导管或面罩间歇加压给氧。保持呼吸道通畅，必要时及早考虑气管插管或切开行辅助呼吸（间歇正压）。

3. 肾功能的维护

在有效心搏出量和血压恢复之后，如患者仍持续少尿，可快速静脉注射 20% 甘露醇 100 ~ 200 mL 或静脉注射呋塞米 40 ~ 100 mg，若仍无效可按急性肾衰竭处理。

4. 脑水肿的防治

给予脑血管解痉剂（莨菪碱类、肾上腺皮质激素），并给渗透性脱水剂（甘露醇）和高能合剂以恢复钠泵功能。

5. DIC 治疗

一经确诊，应在抗休克、控制感染基础上及早给予肝素 0.5～1.0 mg/kg，静脉注射或静脉滴注，每 4～6 小时 1 次；双嘧达莫每日 150～200 mg 口服；丹参注射液每日 20～40 mL，稀释后静脉滴注；抑肽酶 2 万～4 万 U，静脉注射，每 4～6 小时 1 次。

第四节　低血容量休克

急性失血、失液超过总血容量的 20%～30%，可引起血容量的严重不足、血流动力学失衡、组织灌注不良而发生休克。

一、病因

低血容量休克是体内或血管内大量血液丢失（内出血或外出血）、失水（如呕吐、腹泻、肠梗阻、胃肠道瘘管、糖尿病酸中毒等）、失血浆（如大面积烧伤、腹膜炎、创伤及炎症）等原因使血容量突然减少所致。

二、临床表现

继发于体内、外急性大量失血或体液丢失，或有严重创伤、液体（水）严重摄入不足。

1. 患者从兴奋、烦躁不安，进而出现神志淡漠、意识模糊及昏迷等。

2. 检查肤色苍白或发绀，呼吸浅快，表浅静脉萎陷，脉搏细速，皮肤湿冷，体温下降。

3. 收缩压低于 80 mmHg，或高血压者血压下降 20% 以上，脉压在 20 mmHg 以下，尿量减少（每小时尿量少于 30 mL）。

4. 胃肠道失液时，可出现水、电解质及酸碱平衡失调，且发展较快，原因是腹泻或呕吐之前已有大量的水及电解质渗入胃肠道内。

三、实验室及其他检查

1. 血常规

红细胞比容的测定，如高于 45% 则血流速度减慢、血黏稠度倍增、流量成倍减少。

2. 肾功能检验

如尿量、尿常规、血尿素氮、肌酐、尿素、尿和血的渗透压及其比值等。

3. 生化检验

测定血钾、钠、钙、氯等，了解机体电解质的情况。

4. 凝血象检验

常检项目有血小板计数、纤维蛋白原含量、凝血酶原时间、优球蛋白溶解时间。

5. 血气分析

血氧分压（PaO_2）、二氧化碳分压（$PaCO_2$）、二氧化碳结合力、血 pH 值等以判定休克有无伴发代谢性或呼吸性酸或碱中毒。

6. X 线检查

胸部透视或拍片以了解肺部情况。

7. 心电图检查

了解心脏的情况。

8. 肺功能检查

如通气与血流比例（V/Q 比值）等。

9. 眼底检查

观察有无小动脉挛缩、静脉迂曲扩张及视网膜出血、水肿等。

10. 甲皱微循环检查

观察微循环对判断低血容量性休克有一定价值。

四、治疗

治疗原则是补充血容量和处理原发病两方面。其他措施也不容忽视。

（一）补充血容量

其目的是：①尽快恢复血流动力学平衡；②恢复细胞外液的容量；③降低血液浓度及其高黏滞度，改善微循环的血液淤滞；④补充丢失的蛋白质，恢复血液的胶体渗透压；⑤纠正酸中毒。

失血量的估计有时很难，临床估计往往偏低，一般可根据血压和脉率的变化来估计。失血性休克的患者，虽然丧失是以血液为主，但在补充血容量时，并不全补充血液，而是以快速静脉滴注等渗盐水或平衡盐溶液。如在 45 分钟内输 1 000 ~ 2 000 mL，患者的血压恢复正常，休克的症状和体征明显好转，表明失血量在 800 mL 以内或出血已停止，如失血量大或继续失血，除输入等渗盐水或平衡盐溶液外，应补充新鲜血或浓缩红细胞，以提高血的携氧能力，改善组织氧供。补晶体液主要是补充功能性的细胞外液的缺失，降低血液的黏稠度，改善微循环灌注，改善肾功能。补晶体液的量大约为估计丧失量的 3 倍，其中约有 2/3 移至组织中去补充细胞外液的容量。

为了解心脏对输液的负荷情况，可测定 CVP。动脉压较低，CVP 偏高，提示补液过多或有心功能不全，继续补液必将增加心脏负担，导致右心衰竭和肺水肿。此时应注射毛花苷丙 0.2 ~ 0.4 mg，加强心肌收缩或减慢输液速度。用强心苷后 CVP 可逐渐下降到正常。下降明显表明血容量仍有不足，可在监测 CVP 的同时继续补充血容量。

（二）止血

遇有不断出血，除急速补充血容量外，应尽快止血。表浅伤口的出血，四肢动脉性出血时，按解剖部位上止血带，待休克初步纠正后，再进行根本的止血措施。肝脾破裂有难以控制的出血时，可在补充血容量的同时手术止血。在休克状态下手术会增加危险，但不止血，休克不能纠正。因而要在快速输血、输液、补充血容量的同时，迅速做好术前准备，尽早手术止血，不能因血压过低，犹豫不决而失去抢救时机。

（三）呼吸循环功能的维持

严重休克、昏迷者应予气管插管正压人工呼吸，并注意保持呼吸道通畅。心泵和血管张力的维持对稳定血压至关重要。出血性休克时，血管活性药物的应用需适时、适当，在补充血容量的同时，应尽量选用兼有强心和升压作用，同时兴奋 α 和 β 受体的药物，如间羟胺、多巴胺。当血容量已补足、休克好转时，为改善微循环和组织灌注量可应用舒血管药物，如酚妥拉明、氯丙嗪、双氢麦角碱等。出现心力衰竭时，应予强心药物，如毛花苷 C、毒毛花苷 K。快速扩容引起肺水肿、心力衰竭时，应予利尿药物，如呋塞米。

（四）纠正酸中毒

低血容量休克历时较长而严重者，同样有内脏、血管和代谢的变化，多有酸中毒。在休克比较严重时，可考虑输碱性药物，以减轻酸中毒对机体的损害。酸中毒的最后纠正，有赖于休克的根本好转。常用碱性药物为 5% 的碳酸氢钠溶液。

第五节　过敏性休克

过敏性休克是由于一般对人无害的特异性过敏原作用于过敏患者，导致以急性周围循环灌注不足为主的全身性速发变态反应。

一、病因和发病机制

过敏性休克是休克的一种较少见的类型，系人体对某些生物制品、药物、动物性和植物性致敏原发生的过敏反应。致敏原和抗体作用于致敏细胞，后者释放出 5 - 羟色胺、组胺、缓激肽等物质引起周围血管扩张，毛细血管床扩大，血浆渗出，血容量相对不足，再加上常有喉头水肿，支气管痉挛所致的呼吸困难，使胸腔内压力升高，因而回心血量减少，心排血量亦减少。

二、临床表现

有明确的过敏物质接触史，最常见的是使用过容易致敏的药物。临床上以青霉素过敏性休克最常见。

大多在接触过敏原数分钟内发病，表现为颜面苍白、不安、出冷汗、心悸、脉搏细数、血压降低等；同时或相继出现呼吸急促、气道水肿、肺部啰音以及神志不清、抽搐或肌软无力等。其过程常较其他性质的休克更为迅速，休克好转后还可存留皮肤表现，如荨麻疹、红斑、瘙痒等。

三、实验室及其他检查

血红蛋白、红细胞计数和红细胞比容可由于血液浓缩而增高。可有嗜酸性粒细胞增多。尿量减少，可能出现蛋白尿。严重者动脉血乳酸增高。

四、诊断

1. 有明确的用药史，如青霉素等。

2. 有上述症状及体征。

3. 过敏试验。慎用。

五、治疗要点

1. 立即停用或清除引起过敏反应的物质，并置患者平卧，头侧位，松解衣领及裤扣带，头后仰，抬下颌，清除口、咽、气管分泌物。

2. 立即皮下注射 0.1% 肾上腺素 0.5~1 mL，如症状不缓解，可 20~30 分钟再皮下或静脉注射 1 次，直至脱离危险。

3. 立即给予地塞米松 20 mg 或氢化可的松 100~200 mg，加入 5%~10% 葡萄糖中静脉滴注。滴速不宜过快。

4. 给氧，有咽喉会厌水肿而致上呼吸道梗阻的要给予气管插管或气管切开，有弥散性支气管痉挛的给予扩支气管药物如 β_2 受体兴奋剂或氨茶碱。

5. 异丙嗪 25~50 mg 或苯海拉明 4 mg，肌内注射。

6. 血压不回升者，可根据病情给予多巴胺 20 mg 加入 5%~10% 葡萄糖中静脉点滴，输液速度根据血压情况决定，一般每分钟 40 滴左右。也可酌情使用去甲肾上腺素、间羟胺等。

7. 针灸治疗，取人中、十宣、足三里、曲池等穴位。

8. 呼吸受抑制时，应立即行口对口人工呼吸，并肌内注射间羟胺 0.375 g 或洛贝林 3~6 mg，喉头水肿影响呼吸时可行气管切开。

9. 心搏骤停时应立即行胸外心脏按压或心内注射 1‰ 肾上腺素 1 mL。

10. 治愈后要进行预防治疗。首先对有任何一种过敏反应者，不仅要防避已知过敏原，还要提高警觉增加过敏试验种类，以防止再次发病。

第六节　神经源性休克

神经源性休克是由于剧烈疼痛、精神紧张和过度刺激，或脑损伤、脊髓损伤、横断和水肿，或麻醉、镇静、降压类药物使用过量等因素，造成神经反射性血管扩张，有效血容量锐减。

其发病机制是交感神经系统对于维持血管张力具有重要的作用,当交感神经系统受到刺激或损伤后,可引发血管运动中枢受到干扰,导致血管张力降低,全身血管扩张,大量循环血液流入扩张的微循环,血压下降,回心血量减少,心排血量也减少,产生休克的一系列临床表现。

由于剧痛引起的休克应给予吗啡、哌替啶等止痛。由于血管扩张造成的休克,则可静脉滴注或肌内注射血管收缩剂治疗,此类药物包括间羟胺、去甲肾上腺素、去氧肾上腺素、甲氧明或麻黄素等,同时考虑输入适量的液体,以补充血容量的不足。

第七节 休克的护理

一、一般护理

(一)专人护理

应设专人护理,保持病室安静,详细记录病情变化、出入量及用药等。

(二)调节体温

休克患者应给予保暖,避免受寒,以免加重休克,当患者体温过低时,应增加室温,增加被服。室温保持在20℃左右为宜,温度太高会增加组织的代谢率,从而增加氧气的消耗量。维持患者于舒适状态,减少不必要的活动,让患者充分休息。若需补充血容量,输血前应注意将库存血复温后再输入,因快速输入低温保存的大量库存血,易使患者体温降低。感染性休克高热时,应予物理降温,如用冰帽或冰袋等;必要时采用药物降温。

(三)预防意外损伤

对于烦躁或神志不清的患者,应加床旁护栏以防坠床;必要时,四肢以约束带固定于床旁。

(四)对需手术的患者的护理

应在抗休克的同时,做好必要的术前准备,如青霉素、普鲁卡因、TAT过敏试验,备皮,配血,协助有关辅助诊断,一切护理操作均要快而准确。

二、病情观察与护理

(一)一般情况的观察

注意观察患者的神志变化,早期休克患者处于兴奋状态,烦躁而不合作,应耐心护理,并注意患者的安全,必要时加以约束。当缺氧加深,从兴奋转为抑制,出现表情淡漠,感觉迟钝时,应警惕病情恶化。如经过治疗,患者从烦躁转为安静,由昏迷转为清醒，往往是休克好转的标志。

（二）观察体温

休克时体温大多偏低，但感染性休克可有高热，应每小时测量 1 次，对高热者应给予物理降温，一般降为 38℃ 以下即可，不要太低。注意药物降温不宜采用，以防出汗过多，加重休克。体温低于正常应予保温，但不要在患者体表加温（如热水袋），因体表加温将使皮肤血管扩张，破坏机体的调节作用，减少生命器官的血液供应，对于抗休克不利。

（三）观察血压与脉搏

根据病情每 15~30 分钟测 1 次脉搏，注意脉搏的频率、节律与强度。脉搏过快提示血中儿茶酚胺增多；脉搏快而细，血压低，表示心脏代偿失调，趋向衰竭。相反，脉搏由快变慢，脉压由小变大，说明周围循环阻力降低，表示休克好转。

血压应每 15~30 分钟测量 1 次，加以记录。休克最早表现之一为脉压缩小，如收缩压降至 90 mmHg，或脉压降至 30 mmHg 时，应引起注意。

（四）观察尿量的变化

尿量能准确反映组织灌流情况，是观察休克的重要指标。危重及昏迷患者需要留置尿管（注意经常保持通畅，预防泌尿系逆行感染），记录每小时尿量。成人尿量要求每小时 30 mL（小儿每小时 20 mL），如能达 50 mL 则更好；倘若尿量不足 30 mL 时，应加快输液；如过多，应减慢输液速度。倘若输液后尿量持续过少，且 CVP 高于正常，血压亦正常，则必须警惕发生急性肾衰竭。

（五）观察周围循环情况

观察面颊、耳垂、口唇、甲床、皮肤，如患者皮肤由苍白转为发绀，表示从休克早期进入中期。从发绀又出现皮下淤点、淤斑，则提示有 DIC 可能；反之，如发绀程度减轻并转为红润、肢体皮肤干燥温暖，说明微循环好转。如四肢厥冷表示休克加重，应保温。

（六）血流动力学的监测

可帮助判断病情和采取正确的治疗措施。

1. CVP

可作为调整血容量及心功能的标志，这对于指导输液的质和量以及速度，指导强心剂、利尿剂以及血管扩张剂的使用有重要意义。CVP 正常值为 5~12 cmH$_2$O，CVP 降低常表明血容量不足，CVP 增高常见于各种原因所致的右心功能不全或血容量过多。由于 CVP 只能反映胸腔上下腔静脉和右心房的情况，而不能反映左心功能状态。对左心的监测现在采用 PCWP 测定，适用于心源性休克以及各型休克并左心衰竭者，指导输液、强心药及利尿剂的使用。方法是用一种特制导管，自右肘静脉插入，通过上腔静脉达右心，再到肺动脉，"楔入"肺动脉的分支，可以监测左心功能状态。正常值为 8~12 mmHg。由于设备条件的限制，目前还只限于大城市医院中使用。

2. PCWP

CVP 不能直接反映肺静脉、右心房、左心室的压力，因此可测定肺动脉压和 PC-WP，来了解肺静脉和左心房的压力，以及反映肺循环阻力情况，根据测定压力的结果，可以更好地指导血容量的补充，防止补液过多，以免引起肺水肿，导管留在肺动脉内的时间，一般不宜超过 72 小时，在抢救严重的休克患者才采用此法，PCWP 的正常值为 6～15 mmHg，增高表示肺循环阻力增加。肺水肿时，PCWP 超过 30 mmHg。

3. 心排血量和心脏指数

休克时，心排血量一般降低，但在感染性休克时，心排血量可比正常值高，必要时，需测定，可指导治疗。心脏指数的正常值为 3.2 L/（min·m^2）。

4. 动脉血气分析

PaO_2 正常值为 75～100 mmHg，$PaCO_2$ 正常值为 40 mmHg，动脉血 pH 值正常为 7.35～7.45。休克时 $PaCO_2$ 一般都较低或在正常范围。如超过 45 mmHg 或 50 mmHg 而通气良好，往往是严重肺功能不全征兆。

5. 动脉血乳酸盐测定

正常值为 12 mg/dl。休克时间愈长，血液灌流障碍愈严重，动脉血乳酸盐浓度也愈高，乳酸浓度持续升高，表示病情严重。

6. 其他

根据休克类型及病情还需进行心电监测、电解质、肝肾功能以及有关 DIC 的各项检查，有些项目需动态才能及时了解病情，以指导治疗。

三、用药护理

（一）浓度和速度

使用血管活性药物时应从低浓度、慢速度开始，并用心电监护仪每5～10分钟测1次血压，血压平稳后每 15～30 分钟测 1 次。

（二）监测

根据血压测定值调整药物浓度和滴速，以防血压骤升或骤降引起不良后果。

（三）严防药液外渗

若发现注射部位红肿、疼痛，应立即更换滴注部位，并用 0.25% 普鲁卡因封闭穿刺处，以免发生皮下组织坏死。

（四）药物的停止使用

血压平稳后，应逐渐降低药物浓度、减慢速度后撤除，以防突然停药引起不良反应。

（五）其他

对于有心功能不全的患者，遵医嘱给予毛花苷 C 等增强心肌功能的药物，用药过程中，注意观察患者心率变化及药物的不良反应。

四、心理护理

1. 对患者做心理上的安抚

休克患者往往意识是清醒的，因此可能受到护士给予的良好心理影响。护士要选择适当的语言来安慰患者，耐心解释有关病情变化，以稳定患者情绪，减轻患者痛苦。护士在实施抢救中，说话要细声而谨慎，举止要轻巧而文雅，工作要稳重而有秩序，以影响患者心理，使其镇定并增强信心。

2. 亲切关怀患者

护士要关怀患者，询问患者有何不适，有何要求，耐心解答提问，及时解决患者的合理要求，使患者心情舒畅，更好地配合治疗与护理。

3. 做好患者亲友或陪伴人员的安慰工作

劝导患者亲友或陪伴人员不要在患者面前表现出情绪波动而干扰患者心绪的宁静，并指导他们一些简单的生活护理技术，以配合医护人员做好工作。

第六章　冠状动脉粥样硬化性心脏病

冠状动脉粥样硬化性心脏病（简称冠心病）是一种常见病，我国调查发病率为0.7%~21.9%，80%的病例发生在40岁以后，脑力劳动者较多见，是严重危害中老年人生命健康的疾病之一。

一、病因和发病机制

本病病因是动脉粥样硬化，但动脉硬化的发生原因目前尚未完全明了。经过多年流行病学研究提示，本病易患因素包括如下几种：

（一）性别与年龄

冠心病的发病率与性别和年龄有明显关系。国外一项尸检资料发现在死于各种原因的60岁以上的男性中，50%有冠心病。冠心病随着年龄的增长而进展。且男性患者比女性多见。

（二）高脂血症

资料表明无论是中青年还是60~70岁老年人，总胆固醇增加1%，冠心病的发病率就增加2%。老年女性三酰甘油升高可肯定是一个独立的冠心病易患因素。

（三）高血压

收缩压和舒张压的升高都可促使冠状动脉粥样硬化的发生。

（四）糖尿病

据报道，糖尿病患者冠心病的发病率是非糖尿病者的2倍。

（五）吸烟

65岁以上男女吸烟者，冠心病的死亡率是非吸烟者的4~8倍。

（六）脑力劳动

长期静坐，缺少体力活动也会加速动脉粥样硬化的发展。

（七）遗传因素

双亲或兄弟姊妹55岁以前有冠心病发作史者易患冠心病。

（八）其他

如肥胖，性情急躁，缺乏耐心、进取心及竞争性强，精神过度紧张等都是易患因素。

冠状动脉有左、右两支，分别开口于左、右主动脉窦。左冠状动脉有长1~3 cm的主干。然后分为前降支和回旋支。上述3支冠状动脉之间有许多细小分支互相吻合。目前常将冠状动脉分为4支，即左冠状动脉主干、左前降支、左回旋支和右冠状动脉。其中以左前降支受累最为多见，亦较重，依次为右冠状动脉、左回旋支及左冠状动脉主干。血管近端病变较远端为重。粥样斑块常分布在血管分支开口处，且常偏于血管的一侧，呈新月形，逐渐引起冠状动脉的狭窄甚至闭塞。

心肌的需血和冠状动脉的供血，是对立统一的两个方面，在正常情况下，通过神经和体液的调节，两者保持着动态的平衡。冠状动脉粥样硬化的早期，管腔轻度狭窄，心肌供血未受明显影响，患者无症状，心电图运动负荷试验也未显出心肌缺血的表现。此时虽有冠状动脉粥样硬化，还不能认为已有冠心病。当血管腔重度狭窄时，心肌供血受到影响，心肌发生缺血的表现，此时可认为是冠心病。冠状动脉供血不足范围的大小，取决于病变动脉支的大小和多少，其程度取决于管腔狭窄的程度及病变发展的速度。发展缓慢者，细小动脉吻合支由于代偿性血流量增大而逐渐增粗，增加了侧支循环，可改善心肌供血。此时即使动脉病变严重，心肌损伤有时却不重。发展较快者，管腔迅速堵塞，局部心肌出现急性缺血而损伤、坏死。冠状动脉除发生病理解剖学改变外，发生痉挛也是引起心肌供血不足的一个重要因素。

由于冠状动脉病变部位、范围、程度及心肌供血不足的发展速度等不同，可将本病分为五型，即隐匿性冠心病、心绞痛、心肌梗死、心力衰竭及心律失常、猝死，下面分别叙述。

二、临床分型

冠心病一般根据其表现分为 5 种类型。

（一）隐匿性冠心病

无症状，但在休息或运动后心电图有心肌供血不足表现。这部分老年冠心病患者在所谓正常人群中发病率高达 10.0%。在心源性猝死病例中约有 1/4 的患者生前无冠心病症状。

（二）心绞痛

发作性胸骨后疼痛，为一时性心肌供血不足，是冠心病中最常见的类型。

（三）心肌梗死型

冠状动脉阻塞，致使心肌急性缺血性坏死。

（四）心肌硬化型

为长期心肌缺血导致心肌纤维化引起。多表现为心律失常、心脏增大和心力衰竭。

（五）猝死型

突然心脏骤停而死亡。多为心脏局部电生理紊乱引起严重心律失常所致。

心绞痛

心绞痛是一种由于冠状动脉供血不足，心肌一过性缺血缺氧所引起，以发作性胸痛为主的临床综合征。疼痛可放射至心前区与左上肢，常因劳累等因素诱发，持续数分钟，休息或用硝酸酯制剂后缓解。发病以冬春季居多，四季均可发病，常因劳累、情绪激动、饱食、受寒、阴雨天等诱因而诱发。

一、病因和病理

心肌缺血是导致心绞痛发生的根本原因。正常心肌要摄取冠状动脉灌流血液中 65%~75% 的氧，其他组织仅从动脉血中摄取 25% 左右的氧，故正常心肌对冠状动脉血氧的摄取已接近最大限度，当心肌氧需求量增加时，则难以从血中摄取更多的氧，只能依靠增加冠状动脉的血流量来提供。一般情况下，冠状动脉循环有很大的储备潜力，在剧烈体力活动时，冠状动脉适当地扩张，血流量可增加到休息时的 6~7 倍；缺氧时，冠状动脉也能扩张，冠状动脉的小动脉受神经—体液调节而扩张，以增加冠状动脉灌流量，满足心肌对血氧的需求。

冠状血管之间有丰富的交通支，生理情况下不发生侧支循环，当心肌供血不足时，可在数周内建立侧支循环，以增加心肌缺血区的供血。但当冠状动脉因粥样硬化造成狭窄、部分闭塞或痉挛时，会发生不同程度的血供减少，在机体调动一切扩张血管因素和建立侧支循环仍不能满足心肌对血氧的需求时，则发生心肌缺血。

如果心肌的血氧供给减少，但尚能应付心脏平时的需要，则休息时无症状。在劳累、情绪激动、左心衰竭等情况下，心脏负荷突然加重，使心肌张力增加，心肌收缩力增加，心率加快，导致心肌耗氧量增加，心肌对血液的需求增加，而病变的冠状动脉又不能满足时，则出现心绞痛。缺血缺氧时，心肌内积聚过多的代谢产物和致痛性物质，刺激血管周围的神经，引起疼痛冲动上行至大脑皮质，使胸骨后、心前区、颈部、左肩部、左臂尺侧，甚至上腹部出现疼痛。

二、临床表现

（一）心绞痛的特征

典型的心绞痛发生在心前区或胸骨后区，呈闷痛、钝痛、压迫感、紧束感或烧灼感。常因劳累、情绪激动、饱食、寒冷等原因而诱发，也可在睡眠中或无原因地发作，大多持续几秒到几分钟，一般不超过半小时，可向背部及左肩背放射，少数患者疼痛可在上腹、下颌、牙、咽喉部、前臂等处，舌下含服硝酸甘油可以缓解。发作时查体无异常发现，部分患者可有血压升高或下降，心率增快或减慢，可有心律失常。

（二）心绞痛分型

1. 稳定型心绞痛

1）稳定型劳力性心绞痛：反复发作心绞痛，常在劳累时发作，疼痛程度和性质至少在 12 个月内无变化。

2）稳定型非劳力型心绞痛：主要有卧位性心绞痛，指在休息时或熟睡时发作心绞痛，发作的时间较长，症状也较重，发作与体力活动或情绪激动无关，舌下含服硝酸甘油片疗效不明显。

2. 不稳定型心绞痛

1）自发性心绞痛：部分患者心绞痛发生在休息时或夜间入睡时，发作常呈周期性，无明显诱因。

2）初发劳力性心绞痛：心绞痛病程在 1 个月以内，且有进行性加剧趋势。

3）恶化性劳力性心绞痛：指原有劳力性心绞痛的患者突然在短期内心绞痛发作较前频繁，每次发作的时间延长，程度加重或放射到新的部位，发作时或伴有出汗或心悸，发作前无明显诱因。原本为稳定型心绞痛的患者也可突然发作变频，程度加重，时间延长，稍一活动即可诱发心绞痛发作，硝酸甘油的疗效越来越差。这部分患者也属于不稳定型心绞痛。

三、实验室及其他检查

1. 心电图检查

主要是 R 波为主的导联上，ST 段压低，T 波平坦或倒置等。

2. 超声心动图

在心绞痛发作时缺血区左心室心肌收缩活动减弱或缺如及节段性改变。

3. 放射性核素检查

静脉注射^{201}铊，心肌缺血区不显像。^{201}铊运动试验以运动诱发心肌缺血，可使休息时无异常表现的冠心病患者呈现不显像的缺血区。

4. 冠状动脉造影

可发现冠状动脉粥样硬化引起的狭窄性病变及其确切部位、范围和程度，并能估计狭窄处远端的管腔情况。

四、诊断

心绞痛的诊断主要靠病史，根据典型的发作特点，含硝酸甘油后缓解，结合已存在的冠心病易患因素，常可作出诊断。如果在心绞痛发作时能及时做出心电图检查，可发现 ST 段压低和（或）T 波倒置。对心电图正常而临床上疑有心绞痛的患者应加做心电图活动平板运动试验来明确心绞痛的诊断。但要注意，老年人因机体反应能力低下，心绞痛症状常不典型，有的老年人可能仅为左胸闷压感，误以为胃痛而不及时就诊，年龄较大的老年人有的仅表现为一阵头晕、出汗、面色苍白，又不能确切地表达，而延误治疗。

五、治疗要点

本病治疗的基本原则主要是扩张冠状动脉，降低阻力，增加冠脉血流量，减慢心率，降低心肌张力，减少心肌耗氧量。

（一）冠心病易患因素的控制

积极治疗高血压、糖尿病、高脂血症、甲亢、贫血等；控制体重，戒烟；避免使用增加心肌氧耗的药物。

（二）避免诱发心绞痛的各种因素

避免过劳、饱餐、竞争性活动；避免焦虑、暴怒、过度兴奋等情绪剧烈变化；注意环境温度不过冷过热，适时增减衣服。

（三）药物治疗

主要包括硝酸酯类、肾上腺能 β 受体阻滞剂及钙通道阻滞剂三大类。

1. 硝酸酯类

本类药物主要通过扩张冠状动脉，增加冠脉循环，扩张周围血管，减少静脉回流心脏的血量，降低心室容量、心腔内压、心排出量和血压，减轻心脏前后负荷和心肌的需氧等途径而缓解心绞痛。本类药物的给药途径有 5 种：

（1）舌下含化：硝酸甘油 0.3～0.6 mg，舌下含化，1～2 分钟见效，约 30 分钟作用消失；硝酸异山梨酯 5~10 mg，舌下含化，2~5 分钟见效，维持 2~3 小时。

（2）口服：硝酸异山梨酯 5~20 mg，每日 3 次，服后 30 分钟见效，持续 3~5 小时；戊四硝酯 10~30 mg，口服制剂一般用于缓解期心绞痛预防，发作期用舌下含化或吸入法，每日 3~4 次，服后 60~90 分钟见效，持续 4~5 小时；长效硝酸甘油制剂 2.5 mg，每 8 小时 1 次，服后 30 分钟见效，持续 8~12 小时。

（3）鼻部吸入：亚硝酸异戊酯盛于小安瓿内（0.2 mL），用时以手帕包裹压碎，立即盖于鼻部吸入，10~15 秒见效，数分钟内消失。

（4）静脉：硝酸甘油 10 mg 加于 500 mL 溶液中静脉滴注，滴速宜慢（25~30 滴/分钟），勿使血压明显下降。

（5）皮肤：2% 硝酸甘油膏涂于膻中穴或灵墟穴处，经透皮释放给药而发挥作用。

2. β 受体阻滞剂

抗心绞痛作用主要是通过降低心率及减弱心肌收缩强度，减少心肌耗氧量。常用药物有普萘洛尔，每日 30~120 mg，分 3 次口服，对有支气管哮喘、心力衰竭患者禁用。阿替洛尔（氨酰心安），每日 25~75 mg，分 2~3 次口服，该药能引起低血压，宜从小量开始。美托洛尔，每日 75~150 mg，分 2~3 次口服。硝酸酯类与 β 受体阻滞剂两类合用可提高疗效。

3. 钙离子拮抗剂

能阻断钙离子流入动脉平滑肌细胞，从而扩张冠状动脉，降低周围阻力，控制自发性心绞痛有效，对变异性心绞痛疗效更好。常用药物有硝苯地平，每日 30~60 mg，分 3 次口服；硫氮䓬酮（合心爽），每日 60~90 mg，每日 2~3 次口服。

4. 抑制血小板聚集药物

常用为阿司匹林，每日 100~300 mg 口服；双嘧达莫，每日 75~150 mg，分 3 次口服。

（四）冠状动脉介入治疗

对符合适应证的心绞痛患者可行经皮腔内冠状动脉成形术（PTCA）及冠状动脉内支架植入术。

（五）外科治疗

对病情严重，药物治疗效果不佳，经冠状动脉造影后显示不适合介入治疗者，应及时行冠脉搭桥术。

六、护理措施

（一）一般护理

1. 患者应卧床休息，嘱患者避免突然用力的动作，饭后不宜进行体力活动，防止精神紧张、情绪激动、受寒、饱餐及吸烟、酗酒，宜少量多餐，用清淡饮食，不宜进食含动物脂肪及高胆固醇的食物。对有恐惧和焦虑心理的患者，应向患者解释冠心病的性质，只要注意生活保健，坚持治疗，可以防止病情的发展；对情绪不稳定者，可适当应用镇静剂。

2. 保持大小便通畅，做好皮肤及口腔护理。

（二）病情观察与护理

1. 危重型心绞痛患者应安排在监护室予以监护，密切观察病情和心电图变化，观察胸痛持续的时间、次数，并注意观察硝酸盐类等药物的不良反应。发现异常，及时报告医生，并协助相应的处理。

2. 患者心绞痛发作时，嘱其安静卧床休息，做心电图检查观察其 ST－T 的改变，并给予舌下含化硝酸甘油 0.6 mg，吸氧。对有频繁发作的心绞痛或属自发型心绞痛的患者，需提高警惕，用心电监护观察有无发展为心肌梗死的先兆。如有上述变化，应及时报告医生。

（三）介入治疗的护理

近年来心绞痛患者接受此种治疗日益增多，疗效肯定，如 PTCA 是目前治疗冠心病、心肌梗死的主要治疗方法。

1. 术前护理

护士应向患者介绍治疗的具体方法，注意事项，认真做好每一项术前准备。了解患者两侧足背动脉的搏动情况，以便术后对比观察。如果足背动脉搏动消失或减弱，皮温低于对侧，应适当松解，加压包扎，如松解后仍不能缓解，应注意有动脉闭塞的可能。

2. 术后护理

重点在于预防和严密观察各种并发症。穿刺部位的出血和皮下血肿是 PTCA 的常见并发症。PTCA 术后出血可能有如下原因：①应用肝素抗凝，拔管时肝素作用仍较强。②在血凝未稳定前移动鞘管。③穿刺部位不当。④压迫止血不充分，加压包扎位置不当。⑤患者凝血机制不良、肥胖、血压过高。⑥患者过早活动术侧肢体。对于有活动出血者，及时通知医生重新加压止血，针对病因进行处理。其他的并发症有气栓、血管闭塞、假性室壁瘤、动静脉瘘、鞘管滞留等。

七、健康指导

1. 向患者及家属讲解有关疾病的病因及诱发因素，避免过度脑力劳动，适当参加体力活动；合理搭配饮食结构；肥胖者需限制饮食；戒烟酒。积极防治高血压、高脂血症和糖尿病。有上述疾病家族史的青年，应早期注意血压及血脂变化，争取早期发现，及时治疗。

2. 心绞痛症状控制后，应坚持服药治疗。避免导致心绞痛发作的诱因。对不经常发作者，需鼓励做适当的体育锻炼如散步、打太极拳等，这样有利于冠状动脉侧支循环的建立。随身携带硝酸甘油片或亚硝酸异戊酯等药物，以备心绞痛发作时自用。

3. 出院时指导患者根据病情调整饮食结构，坚持医生、护士建议的合理化饮食。教会家属正确测量血压、脉搏、体温的方法。教会患者及家属识别与自身有关的诱发因素，如吸烟、情绪激动等。

4. 出院带药，给患者提供有关的书面材料，指导患者正确用药。

5. 教给患者门诊随访知识。

心肌梗死

急性心肌梗死是指在冠状动脉病变基础上，发生冠状动脉血液供应急剧减少或中断，使相应心肌发生持久而严重的急性缺血，引起部分心肌缺血坏死的疾病，是冠心病的严重类型。临床主要表现为持久而剧烈的胸骨后疼痛、发热、白细胞计数及血清心肌酶增高、心电图进行性改变，常可并发心律失常、心力衰竭或休克。

一、病因和发病机制

心肌梗死的基本病因是冠状动脉粥样硬化，偶尔亦有因冠状动脉栓塞、炎症及冠状动脉先天畸形、痉挛而发生。

冠状动脉粥样病变使管腔狭窄，甚至完全闭塞，完全闭塞的管腔内半数以上有血栓形成。冠状动脉闭塞 20～30 分钟，缺血部位的心肌即有少数坏死。心肌梗死常从心室壁的心内膜下和中层开始，逐步发展到外层心肌。梗死累及心室壁全层或大部分时称透壁性心肌梗死。坏死波及心包时，可引起反应性纤维蛋白性心包炎。波及内膜时，可因心内膜反应性炎症诱发心室腔内附壁血栓形成。如梗死仅累及心室壁的内层，不到室壁厚度一半时，称为心内膜下心肌梗死。在心腔内压力作用下，坏死的心壁可破裂（心脏破裂）。坏死组织 1～2 周开始吸收，并逐渐纤维化，6～8 周进入慢性期，形成瘢痕而愈合，称为陈旧性心肌梗死。瘢痕大者可逐渐向外凸出而形成室壁膨胀瘤。梗死附近心肌的血供随侧支循环的建立而逐渐恢复。

心肌梗死发生后，立即出现梗死区心肌收缩功能障碍，出现血流动力学变化，其严重程度和持续时间，取决于梗死的部位、程度和范围。常见的变化是心肌收缩力减弱、射血分数减低、心搏量和排出量下降、心力衰竭、心律失常、血压下降等，可发生心源性休克。

二、临床表现

1/2～2/3 的患者在起病前几小时至两周或更长时间有先兆症状，其中常见的是原有稳定型心绞痛变为不稳定型，或无心绞痛者，骤然发病，剧烈胸痛，疼痛多在胸骨后或心前区呈难以忍受的压榨、窒息或烧灼样剧痛。持续时间常超过 30 分钟，休息及舌下含服硝酸甘油不能缓解。但也有 5%～15% 的患者疼痛阙如，尤其是老年人，一般疼痛较轻，无痛性心肌梗死比较多见。75 岁以上的老年人有 40% 无症状，85 岁以上的老年人 75% 无胸痛。有的老年人仅表现为胸部压榨感、气短、心慌、烦躁、苍白、出冷汗、恐惧不安等，容易被误诊。无痛的原因是由于老年人对疼痛的感受能力下降，或因神经精神疾患不能用语言表达心肌梗死引起的症状。无痛性患者的血浆亮氨酸脑啡肽和 β 内啡肽水平增高。有报道无痛型急性心肌梗死普遍伴有低血钠，认为急性心肌梗死时机体处于高度应激状态，应激可使血中脑啡肽升高 4～6 倍，起到止痛的作用。此外，有的病例表现为急性胃肠炎症状，如上腹痛伴有恶心、呕吐、呃逆、腹胀、有大便感、排软便，但无进不洁食物史，恶心、呕吐也比急性胃炎轻，通常称为胃肠型。有的老年病例昏厥、抽风或神志不清甚至昏迷，易被误诊为脑出血，称为脑型。有的病例表现为皮肤湿冷、脉细而快、面色苍白、烦躁不安、神志迟钝、尿量减少、低血压等休克状态，系心排血量减少，心源性休克，为大面积心肌梗死所致。有的则为左心衰竭，表现为呼吸困难、胸闷、咳嗽、发绀、心悸、不能平卧，重则发生急性肺水肿，咳出泡沫样痰。还有部分病例以心律失常表现突出。更有部分患者表现极不典型，如疼痛部位、性质不典型，出现一些疼痛的替代症状如咽部异物感、吞咽困难、左上肢发作性酸软无力等，应高度警惕。

急性心肌梗死时有些患者可无任何异常的体征。有些患者仅有心率稍快、血压偏低、心音减弱。有些患者则表现为面色苍白、出汗、四肢厥冷。血压下降、心率增快或变慢、心音减弱、心律不齐、奔马律、肺部啰音等心力衰竭或休克征象。起病2~3天，偶可出现心包摩擦音。

急性心肌梗死时常见的并发症为各种心律失常、心力衰竭、心源性休克。老年患者还可有室壁瘤、心脏破裂、乳头肌断裂、肺炎、栓塞、继发感染等并发症，并有相应并发症的体征。所以，应提高警惕，做到早发现、早治疗。

三、实验室及其他检查

1. 血液学检查

胸痛开始2小时后可有血中白细胞总数升高［常为（10~20）×10^9/L］及中性粒细胞增多（常为0.80以上），约1周恢复正常。血沉常在第1~2天开始加快，数周恢复正常。

2. 血清酶学检查

心肌细胞内含有大量的酶，受损时这些酶进入血液，测定血中心肌酶谱对诊断及估计心肌损害程度有十分重要的价值。常用的有血清肌酸磷酸激酶（CPK），发病4~6小时在血中出现，24小时达峰值，后很快下降，2~3天消失。该酶在骨骼和脑细胞中含量也较高，其同工酶有MM、MB和BB，CPK-MB主要存在于心肌细胞中，其敏感性和特异性均几乎达100%。谷草转氨酶（GOT）：发病后6小时升高，2~3天达高峰，3~6天降至正常。因此，酶也存在于肝、肾及肌肉中，故特异性较差。乳酸脱氢酶（LDH）：8~12小时升高，2~3天达高峰，1~2周降至正常。此酶存在于多种组织中，故特异性差。其他还有α-羟丁酸脱氢酶（α-HBDH）、丙酮酸激酶（PK）等。

3. 肌红蛋白测定

血清肌红蛋白升高出现时间比CPK略早，约在4小时，多数24小时即恢复正常；尿肌红蛋白在发病后5~40小时开始排泄，持续时间平均达83小时。

4. 心电图

心肌梗死时心电图常呈特异性的动态变化，为诊断心肌梗死最重要的检查，也是最简便快捷的检查手段。同时心电图反映非梗死区的供血情况及显示心律失常，其动态观察为了解病情演变能提供明确的证据。

其特征性心电图改变是在面向坏死区、坏死区外围的损伤区、损伤区外围的缺血区的导联上出现的典型改变：病理Q波ST段抬高及T波倒置。其典型的演变过程：急性期面向梗死区的导联出现病理 Q 波及抬高的 ST 段与 T 波融合形成单向曲线；亚急性期（发病后数日至 2 周）面向梗死区的导联上抬高的 ST 段逐渐回落至基线，T 波变平坦或倒置，慢性期（发病后数周至数月）T 波倒置更深，呈冠状 T 波。在背向梗死区的导联分别出现"镜中映像"式的相反变化。

Q 波多在发病后数小时至 24 小时出现，少数可超过 24 小时。在超急性期，心电图上可能仅有异常高大的 T 波及 ST 段抬高，甚至完全正常。束支传导阻滞、预激综合征可能掩盖梗死波形；多发性梗死时可能使各自的变化"中和"；而心室肥厚、左束支及左前分支阻滞、慢性肺心病、心肌病、预激综合征等均可能产生假 Q 波，应注意鉴别。

病理性 Q 波的出现表示有心肌的坏死。为急性心肌梗死心电图上最重要的表现，但部分病例心电图上始终不出现病理 Q 波，称为无 Q 波心肌梗死（NQMI）。近年来由于诊断技术的提高及早期治疗的改进，NQMI 已占到所有梗死的 30% 左右，由于其病理治疗及预后和 Q 波梗死（QMI）有所不同，应引起临床注意。

5. 心向量图

当心电图不能肯定诊断为心肌梗死时，往往可通过心向量图得到证实。

6. 超声心动图

超声心动图并不用来诊断急性心肌梗死，但对探查心肌梗死的各种并发症极有价值，尤其是室间隔穿孔破裂，乳头肌或腱索断裂或功能不全造成的二尖瓣关闭不全、脱垂、室壁瘤和心包积液。

7. 放射性核素检查

放射性核素心肌显影及心室造影 ^{99m} 锝及 ^{131} 碘等形成热点成像或 ^{201} 铊、^{42} 钾等冷点成像可判断梗死的部位和范围。用门电路控制 γ 闪烁照相法进行放射性核素血池显像，可观察室壁动作及测定心室功能。

8. 心室晚电位（LPs）

急性心肌梗死时 LPs 阳性率 28% ～ 58%，其出现不似陈旧性心梗稳定，但与室速和室颤有关，阳性者应进行心电监护及予以有效治疗。

9. MRI

易获得清晰的室间隔像，故对发现间隔段运动障碍、间隔心肌梗死及并发症较其他方法优越。

四、诊断

急性心肌梗死有剧烈的心前区疼痛，休息或舌下含服硝酸甘油不能缓解，疼痛持续时间长，范围广泛，可向下颌或颈背等部位放射。特征性心电图演变。血清心肌酶升高。对无病理性 Q 波的心内膜下心肌梗死，血清心肌酶的诊断意义更大。对老年人突然发生严重心律失常、休克、心力衰竭而原因未明者，或突然发生较重而持续时间较久的胸闷或胸痛者，均应考虑本病的可能。

五、治疗要点

(一) 一般治疗

1. 休息

急性期需卧床一周，保持环境安静，给予清淡易消化食物。

2. 吸氧

间断或持续吸氧 2~3 天，重者可以面罩给氧。

3. 监护

入冠心病监护室，行心电图、血压、呼吸等监测 3~5 天，重者可延长。有血流动力学改变者可行漂浮导管作 PCWP 和静脉压监测。

4. 镇静止痛

尽快解除患者疼痛，常用药有：①哌替啶 50~100 mg，肌内注射，每 4~6 小时重复；②吗啡 5~10 mg，肌内注射或静脉注射，每 4~6 小时重复；使用上述两种药物需注意呼吸抑制及血压变化；③硝酸甘油或硝酸异山梨醇酯舌下含服，每 2 小时 1 次；④严重者可行亚冬眠治疗（哌替啶 25~50 mg、异丙嗪 25~50 mg 合用，每 4~6 小时 1 次）。

此外，当今最新应用 β 受体阻滞剂普萘洛尔、阿替洛尔、噻吗洛尔、美托洛尔，不仅对血压较高、心率较快的前壁梗死的患者有显著止痛效果，且能改善预后。用药过程中应严密监测血压和心功能。

(二) 心肌再灌注

1. 溶栓疗法

有静脉和冠状动脉两种给药途径。静脉溶栓简便易行，可争取抢救时机，但盲目用药，剂量偏大，出血并发症增多。因此有人主张先自静脉内给予半量，再在闭塞的冠脉内补充给药。适应证：心电图上 2 个或多个导联有进行性心肌损伤表现（ST 段抬高）；年龄小于 75 岁；无禁忌证。禁忌证：对溶栓药物过敏者；2 周内有外科手术、脑出血或蛛网膜下腔出血者；凝血功能有缺陷者；新近内脏出血或有活动性溃疡者。

(1) 链激酶和尿激酶：均为纤维蛋白溶酶的激活剂。国内以静脉内给药者为多。方法：链激酶 50 万~100 万 U 加入 5% 葡萄糖溶液 100 mL 内，30~60 分钟滴完，之后每小时给予 10 万 U，静脉滴注 24 小时。用前需做皮肤过敏试验，治疗前半小时肌内注射异丙嗪 25 mg，加少量地塞米松同时滴注可减少过敏反应的发生。用药前后进行凝血方面的化验检查，用量大时尤应注意出血倾向。冠脉内注射时先做冠脉造影，经导管向闭塞的冠状动脉内注入硝酸甘油 0.2~0.5 mg，后注入链激酶 2 万 U，继之每分钟 2 000~4 000 U，共 30~90 分钟，至再通后继续用 30~60 分钟，每分钟 2 000 U。患者胸痛突然消失，ST 段恢复正常，心肌酶峰值提前出现为再通征象，可每 15 分钟注入 1 次造影剂观察是否再通。尿激酶无抗原性，作用较链激酶弱。50 万~100 万 U 静脉滴注，60 分钟滴完。冠状动脉内应用时每分钟 6 000 U 持续 1 小时以上至溶栓后再维持 30~60 分钟。

(2) 组织型重组纤维蛋白溶酶原激活剂：本品对血凝块有选择性，故疗效高于链激酶。冠脉内滴注 0.375 mg/kg，持续 45 分钟。静脉滴注用量为 0.75 mg/kg，持续 90 分钟。

（3）其他：国内有去纤酶、链激酶、蝮蛇抗栓酶等蛇毒制剂，其疗效尚未明确。

单纯溶栓疗法再灌注率 50%～75%，不能纠正造成冠脉残余狭窄的粥样斑块，溶栓成功后 15%～35% 再次阻塞，在治疗后应使用肝素抗凝治疗 1 周及抗血小板凝集药物或继续用 PTCA。

2. PTCA

通过使病变内膜和粥样斑块破裂以及中膜过度伸展而使动脉腔内径增宽，达到冠脉再通。急性心肌梗死时可以紧急 PTCA 术，其成功的标准是直径增加 20% 以上，成功率 62%～90%，复发率 30% 左右，且大部分在治疗后 6 个月以内。第 2 次 PTCA 较首次成功率高，且并发症少，1 年后复发率 30%，若与溶栓相结合其疗效更佳。

（三）缩小梗死面积

治疗原则是减少心肌耗氧量，增加心肌的供能，增加心肌供氧，保护缺氧心肌。

1. 硝酸酯类

此类药物能扩张冠状动脉，增加心肌供血。急性期静脉给药，缓解后改为口服。其剂量因人、依病情决定。常用首选药为硝酸甘油，其剂量为 25 mg 溶于 10% 葡萄糖溶液 500 mL 中静脉滴注，初滴速为每分钟 12.5 μg，每 5～10 分钟按心律、血压及临床效应调整滴速，一般为每分钟 25～50 μg，给药时间一般持续 72 小时，少数泵衰竭者为 7～10 天。如收缩压 <80 mmHg 加入多巴胺 10～20 mg 滴注。

2. β 受体阻滞剂

实践证明，早期应用 β 受体阻滞剂可缩小梗死面积，增加存活率。心力衰竭、支气管哮喘、低血压、心率慢时禁用。常用药物为普萘洛尔 5～10 mg 加入 10% 葡萄糖溶液 500 mL 内静脉滴注 2～3 小时，或 20～30 mg 每日 3 次口服；也可选用噻吗洛尔 5～10 mg，每日 2 次，口服；或美托洛尔 50～100 mg，每日 2 次口服。近年来有人提出，只要无 β 受体阻滞剂禁忌证的心肌梗死患者，在病后 5～7 天可长期服用 β 受体阻滞剂，以预防再梗死和猝死。

3. 钙通道阻滞剂

通常用硝苯地平 10～20 mg，每日 2～3 次口服。有高血压者更适合应用，与硝酸酯类及 β 受体阻滞剂有协同作用，可以联合用药。

4. 低分子右旋糖酐

低分子右旋糖酐及复方丹参等活血化瘀药物，一般可选用低分子右旋糖酐每日静脉滴注 250～500 mL，7～14 天为一疗程。在低分子右旋糖酐内加入活血化瘀药物如血栓通 4～6 mL、川芎嗪 80～160 mg 或复方丹参注射液 12～30 mL，疗效更佳。心功能不全者低分子右旋糖酐应慎用。

5. 含镁极化液（GIKM）

急性心梗患者常有血清镁浓度降低及心肌组织缺镁。缺镁可引起冠状动脉痉挛、心肌缺血及心律失常和猝死。因此，在普通极化液中加入镁有利于纠正心梗后低镁血症，缓解冠状动脉痉挛，改善心肌缺血，预防心律失常和猝死。具体用法为 10% 氯化钾

10 ~ 15 mL，25% 硫酸镁 10 ~ 20 mL，普通胰岛素 12 U 加入 10% 葡萄糖溶液 500 mL 中静脉滴注，每日 1 次，2 周为一疗程。

6. 透明质酸酶

此酶能增加细胞间隙，促进营养物质的转运，显示有改善心肌缺血和减少梗死面积的作用。应在发病早期应用，超过 9 小时常难以奏效。用法：先用 150 U 做皮试，如阴性，则按 500 U/kg 静脉注射，每 6 小时 1 次，共用 48 ~ 72 小时。此疗法为现代试验性治疗之一。

7. 前列环素

有扩张血管、抗血小板凝集及减少溶酶体酶释放，防止梗死灶扩大等作用，可每分钟 6 mg/kg 静脉滴注。

（四）严密观察，及时处理并发症

1. 抗休克

目前对急性心肌梗死休克的治疗尚不满意，需尽早发现，及时处理。

（1）补充血容量：CVP 和 PCWP 低者，估计有血容量不足，可用低分子右旋糖酐或 5% ~ 10% 葡萄糖溶液静脉滴入。待 CVP 或 PCWP 恢复后则应停止。输液速度不宜过快。

（2）应用升压药：补充血容量后血压仍不升而 PCWP 和心排出量正常时，提示周围血管张力不足，可用升压药如：①多巴胺 10 ~ 30 mg 加入 5% ~ 10% 葡萄糖溶液 100 mL 中，静脉滴入。②间羟胺 10 ~ 30 mg。③去甲肾上腺素 0.5 ~ 1 mg 静脉滴入。多巴胺与间羟胺或去甲肾上腺素可使用。④多巴酚丁胺 250 mg 加入 5% 葡萄糖溶液 250 ~ 500 mL 中静脉缓慢滴入。

（3）应用血管扩张剂：经上述处理仍不升压，而 PCWP 升高，心排出量下降，周围血管收缩，出现四肢厥冷、发绀时，可用血管扩张药。在 5% 葡萄糖溶液 100 mL 中加硝普钠 5 ~ 10 mg、硝酸甘油 1 mg 或酚妥拉明 10 ~ 20 mg，静脉滴入。

（4）其他：①纠正酸中毒可用 5% 碳酸氢钠；②氧气吸入；③注意尿量，保护肾功能；④肾上腺皮质激素的应用，如氢化可的松静脉滴入。

2. 抗心律失常

急性心肌梗死有 90% 以上出现心律失常，绝大多数发生在梗死后 72 小时内，不论是快速性或缓慢性心律失常，对急性心肌梗死患者均可引起严重后果。因此，及早发现心律失常，特别是严重的心律失常前驱症状，并给予积极的治疗。

（1）对出现室性期前收缩的急性心肌梗死患者，均应严密心电监护及处理。频发的室性期前收缩或室速，应以利多卡因 50 ~ 100 mg 静脉注射，无效时 5 ~ 10 分钟可重复，控制后以每分钟 1 ~ 3 mg 静脉滴注维持，情况稳定后可改为药物口服；美西律 150 ~ 200 mg，普鲁卡因胺 250 ~ 500 mg，溴苄胺 100 ~ 200 mg 等，每 6 小时 1 次维持。

（2）对已发生室颤者应立即行心肺复苏术。在进行心脏按压和人工呼吸的同时争取尽快实行电除颤，一般首次即采取较大能量（200 ~ 300 J）争取 1 次成功。

（3）对窦性心动过缓如心率小于每分钟 50 次，或心率在每分钟 50 ~ 60 次，但合并低血压或室性心律失常，可以阿托品每次 0.3 ~ 0.5 mg 静脉注射，无效时 5 ~ 10 分钟重复，但总量不超过 2 mg。也可以氨茶碱 0.25 g 或异丙肾上腺素 1 mg 分别加入 300 ~ 500 mL 液体中静脉滴注，但这些药物有可能增加心肌氧耗或诱发室性心律失常，故均应慎用。以上治疗无效、症状严重时可采用临时起搏措施。

（4）对房室传导阻滞一度和二度Ⅱ型者，可应用肾上腺皮质激素、阿托品、异丙肾上腺素治疗，但应注意其不良反应。对三度及二度Ⅱ型者宜行临时心脏起搏。

（5）对室上性快速心律失常可选用 β 受体阻滞剂、洋地黄类（24 小时内尽量不用）、维拉帕米、胺碘酮、奎尼丁、普鲁卡因胺等治疗。对阵发性室上性、房颤及房扑药物治疗无效者，可考虑直流同步电转复或人工心脏起搏器复律。

3. 心力衰竭的治疗

主要是治疗急性左心衰竭，以应用吗啡（或哌替啶）和利尿剂为主，也可选用血管扩张剂以减轻左心室后负荷，或用多巴酚丁胺 250 mg 加入 5% 葡萄糖溶液 250 ~ 500 mL 内静脉滴注，每分钟 10 μg/kg 治疗。在梗死发生后 24 小时内宜尽量避免使用洋地黄类药，以免引起室性心律失常。

4. 其他并发症的治疗

（1）心肌梗死后综合征：患者表现为发热、胸痛、心包积液或肺炎，多出现在急性心肌梗死后 2 ~ 10 周。抗生素一般无效，可口服阿司匹林、吲哚美辛。心包或胸腔积液时可用糖皮质激素，如泼尼松 40 ~ 60 mg，每日 1 次晨服，常需用 6 ~ 8 周，停药过早可再发。

（2）肩手综合征：为急性心肌梗死后发生的肩、腕、手部的肿胀、疼痛、僵硬感及运动障碍，其原因可能是肩部肌肉反射性痉挛或梗死早期活动过少肌肉失用所致，治疗可采用理疗或局部封闭。

（3）前胸壁综合征：这是急性心肌梗死后 1 ~ 2 月出现的前胸壁疼痛，与心肌病变无关，可因局部活动（如抬高上肢）而诱发，不伴心电图及心肌酶学改变。可予止痛、镇静药物、理疗或酌用糖皮质激素。

（4）心室壁瘤：发生率为 10% ~ 30%，心电图除有心肌梗死的异常 Q 波外，约 2/3 的病例有 ST 段持续抬高 1 个月以上。X 线检查、记波摄影、左心室造影、超声心动图和放射性核素心血池扫描均有助于诊断。并发室壁瘤易发生心力衰竭、心律失常或栓塞，必要时可考虑手术切除。

（5）心脏破裂：心脏破裂是急性心肌梗死的严重并发症，一般在梗死后 1 周内发生，24 小时内发生者尤多。该症一旦发生，手术治疗是唯一方法，但患者常因病情来势凶猛而死亡。对室间隔的破裂穿孔，如有机会可紧急手术修补穿孔。

（6）栓塞：急性心肌梗死后动脉栓塞的发生率为 2% ~ 10%，以脑栓塞及肺栓塞最为常见，其次是四肢动脉栓塞，多发生于起病 1 周之后。应在一段内科治疗的基础上针对病因进行治疗，有适应证者可以行溶栓治疗。

（7）心脑卒中：可能因同一机理造成心、脑急性血运障碍，治疗重点在心肌梗死，脑卒中无特效药，仅可使用对症支持治疗药物详见有关专科书籍。

（五）康复期处理

无严重并发症而病情稳定者，平均住院 4～5 周即可出院。经 2～4 个月逐渐增加体力活动锻炼后，如对运动负荷反应良好，逐渐恢复轻工作。即使完全康复后也不宜参加重体力劳动，亦应避免精神过度紧张，吸烟者应严格戒烟。

六、护理

（一）一般护理

1. 休息

发病后不要搬动患者，就地抢救为宜。由于发病 48 小时内病情易变化，死亡率高，应向患者解释急性期卧床休息可减轻心脏负荷，减少心肌耗氧量，限制或缩小梗死范围，有利于心功能的恢复。因此第 1 周应绝对卧床，进食、排便、翻身、洗漱等一切日常生活由护理人员帮助照料，避免不必要的翻动，并限制亲友探视。此外，各项必需的医疗护理工作要集中一次做完，尽量减少患者的心脏负担。

2. 饮食

患者进入监护室后 4～6 小时禁食，随后根据患者的临床状态酌情开始进食，给予高维生素的流食和半流食，如果汁、菜汤、米粥、面片等。有心力衰竭者适当限盐。急性期后恢复冠心病饮食（同心绞痛饮食），以少食多餐为原则。

3. 保持大小便通畅

心肌梗死患者由于卧床休息、消化功能减退、哌替啶或吗啡等止痛药物的应用，胃肠功能和膀胱收缩受到抑制，易发生便秘和尿潴留。应予以足够的重视，酌情给予轻泻剂，嘱患者排便时勿屏气，避免增加心脏负担和导致附壁血栓脱落。排便不畅时宜加用开塞露，对 5 日无大便者可保留灌肠或给低压盐水灌肠。对排尿不畅者，可采用物理或诱导法，协助排尿，必要时行导尿术。

4. 吸氧

氧治疗可改善低氧血症，有利于心肌梗死的康复。急性期给患者高流量吸氧，持续 48 小时。氧流量在每分钟 3～5 L，病情变化可延长吸氧时间。待疼痛减轻，休克解除，可减低氧流量。注意鼻导管的通畅，24 小时更换 1 次。如果合并急性左心衰竭，出现重度低氧血症时。本病死亡率较高，可采用加压吸氧或乙醇除泡沫吸氧。

5. 防止血栓性静脉炎或深部静脉血栓形成

血栓性静脉炎表现为受累静脉局部红、肿、痛，可延伸呈条索状，多因反复静脉穿刺输液和多种药物输注所致。所以行静脉穿刺时应严格无菌操作，患者感觉输液局部皮肤疼痛或红肿，应及时更换穿刺部位，并予以热敷或理疗。下肢静脉血栓形成一般在血栓较大引起阻塞时才出现患肢肤色改变，皮肤温度升高和可凹性水肿。应注意每日协助患者做被动下肢活动 2～3 次，注意下肢皮肤温度和颜色的变化，避免选用下肢静脉输液。

6. 做好心理护理

急性心肌梗死是内科急症，严重威胁着患者生命安全，此时患者均会产生相应的心理变化，影响治疗效果。护士应根据患者的不同心理状态，采取相应的心理护理。如患者精神紧张、持续剧烈的疼痛，应立即给予止痛及镇静，同时耐心安慰患者，消除其恐惧心理，增强患者战胜疾病的信心，积极配合治疗。

（二）病情观察与护理

急性心肌梗死系危重疾病，应早期发现危及患者生命的先兆表现，如能得到及时处理，可使病情转危为安。故需严密观察以下情况：

1. 血压

始发病时应 0.5～1 小时测量一次血压，随血压恢复情况逐步减少测量次数，为每日 4～6 次，基本稳定后每日 1～2 次。若收缩压在 90 mmHg 以下，脉压减小，且音调低落，要注意患者的神志状态、脉搏、面色、皮肤色泽及尿量等，是否有心源性休克的发生。此时，在通知医生的同时，对休克者采取抗休克措施，如补充血容量，应用升压药、血管扩张剂以及纠正酸中毒，避免脑缺氧，保护肾功能等。有条件者应准备好 CVP 测定装置或漂浮导管测定 PCWP 设备，以正确应用输液量及调节液体滴速。

2. 心率、心律

在冠心病监护病房进行连续的心电、呼吸监测，在心电监测示波屏上，应注意观察心率及心律变化。及时检出可能作为恶性心动过速先兆的任何室性早搏，以及室颤或完全性房室传导阻滞，严重的窦性心动过缓，房性心律失常等，如发现室性早搏为：①每分钟 5 次以上；②呈二、三联律；③多源性早搏；④室性早搏的 R 波落在前一次主波的 T 波之上，均为转变阵发性室性心动过速及室颤的先兆，易造成心搏骤停。遇有上述情况，在立即通知医生的同时，需应用相应的抗心律失常药物，并准备好除颤器和人工心脏起搏器，协同医生抢救处理。

3. 胸痛

急性心肌梗死患者常伴有持续剧烈的胸痛，因此，应注意观察患者的胸痛程度，因剧烈胸痛可导致低血压，加重心肌缺氧，扩大梗死面积，引起心力衰竭、休克及心律失常。常用的止痛剂有罂粟碱肌内注射或静脉滴注，硝酸甘油 0.6 mg 含服，疼痛较重者可用哌替啶或吗啡。在护理中应注意可能出现的药物不良反应，同时注意观察血压、尿量、呼吸及一般状态，确保用药的安全。

4. 呼吸急促

注意观察患者的呼吸状态，对有呼吸急促的患者应注意观察血压，皮肤黏膜的血循环情况，肺部体征的变化以及血流动力学和尿量的变化。发现患者有呼吸急促、不能平卧、烦躁不安、咳嗽、咳泡沫样血痰时，立即取半坐位，给予吸氧，准备好快速强心、利尿剂，配合医生按急性心力衰竭处理。

5. 体温

急性心肌梗死患者可有低热，体温在 37～38.5℃，多持续 3 天左右。如体温持续升高，1 周后仍不下降，应疑有继发肺部或其他部位感染，及时向医生报告。

6. 意识变化

如发现患者意识恍惚、烦躁不安，应注意观察血流动力学及尿量的变化。警惕心源性休克的发生。

7. 器官栓塞

在急性心肌梗死 1~2 周，注意观察组织或脏器有无发生栓塞现象。因左心室内附壁血栓可脱落，而引起脑、肾、四肢、肠系膜等动脉栓塞，应及时向医生报告。

8. 心室膨胀瘤

在心肌梗死恢复过程中，心电图表现虽有好转，但患者仍有顽固性心力衰竭或心绞痛发作，应疑有心室膨胀瘤的发生。这是由于在心肌梗死区愈合过程中，心肌被结缔组织所替代，成为无收缩力的薄弱纤维瘢痕区。该区内受心腔内的压力而向外呈囊状膨出，形成心室膨胀瘤。应配合医生进行 X 线检查以确诊。

9. 心肌梗死后综合征

需注意在急性心肌梗死后两周、数月甚至两年内，可并发心肌梗死后综合征。表现为肺炎、胸膜炎和心包炎征象，同时也有发热、胸痛、血沉和白细胞升高现象，酷似急性心肌梗死的再发。这是由于坏死心肌引起机体自身免疫变态反应所致。如心肌梗死的特征性心电图变化有好转现象又有上述表现时，应做好 X 线检查的准备，配合医生作出鉴别诊断。本病应用肾上腺皮质激素治疗效果良好。若因误诊而用抗凝药物，可导致心腔内出血而发生急性心包填塞。故应严密观察病情，在确诊为本病后，应向患者及家属做好解释工作，解除顾虑，必要时给患者应用镇痛及镇静剂；做好休息、饮食等生活护理。

七、健康指导

1. 注意劳逸结合，根据心功能进行适当的康复锻炼。
2. 避免紧张、劳累、情绪激动、饱餐、便秘等诱发因素。
3. 节制饮食，禁忌烟酒、咖啡、酸辣刺激性食物，多吃蔬菜、蛋白质类食物，少食动物脂肪、胆固醇含量较高的食物。
4. 按医嘱服药，随身常备硝酸甘油等扩张冠状动脉药物，定期复查。
5. 指导患者及家属，病情突变时，采取简易应急措施。

第七章　原发性高血压

原发性高血压是一种以血压增高为主要特点的临床综合征，动脉压的持续升高可导致靶器官如心、脑、肾和视网膜等脏器的损害。高血压可分为原发性高血压和继发性高血压两大类。原发性高血压又称高血压病，占高血压的95%以上。继发性高血压是指血压升高为某些疾病的一种临床表现，有明确而独立的病因，占高血压5%以下。

一、高血压的定义和分类

我国四次修订高血压定义，与目前国际上两个主要的高血压治疗指南的血压分类基本一致。1999年WHO/ISH将高血压定义为：未服抗高血压药情况下，收缩压≥140 mmHg和（或）舒张压≥90 mmHg。根据血压增高的水平，可进一步分为高血压第1、2、3级（表7-1）。

表7-1 高血压的定义和分类（WHO/ISH）

类　　别	收缩压 mmHg	舒张压 mmHg
理想血压	<120	<80
正常血压	<130	<85
正常高值	130～139	85～89
1级高血压（轻度）	140～159	90～99
亚组：临界高血压	140～149	90～94
2级高血压（中度）	160～179	100～109
3级高血压（重度）	≥180	≥110
单纯收缩期高血压	≥140	<90
亚组：临界收缩期高血压	140～149	<90

注：当收缩压和舒张压分属于不同分级时，以较高的级别作为标准。

二、流行病学

不同地区、种族及年龄高血压发病率不同。工业化国家较发展中国家高，同一国家不同种族之间也有差异，例如美国黑人的高血压约为白人的2倍。血压水平随年龄而增高，尤其是收缩期高血压，老年人较为常见。20世纪50年代以来我国进行的3次普查结果显示，高血压患病率1959年为5.11%，1979年为7.73%，1991年为11.88%，呈明显上升趋势，推算我国现有高血压患者约1亿人，但与西方国家相比（平均15%～20%），我国高血压患病率仍较低。我国流行病学调查还显示，患病率城市高于农村，北方高于南方，高原少数民族地区患病率较高。男女两性血压患病率差别不大，青年期男性略高于女性，中年后女性稍高于男性。

三、病因

病因学分析显示，原发性高血压可能与以下因素有关：

（一）遗传因素

流行病学研究显示，原发性高血压有明显的家族聚集性，父母均有高血压者子女的发病概率高达46%，约60%的高血压患者有高血压家族史。高血压可能与多基因遗传有关，在遗传表型上，血压升高发生率、血压高度、并发症发生以及其他有关因素如肥胖等均体现出遗传性。

（二）精神因素

长期从事紧张劳动者，如司机、会计、电报员等发病率较一般性体力劳动者高。

（三）膳食因素

临床研究及动物实验均显示，高钠饮食可使部分受试者血压升高，低钠摄入可降血压；高钠低钾摄入也可致高血压，限钠补钾可降血压；低钙膳食可致血压升高。上述饮食仅对部分受试者起作用，说明是通过遗传基因而发挥作用的。

（四）体重因素

中国成人正常体重指数（BMI）为 $19 \sim 24$ kg/m^2，BMI$\geqslant 24$ kg/m^2 为超重，$\geqslant 28$ kg/m^2 为肥胖。人群 BMI 的差别对人群的血压水平和高血压患病率有显著影响，血压与 BMI 呈显著的正相关。腹型肥胖者更易患高血压。

四、发病机制

血压增高的机制亦尚未完全阐明。一般认为在发病中占主导地位的是高级神经中枢功能失调。内分泌、肾脏、体液、遗传等因素也参与发病过程。

由于机体内、外环境的不良刺激，引起反复的精神紧张和情绪波动，导致大脑皮质兴奋和抑制过程失调，皮质下血管舒缩中枢形成以血管收缩神经冲动占优势，引起全身小动脉痉挛，周围阻力增高，使血压升高。初期血压升高为暂时性，以后由于皮质下舒缩中枢的兴奋灶变得固定，逐渐使小动脉痉挛呈持久性，血压升高也就恒定，结果造成脏器缺血。肾脏缺血时，肾小球旁细胞分泌肾素增多，进入血循环后，在肝脏产生的血管紧张素原水解为血管紧张素Ⅰ，再经肺循环中转化酶的作用转化为血管紧张素Ⅱ，依次又转化为血管紧张素Ⅲ，致全身小动脉痉挛加重。大脑皮质功能障碍可引起丘脑和垂体分泌促肾上腺皮质激素和血管加压素释放增多，使小动脉痉挛，钠和水潴留。血管紧张素Ⅱ和Ⅲ刺激肾上腺皮质，使醛固酮分泌增加，又引起钠的潴留，血容量的增多，这样使血压增高更为巩固。另外，大脑皮质功能失调又能引起交感神经兴奋，使肾上腺髓质分泌肾上腺素和去甲肾上腺素增多，提高心排血量和促使小动脉收缩，又促进血压增高。

五、病理

高血压早期仅表现为心排血量增加和全身小动脉阻力的增加，并无明显病理学改变。高血压持续及进展即可引起全身小动脉病变，表现为小动脉玻璃样变、中层平滑肌细胞增殖、管壁增厚、管腔狭窄，使高血压维持和发展，进而导致重要靶器官如心、脑、肾损伤。同时，高血压可促进动脉粥样硬化的形成及发展。

（一）心

长期周围血管阻力升高，使左心室肥厚扩大，称高血压心脏病，最终可致心力衰竭。高血压发病引起的儿茶酚胺、血管紧张素Ⅱ等物质也可刺激心肌细胞肥大。心脏肥厚扩大，持久的高血压可引起冠状动脉粥样硬化，而发生冠心病。

（二）脑

脑部小动脉硬化及血栓形成可致脑腔隙性梗死。脑血管结构薄弱，易形成微动脉瘤，当压力升高时可引起破裂、脑出血。长期高血压也会导致脑中型动脉的粥样硬化，可并发脑血栓。急性血压升高时可引起脑小动脉痉挛、缺血、渗出，致高血压脑病。

（三）肾

肾小动脉硬化。肾小球入球动脉玻璃样变性和纤维化，引起肾单位萎缩、消失，病变重者致肾衰竭，同样可引起肾动脉粥样硬化，肾动脉狭窄。

（四）视网膜

视网膜小动脉也从痉挛到硬化，可引起网膜出血和渗出。

六、临床表现

按起病急缓和病程进展，可将高血压病分为缓进型和急进型两类。临床上以缓进型最常见。

（一）缓进型高血压病

多有家族史者发病年龄可较轻。起病多数隐匿，青中年发病，病情发展慢，病程长。早期患者血压波动，血压时高时正常，为脆性高血压阶段，多在劳累、精神紧张、情绪波动时易有血压升高，休息后去除上述因素后，血压可降至正常。随着病情的发展，血压可趋向持续性升高或波动幅度变小。患者的主观症状和血压升高的程度可不一致，约半数患者无明显症状，只是在体格检查或因其他疾病就医时才发现有高血压，少数患者则在发生心、脑、肾等器官的并发症时才明确高血压病的诊断。

早期患者由于血压波动幅度大，可有较多症状，而在长期高血压后即使在血压水平较高时也可无明显症状，因此，无论有无症状，都应定期检测患者的血压。

1. 心脏

血压长期升高，增加了左心室的负担。左心室因代偿而心肌肥厚，继而扩张，形成高血压性心脏病。在心功能代偿期，除有劳累性心悸外，其他症状不明显。心功能失代偿时，则表现为心力衰竭。由于高血压后期可并发动脉粥样硬化，故部分患者可并发冠心病，发生心绞痛、心肌梗死。

2. 脑

重要的脑血管病变表现有：

1）一时性（间歇性）脑血管痉挛：可使脑组织缺血，产生头痛、一时性失语、失明、肢体活动不灵或偏瘫。可持续数分钟至数日，一般在 24 小时内恢复。

2）脑出血：一般在紧张的体力或脑力劳动时容易发生，例如情绪激动、搬重物等时突然发生。其临床表现因出血部位不同而异，最常见的部位在脑基底核豆状核，故常损及内囊，又称内囊出血。其主要表现为突然摔倒，迅速昏迷，头、眼转向出血病灶的同侧，出血病灶对侧的"三偏"症状，即偏瘫、偏身感觉障碍和同侧偏盲。呼吸深沉而有鼾声，大小便失禁。瘫痪肢体开始完全迟缓，腱反射常引不出。数日后瘫痪肢体肌张力增高，反射亢进，出现病理反射。

3）脑动脉血栓形成：多在休息睡眠时发生，常先有头晕、失语、肢体麻木等症状，然后逐渐发生偏瘫，一般无昏迷。随病情进展，可发生昏迷甚至死亡。

上述脑血管病变的表现，现代医学统称为"脑血管意外"，中医学统称为"中风"或"卒中"。

4）高血压脑病：高血压脑病是指脑小动脉发生持久而严重的痉挛、脑循环发生急性障碍，导致脑水肿和颅内压增高，可发生于急进型或严重的缓进型高血压病患者。表现为血压持续升高，常超过 200/120 mmHg，剧烈头痛、恶心、呕吐、眩晕、抽搐、视物模糊、意识障碍甚至昏迷。发作可短至数分钟，长者可达数小时或数日。

3. 肾的表现

长期高血压可致肾小动脉硬化，当肾功能代偿时，临床上无明显肾功能不全表现。当肾功能转入失代偿期时，可出现多尿、夜尿增多、口渴、多饮，提示肾浓缩功能减低，尿比重固定在 1.010 左右，称为等渗尿。当肾功能衰退时，可发展为尿毒症，血中肌酐、尿素氮增高。

4. 眼底视网膜血管改变

目前我国采用 Keith – Wagener 4 级眼底分级法。Ⅰ级：视网膜动脉变细；Ⅱ级：视网膜动脉狭窄，动脉交叉压迫；Ⅲ级：眼底出血或棉絮状渗出；Ⅳ级：视神经乳头水肿。眼底的改变可反映高血压的严重程度。

（二）急进型高血压病

急进型高血压又称恶性高血压，占高血压病的 1% 左右，可由缓进型突然转变而来，也可起病即为急进型。多见于青年和中年。基本的临床表现与缓进型高血压病相似，但各种症状更为突出，具有病情严重、发展迅速、肾功能急剧恶化和视网膜病变（眼底出血、渗出，视神经乳头水肿）等特点。血压显著增高，舒张压持续在 130 ~ 140 mmHg 或更高，常于数月或 1~2 年出现严重的心、脑、肾损害，最后常因尿毒症死亡，也可死于急性脑血管疾病或心力衰竭。经治疗后，少数病情亦可转稳定而呈缓进型经过。

（三）老年高血压

老年高血压患者动脉壁变厚、变硬、钙化，顺应性下降，所以老年人中约半数为单纯收缩期高血压，而另外半数为收缩压及舒张压均升高；由于老年人压力感受器明显减退，调节血压的能力减退，所以血压波动较大，且容易产生体位性低血压；由于老年人心脏收缩及舒张功能减退，收缩压升高，后负荷增大，心脏要克服增大的后负荷做功，所以容易发生心力衰竭。

（四）高血压急症

包括恶性高血压，高血压危象，高血压脑病。

1. 恶性高血压

见前文。

2. 高血压危象

高血压危象是指短期内血压急剧升高的严重临床表现。它是在高血压的基础上，交感神经活性亢进致周围小动脉强烈痉挛，使血压进一步升高的结果，常表现为剧烈头痛、神志改变、恶心、呕吐、心悸、呼吸困难等。收缩压可高达 260 mmHg，舒张压 120 mmHg 以上。

3. 高血压脑病

在血压急剧升高，超过脑血管自身调节能力时，脑灌注过多，大量液体通过血脑屏障漏出到血管周围脑组织造成脑水肿，引起严重头痛、烦躁、恶心、呕吐，重者可有神志改变、意识模糊、抽搐、癫痫样发作，甚至昏迷。

七、实验室及其他检查

（一）常规检查

1. 血生化（钾、空腹血糖、血清总胆固醇、三酰甘油、高密度脂蛋白胆固醇、低密度脂蛋白胆固醇和尿酸、肌酐）。

2. 全血细胞计数，血红蛋白和血细胞比容。

3. 尿液分析（尿蛋白、糖和尿沉渣镜检）。

4. 心电图。

5. 糖尿病和慢性肾病患者应每年至少查一次尿蛋白。

（二）X 线检查

轻者主动脉迂曲延长或扩张，并发高血压性心脏病时，左心室增大，心脏呈靴形样改变。

（三）超声波检查

心脏受累时，二维超声显示早期左心室壁搏动增强，第 II 期多见室间隔肥厚，继则左心室后壁肥厚；左心房轻度扩大；超声多普勒于二尖瓣上可测出舒张期血流速度减慢，舒张末期速度增快。

（四）心电图和心向量图检查

心脏受累的患者又可见左心室增厚或兼有劳损，P 波可增宽或有切凹，P 环振幅增大，特别终末向后电力更为明显。偶有房颤或其他心律失常。

（五）血浆肾素活性和血管紧张素 II 浓度测定

二者可增高，正常或降低。

（六）血浆心钠素浓度测定

心钠素浓度降低。

八、高血压病分期

分期的目的是为了掌握病变发展的程度，以制订合理的治疗措施。

第 I 期：血压达到确诊高血压的水平，临床上无心、脑、肾并发症。

第 II 期：血压达到确诊高血压的水平，伴心、脑、肾一项损伤，但功能代偿，如体检或各种辅助检查提示左心室肥大、眼底动脉变窄、蛋白尿和（或）血肌酐浓度轻度升高等。

第 III 期：血压达到确诊高血压的水平，伴心、脑、肾损伤，且功能失代偿 1 项或 1 项以上，如脑出血或高血压脑病、左心衰竭、肾衰竭、眼底出血或渗出等。

1999 年 WHO 高血压病指南建议，不再使用Ⅰ、Ⅱ、Ⅲ期分类方法，主张以收缩压或舒张压的最高级进行分类：1 级高血压，140～159/90～99 mmHg；2 级高血压，160～179/100～109 mmHg；3 级高血压，≥180/110 mmHg。

九、诊断标准

目前，我国采用国际上统一的标准，即收缩压≥140 mmHg 和（或）舒张压≥90 mmHg 即诊断为高血压（见表 7－1）。

以上诊断标准适用于男女两性任何年龄的成人，对于儿童，目前尚无公认的高血压诊断标准，但通常低于成人高血压诊断的水平。

上述高血压的诊断必须以非药物状态下 2 次或 2 次以上非同日多次重复血压测定所得的平均值为依据，偶然测得一次血压增高不能诊断为高血压，必须重复和进一步观察。

十、治疗要点

本病治疗的目的是将血压降到正常或接近正常的水平，防止脑、眼、心、肾并发症，减少病残率和病死率。治疗原则为：在帮助患者保持平静、愉悦心情，纠正心血管危险因素的基础上，长期甚至终身服用疗效好、不良反应少、能保证生活质量的降血压药。

（一）非药物治疗（改变生活方式）

通过改变不良的生活方式来达到降低血压的目的，包括以下措施：①减轻体重；②限制饮酒量；③限制钠盐摄入；④增加体育活动；⑤戒烟；⑥健康的饮食习惯（包括多食水果、蔬菜、鱼类，以及减少总脂肪和饱和脂肪摄入）。只要可能，对所有的高血压患者都应当给予非药物治疗，有助于控制血压和心血管病的其他危险因素。但是，这些措施尚未在临床试验中被证实能预防高血压患者心血管并发症的产生。因此，非药物治疗不能作为延迟或放弃药物治疗的理由，尤其在高危的高血压患者。

（二）降压药物的治疗

经非药物治疗 3 个月后舒张压≥95 mmHg 者、舒张压在 90～95 mmHg 伴高脂血症的糖尿病者、老年收缩期高血压者等，均应使用降压药物治疗。

常用降压药：以往对降压药物的要求只是能够理想地降压，现在认为这还不够。在降压的同时，还应具有保护心脏的功能，对血脂、血糖、胰岛素抗性、肾脏功能、电解质代谢及呼吸功能有良好的影响，并要求有好的谷峰比值。传统的首选或一线降压药物为利尿剂和 β 受体阻滞剂。1993 年，WHO 又加上钙通道阻滞剂、α_1 受体阻滞剂和血管紧张素转换酶抑制剂（ACEI），建议这 5 类药物为一线降压药。

近年来，抗高血压药物发展迅速，根据不同患者的特点可单用或联合应用各类降压药。目前常用降压药物可归纳为 6 大类，即利尿剂、β 受体阻滞剂、钙通道阻滞剂、ACEI、α 受体阻滞剂及血管紧张素Ⅱ受体阻滞剂。

1. 利尿剂

利尿剂使细胞外液容量减低、心排血量降低，并通过利钠作用使血压下降。降压作用缓和，服药2~3周作用达高峰，适用于轻、中度高血压，尤其适宜于老年人收缩期高血压及心力衰竭伴高血压的治疗。可单独用，并更适宜与其他类降压药合用。

剂量和用法：常用药物有①氢氯噻嗪25 mg，每日1~2次；②环戊噻嗪0.25 mg，每日2次；③呋塞米20 mg，隔日1次；④螺内酯20 mg，每日2~3次；⑤氨苯蝶啶100 mg，每日2~3次。以上均为口服。

主要不良反应：可出现低血钾、低血氯性碱中毒、血糖和血尿酸增高，螺内酯和氨苯蝶啶合用则可引起高钾血症。

近年来，利尿剂仍为降低血压必要的药物，因为：①有良好的降压效果，适合于轻、中度高血压，如吲达帕胺每日1次口服，疗效甚好；②小剂量氢氯噻嗪6.25~12.5 mg，每日1次口服，对糖、脂及尿酸代谢影响甚微，及时注意化验监测，如若代谢异常，有所上升，可以尽早停药，能够恢复正常；③同用钾盐，以避免低血钾、乏力等不良反应；④利尿剂降压更适合于伴有心力衰竭、水肿患者；⑤也适用于中、重度高血压者，与其他降压药合用，以增强疗效。应用适当，对高血压病治疗是相当有效的。

2. β受体阻滞剂

其降压机制是通过阻滞β受体而降低心排血量，外周循环发生适应性改变，血管阻力下降。此外，可抑制肾素分泌。适用于高肾素型高血压，或伴有高排血量、心动过速及心绞痛的患者。通常与利尿剂和扩血管药联用。不良反应有心动过缓、高脂血症、支气管痉挛、低血糖等。普萘洛尔易透过血脑屏障，发生失眠、抑郁等不良反应。

1）普萘洛尔：普萘洛尔是目前治疗高血压最常用的药物。其降压功能复杂，有降低心排血量、抑制肾素分泌及中枢作用等诸说。单独使用普萘洛尔治疗高血压有效率50%~70%。如与利尿剂和血管扩张剂合用，则疗效在90%以上。普萘洛尔的有效降压剂量一般为每日160 mg，剂量越大，疗效越明显，有的用至每日400 mg。国内一般每日多用40~400 mg。

2）萘羟心安：本品对原发性高血压的疗效与普萘洛尔相当，一般由每日40 mg开始，逐渐增至每日240~480 mg。单用时易发生水钠潴留而降低疗效，故常与利尿剂合用，有效率为60%~90%。其禁忌证与其他β受体阻滞剂相同，即支气管哮喘、窦性心动过缓、房室传导阻滞、心源性休克和心力衰竭时不宜使用。

3）西利洛尔：为选择性$β_1$受体阻滞剂，兼有部分$β_2$受体激动和扩血管作用，与普萘洛尔不同。本品对血脂代谢、肾功能和支气管平滑肌无不良影响，且能消除或缩小高血压引起的左心室肥大。每日服药1次即可降压。不良反应常有乏力、失眠、胃肠道功能紊乱等。

4）喷布洛尔（环戊丁心安）：为非选择性β受体阻滞剂，具有中度内在拟交感活性，中等剂量时不影响肾血流动力学。亦不影响血糖和血脂代谢，单独应用时有效率约70%。不良反应有心动过缓、胃肠道功能紊乱、头痛、头晕等。

5）阿罗洛尔：该药对α和β受体均有阻滞作用，作用强度之比为1:8。单用时的有效率约76%。不良反应有心动过缓、头晕、乏力、胃肠道功能紊乱和房室传导阻滞等。

6）甲吲洛尔（甲吲哚心安）：本品对$β_1$和$β_2$受体均有阻滞作用，作用强度为普萘洛尔的 6 倍，本品常与利尿药合用。用法：开始 10 mg，每日 2 次或 5 mg，每日 3 次。若疗效不满意，每 2 ~ 3 周可将每日量增加 10 mg，最大剂量为每日 60 mg。不良反应有疲劳、失眠、头晕、心动过缓、传导阻滞、低血压和肢端发冷等。

此外，可用于治疗高血压的新型 β 受体阻滞剂有贝凡洛尔、比索洛尔、依泮洛尔、氨磺洛尔、卡维地洛和美托洛尔等。

3. 钙通道阻滞剂

由一大组不同类型化学结构的药物所组成，其共同特点是阻滞钙离子 L 型通道，抑制血管平滑肌及心肌钙离子内流，从而使血管平滑肌松弛，心肌收缩降低，使血压下降。钙通道阻滞剂为轻、中度高血压一线药，尤适用于老年性高血压、收缩期高血压及伴有心、脑、肾血管并发症的患者。硝苯地平每次 5 ~ 10 mg，每日 3 次口服，可增至每次 20 mg。尼群地平每次 5 mg，每日 2 ~ 3 次口服，最大剂量每日 40 mg。尼莫地平每次 20 ~ 40 mg，口服，每日 3 次，最大剂量每日 240 mg。硫氮䓬酮每次 30 mg，口服，每日 3 次，必要时可增至每日 180 mg，最大剂量为每日 270 mg。最近市售的氨氯地平（络活喜）每日只需服 1 次，方便有效。尼卡地平为新型钙通道阻滞剂，适用于各类型高血压，尤其适用于高龄高血压急症或（和）伴有脑血管障碍及冠心病患者，方法：本品 20 mg 压碎成粉，舌下含化。

4. ACEI

ACEI 是近年来进展最为迅速的一类药物。降压作用是通过抑制血管紧张素转换酶使血管紧张素 Ⅱ 生成减少，同时抑制激肽酶使缓激肽降解减少，两者均有利于血管扩张，使血压降低。ACEI 对各种程度高血压均有一定降压作用，对伴有心力衰竭、左心室肥大、心肌梗死后、糖耐量减低或糖尿病肾病蛋白尿等并发症的患者尤为适宜。高血钾、妊娠、肾动脉狭窄患者禁用。最常见的不良反应是干咳，可发生于 10% ~ 20% 的患者中，停用后即可消失。引起干咳原因可能是体内缓激肽增多。

1）卡托普利：对各型高血压具有显著降压作用，但也有报道，对轻、中度高血压单独使用本品疗效并不理想，只有在联用利尿剂后其疗效幅度才可以提高。从小剂量开始，25 mg，每日 2 ~ 3 次，达合适剂量 100 mg，每日 2 次维持。重度高血压可同时使用卡托普利与硝苯地平。

2）雷米普利：系新型的第二代 ACEI，治疗高血压的最低有效日剂量为 5 mg，单独应用的有效率约 70%。

3）依那普利（苯脂丙脯酸）：其降压作用比卡托普利强 10 倍，且更持久。口服吸收后经肝脏酯化才变为有活性的转化酶抑制药。口服吸收率为 60% ~ 70% 或更低，口服后 0.5 ~ 2 小时达血浆高峰浓度，4 小时内从血浆中消失。用本药后血浆肾素活性增加，醛固酮浓度急剧降低。循环和尿中缓激肽及其代谢产物均不升高，影响去甲肾上腺素及肾上腺素的水平不明显。本药通过降低总外周血管阻力而降压，不引起反射性心率加快，不降低心功能，长期应用可使肥厚的心肌逆转，能使肾血流量和肾小球滤过率增加或不减少，引起负钠平衡及轻度增加血钾。降压作用机制比较复杂，能直接降低血浆中血管紧张素 Ⅱ 水平，还可能由于增强缓激肽对血管的直接降压作用和降低交感神经张力，大剂量甚至能直接干扰交感神经递质的传递。

本药可单独用于不同程度的原发性高血压及肾性高血压，服药后 1～2 小时开始出现降压，4～6 小时达高峰。口服，5 mg，2 次/天，或 10 mg，1 次/天。隔周调整剂量，最大每日 40 mg，应以最小有效剂量维持，加用噻嗪利尿药可提高疗效。本药亦可用于充血性心力衰竭，进行扩血管疗法。

不良反应与注意事项：不良反应较卡托普利轻，如与大剂量利尿药合用，可引起症状性低血压。

4）西拉普利（抑平舒）：有降血压、血管紧张素转换酶抑制及对血管的保护作用，可预防血管壁的增厚，提高血管的弹性。口服吸收迅速。进食中服药会延迟吸收，使血药峰值降低 30%。在组织酯酶作用下迅速转变为西拉普利酸，才有生物活性。口服后 1～2 小时达最大血药峰值，最大降压作用在口服后 4～6 小时。$t_{1/2}\alpha$，1.5～2 小时，$t_{1/2}\beta$，40～46 小时经肾排泄。

主要用于轻、中度原发性高血压，剂量 2.5～5.0 mg，1 次/天。

5）福辛普利（蒙诺）：含亚磷酸酯根，口服吸收慢，吸收率 32%～36%，蛋白结合率 95%，生物利用度 25%～29%。口服后 3 小时达血药峰值，清除缓慢，经肝、肾排泄，各占一半。最大降压作用在口服后 4 小时，能维持长时间。半衰期 12 小时。较少引起蓄积中毒。肝肾功能不全对本药清除无影响。剂量 10～40 mg，1 次/天。

6）贝那普利：在肝内被水解酶水解为活性药。长效口服 5～10 mg，1 次/天，经肾排泄。

7）培哚普利：含羟基，口服后约 1 小时达血药峰值。口服后 3～4 小时，约有口服剂量的 17%～20% 变为活性药。生物利用度 65%～95%，半衰期 1.5～3 天。活性药 $t_{1/2}\alpha$，5 小时，$t_{1/2}\beta$，30 小时，3/4 经肾排泄，1/4 粪便中排泄。剂量 4～8 mg，1 次/天。

8）伊米普利（依米达尼）：含羟基，本身活性不良，但其水解产物可抑制血管紧张素转换酶活性。口服后迅速分布于除中枢神经系统以外的所有组织，30 分钟后大部分组织内达最大浓度，在肝、肾和肺中浓度比血浆高。

9）喹那普利（阿克扑隆）：含羧基，口服吸收并迅速水解成具有药理活性的物质，其对血管紧张素转换酶的抑制作用与剂量成正比，降压作用为卡托普利的 5 倍，为依那普利的 1.4 倍，口服 1 小时后起降压效果，降压效果可维持 8 小时。口服吸收良好，半衰期为 0.8 小时，口服或静脉给药后很快水解为二氢喹那普利，其半衰期为 1.9 小时。主要经肾脏排泄，但相当一部分从粪便排泄，故此药可用于肾功能不全的患者。用于肾性和原发性高血压及充血性心力衰竭。口服：首剂每日 5 mg，以后每次 10～20 mg，2 次/天。肝肾功能损害者酌情减量。

10）群多普利拉：含羟基，作用比依那普利强 2.3～10 倍，其本身及吸收后水解活性产物均有活性，但活性产物作用为原药的 7 倍。有高度亲脂性，口服吸收率 40%～60%，易被组织吸收，起效快，口服后 30 分钟即起效，2～4 小时作用达高峰，半衰期为 24 小时。

11）地拉普利（压得克）：含羟基，其作用与剂量相关，达峰效应时间为 1～6 小时。

5. 血管紧张素 Ⅱ 受体阻滞剂

通过对血管紧张素 Ⅱ 受体的阻滞，可较 ACEI 更充分有效地阻断血管紧张素对血管收缩、水钠潴留及细胞增生等不利作用。适应证与 ACEI 相同，但不引起咳嗽反应为其特点。血管紧张素 Ⅱ 受体阻滞剂降压作用平稳，可与大多数降压药物合用（包括 ACEI）。①氯沙坦 25 ~ 100 mg，每日 1 次；②缬沙坦 80 mg，每日 1 次；③伊贝沙坦，150 mg，每日 1 次。

6. 血管扩张剂

常与 β 受体阻滞剂和利尿剂合用。常用的有肼屈嗪、哌唑嗪、米诺地尔、二氮嗪、胍乙啶、硝普钠等。新型的血管扩张剂尚有布酞嗪、恩拉嗪、匹尔拉嗪、托酞嗪、卡拉嗪和莫匹拉嗪等。

1）肼屈嗪：从 10 ~ 20 mg，每日 2 ~ 4 次口服开始，每日每剂加 10 mg，每日总量应在 100 mg 以下，超过 200 mg 易产生不良反应。

2）米诺地尔：主要用于重度高血压和伴有肾衰竭的严重高血压者。2.5 mg，每日4 次，每 2 ~ 3 天增加 1 次剂量，总量在每日 40 mg 以下。

3）二氮嗪：可用于高血压危象，重度耐药的高血压病。但对充血性心力衰竭、糖尿病和肾功能不全者忌用。主要为静脉给药，每次 200 ~ 300 mg，可与呋塞米配合。

4）胍乙啶：主要用于舒张压较高的严重高血压病患者。对高血压危象、嗜铬细胞瘤者禁用。10 mg，每日 1 ~ 2 次，以后每周递增 10 mg。

5）硝普钠：主要用于高血压危象紧急降压。通常以 50 μg/mL 浓度溶液静脉滴注，每分钟 25 ~ 50 μg，逐渐加量至血压满意下降为止，剂量可达每分钟 300 μg，一般疗程为 1 ~ 2 天。

6）布酞嗪：化学结构与肼屈嗪相似，直接作用于血管平滑肌，使血管扩张，血管阻力降低，血压下降。长期应用不产生耐受性，不影响心率。剂量：每日 90 ~ 180 mg，分 2 次或 3 次饭后服用。不良反应主要有消化系统症状、循环系统症状、精神神经系统症状和过敏反应等。

7. α_1 受体阻滞剂

1）哌唑嗪：本品为肾上腺素 α_1 受体阻滞剂，能松弛血管平滑肌，使血压降低，临床主要用于轻、中度高血压，其降压作用比噻嗪类利尿药强。国内曾报道 105 例高血压患者，用本品治疗后，有效率为 65.7%。伴有心内传导阻滞、阻塞性支气管痉挛性疾病、糖尿病、痛风或高脂血症的高血压患者，也可应用本品。常用维持量为每日 3 ~ 20 mg，分 2 ~ 3 次服用。为避免发生首剂综合征（如眩晕、头痛、心悸、出汗、无力等），首剂一般为 0.5 mg，不宜超过 1 mg，睡时服用。若无不良反应，则第 2 天给予0.15 ~ 1 mg，每日 2 ~ 3 次，间隔 2 ~ 3 天，可酌情递增剂量至维持量。

2）特拉唑嗪：本药的化学结构与哌唑嗪相似，每日服药 1 次即可。抗高血压效能与哌唑嗪相仿，但本药口服后起效缓和，作用平稳，甚少有哌唑嗪样首剂综合征，对血脂代谢亦有良好的改善作用。常用剂量为 1 ~ 10 mg，每日 1 次。不良反应有头晕、乏力等。

3）多沙唑嗪：其化学结构与哌唑嗪相似，起效缓，一般无首剂综合征，单用时有效率65%。常用量每日 1～8 mg。不良反应有眩晕、恶心、头痛、头晕、疲劳和嗜睡等。

4）三甲氧唑嗪：口服后吸收较快，一般 1 小时内出现血流动力学效应，血浆半衰期为 2～4 小时。该药长期降压治疗的优点是用药后代偿机制不被激活，血浆容量、心率和血浆肾素活性不变，长期使用不会出现耐药性。在治疗高血压时，三甲氧唑嗪的使用剂量可采取递增的方法，先以 25 mg、每日 3 次方法，以后每日总量为 600～900 mg。

5）哌胺甲尿啶：这是一种兼有可乐定样抑制交感神经紧张性和突触后膜 α_1 受体阻滞作用的药物。经临床验证，本品能满意地降低高血压患者的卧位或立位的收缩压和舒张压。降压时心率增快不明显，由于该药能刺激中枢神经系统的 α_2 受体，故有可乐定样的中枢神经镇静作用。剂量为每日 5～10 mg，分 3 次口服，药物的不良反应很少。

6）吲哚拉明：本品能有效地降低静止和运动的高血压，对卧位和立体的收缩压和舒张压增高均有明显降压作用，长期用药可维持 3 年以上。单用本品降压剂量过大时，药物的不良反应发生率较高，最主要的不良反应是抑郁症、性功能紊乱和阳痿，故该药宜作为二线或三线降压药。剂量为 75～225 mg 分 2～3 次口服，停药时不会发生"撤退综合征"。

8. α 和 β 受体阻滞剂

1）酚妥拉明：25～50 mg，每日 2～3 次。对急症特别是嗜铬细胞瘤患者可静脉注射或静脉滴注，每次 1～10 mg，待血压下降后改口服。

2）苯苄胺：10～20 mg，每日服 3 次。

3）柳胺苄心定：本品为竞争性 α 和 β 肾上腺素受体阻滞剂，对轻、中度高血压的有效率为88%，对重度高血压的有效率为 60%～80%，对常规降压治疗无效的顽固性患者亦有效。且可与其他降压药物联合应用。采用本品加利尿药治疗高血压的效果相当于应用利尿剂、β 受体阻滞剂加 α 受体阻滞剂（哌唑嗪）或血管扩张药（肼屈嗪）合并用药的效果。临床试用表明在治疗高血压病时优于单一的 β 受体阻滞剂或 α 受体阻滞剂。剂量一般为 100～200 mg，每日 2～3 次，饭时服，疗程 2 周。

9. 交感神经末梢抑制药

本类药物因不良反应大，现临床应用较少，因利血平在小剂量并与利尿药合用的情况下，降压作用明确，不良反应少，且价格低廉，故这类复方制剂在国内仍在使用。

1）萝芙木类：利血平口服为 0.125～0.25 mg，1～3 次/天，1 周左右降压，2～3 周达高峰，对重度高血压可静脉注射或肌内注射，每次 1～2 mg，1 小时后明显降压。不良反应有鼻塞、胃酸分泌增加、腹泻、嗜睡、乏力和精神抑郁等，消化性溃疡和抑郁症患者慎用或不用。降压灵一般剂量为 4～8 mg，1～3 次/天。

2）胍乙啶类常用制剂：①胍乙啶 10 mg，2～3 次/天，可增至 40～80 mg/d，不超过 160 mg/d。用于重度高血压，不良反应有鼻塞、腹泻、心动过缓和体位性低血压等。忌用于嗜铬细胞瘤、高血压危象（因可引起短暂升压）。②苄甲胍 5～10 mg，2～3 次/天。异喹胍（胍喹啶）5～10 mg，2～3 次/天。

3）单胺氧化酶抑制药：代表药物有帕吉林（优降宁），每日剂量为 10～50 mg，不良反应有体位性低血压、失眠、多梦和胃肠道症状。甲状腺功能亢进、嗜铬细胞瘤和精神病患者忌用，不宜与麻黄碱、苯丙胺、丙米嗪和甲基多巴等合用，服药期间忌食富含酪胺的食物。

10. 其他降压药

1）乌拉地尔：具有外周和中枢降压双重作用，外周血管扩张主要为阻滞突触后 α_1 受体，中枢作用则通过激动 5-羟色胺 1A 受体，降低心血管中枢的交感反馈调节起降压作用。不干扰血糖和血脂代谢，不引起水、钠潴留。口服该药缓释胶囊可用于各级高血压治疗，30~60 mg，2 次/天，维持量 60 mg，1 次/天。静脉注射（首剂 25 mg）可用于高血压急症及术中降压。不良反应偶见头晕、恶心、疲劳、瘙痒及失眠等。

2）5-羟色胺 2 受体拮抗药：主要阻断 5-羟色胺 2 受体，也有微弱的 α_1 受体阻滞药作用，以及抑制肾素—血管紧张素系统和交感抑制作用。药物有凯他舍林常用量 40~80 mg/d，由于其对血小板的作用在动脉硬化及老年患者中有一定优势，对脂质代谢无显著影响。不良反应有头晕、乏力、水肿和口干，也有报道 QT 间期延长，在低钾及应用抗心律失常药物时易发生。

3）肾素抑制药：选择性地抑制肾素而发挥抗高血压作用，尤其适合于高肾素患者，无 ACEI 引起的咳嗽和血管性水肿等不良反应，对心力衰竭患者能增加心搏血量及降低左心室充盈压。药物有依那吉仑静脉注射，1 次推注 0.03 mg/kg，间隔 45 分钟后可逐渐增加剂量至 1.0 mg/kg。瑞米吉仑口服 600 mg，1 次/天。

4）前列腺素类：前列腺素 A 和 E 类（PGA、PGE）静脉注射有明显降压和扩血管效应，最近也有口服制剂。

11. 降压药物选择和应用

凡能有效控制血压并适宜长期治疗的药物就是合理的选择，包括不引起明显不良反应，不影响生活质量等。

1）首选药物：上述四类药物即利尿剂、β 受体阻滞剂、钙通道阻滞剂和 ACEI 中任何一种，均可作为第一阶梯药。

2）阶梯治疗：是治疗高血压的一种用药步骤。选用第一阶梯药物后，从小量开始，递增药量，至最大量仍不能控制血压时，加用第二种药物，或更多药物联合，直到血压控制至正常或理想水平。血压控制后逐渐减量。

3）具体用药：应根据病程、血压程度和波动规律、年龄、有无并发症以及药物特点、在体内高峰时间等，加以合理用药，进行个体化治疗。①年轻患者宜首选 β 受体阻滞剂或 ACEI；②老年或低肾素型应选用利尿剂和钙通道阻滞剂，开始用成人剂量的一半；③伴心绞痛或快速心律失常时应使用 β 受体阻滞剂；④并发糖尿病、痛风、高脂血症患者宜使用 ACEI、钙通道阻滞剂或 β 受体阻滞剂；⑤肾功能不全时，ACEI 是目前较理想药物，也可应用钙通道阻滞剂，病情严重者可使用呋塞米，要防止低血容量加重肾功能损害等；⑥并发有心力衰竭者，宜选择 ACEI、利尿剂；⑦伴妊娠者，不宜用 ACEI、血管紧张素 Ⅱ 受体阻滞剂，可选用甲基多巴；⑧对并发支气管哮喘、抑郁症、糖尿病患者不宜用 β 受体阻滞剂；痛风患者不宜用利尿剂；并发心脏起搏传导障碍者不宜用 β 受体阻滞剂及非二氢吡啶类钙通道阻滞剂。

4）降压目标及应用方法：由于血压水平与心、脑、肾并发症发生率呈线性关系，因此，有效的治疗必须使血压降至正常范围，即降为 140/90 mmHg 以下，老年人也以此为标准。对于中青年患者（<60 岁），高血压合并糖尿病或肾脏病变的患者，治疗应使血压降至 130/85 mmHg 以下。

原发性高血压诊断一旦确立，通常需要终身治疗（包括非药物治疗）。经过降压药物治疗后，血压得到满意控制，可以逐渐减少降压药的剂量，但一般仍需长期用药，中止治疗后高血压仍将复发。

（三）高血压急症的治疗

高血压急症病情危急，常发生高血压危象、高血压脑病等，应分秒必争，及时抢救。

1. 高血压危象和高血压脑病的治疗

（1）迅速降压：首选硝普钠 50～100 mg 加入 5% 葡萄糖液 500 mL 内避光静脉滴注，开始剂量为 20 μg/min，视血压和病情可逐渐增加至 200～300 μg/min。一般宜将血压降至 165/105 mmHg 或稍低即可。持续静脉滴注不宜超过 3 日，以避免发生硫氰酸盐中毒。本品应临时配制后立即使用。近年有人主张静脉滴注硝酸甘油代替硝普钠，硝酸甘油 25 mg 加入 500 mL 液体中，以 5～10 μg/min 静脉滴注，逐渐增加剂量至有效。二氮嗪 200～300 mg 于 15～30 秒静脉注射，必要时 2 小时后再注射；同时用呋塞米 20～120 mg 静脉注射，以防止水、钠潴留。拉贝洛尔 50 mg 加入 5% 葡萄糖液 40 mL 中，以 5 mg/min 的速度静脉注射，注射完后 15 分钟无效者可重复注射，3 次无效则停用。若一时无注射制剂也可立即舌下含化硝酸甘油 0.6 mg，每 5～10 分钟 1 次。或硝苯地平 10～20 mg 舌下含化。

（2）制止抽搐：可用地西泮 10～20 mg 肌内注射或静脉注射，也可用苯巴比妥 0.1～0.2 g 肌内注射或 10% 水合氯醛 10～15 mL 保留灌肠。

（3）降低颅内压：呋塞米 40～80 mg 静脉注射；也可用 20% 甘露醇 250 mL 快速静脉滴注，半小时内滴完。

2. 急进型高血压病的治疗

病情尚未处于危重状态，也无脑、心、肾严重并发症者，可采用口服降压药物较缓慢降压。若已出现高血压脑病、高血压危象或右心衰竭时，则必须采用注射方法迅速降压，待血压降至安全范围后，再过渡到口服降压药维持。

十一、护理

（一）一般护理

一般初期或轻度高血压可以经过休息得以缓解，休息可根据患者的情况而定。一般可采用院外暂停工作，完全放松精神配合降压药物治疗，如果血压下降不理想应卧床休息及药物治疗，并指导患者劳逸结合、合理安排休息、保证充足的睡眠，睡眠不好时可给予催眠药。饮食应以低盐、清淡、低脂为宜，钠盐与高血压的发病有关，故应限制钠盐摄入。一般 6 g/d，并应坚持长期低盐、低脂、低量饮食，减轻体重，有利于降低血压，减少心脑血管并发症，并劝告患者戒烟、酒。

（二）病情观察与护理

1. 高血压是终身疾病，长期高血压可导致心、脑、肾等脏器的损害。高血压特别是恶性高血压、高血压危象、高血压脑病时，血压可迅速升高或持续在很高的水平。病情变化迅速，故应经常巡视病房，遵医嘱测量血压，密切观察各项生命体征、神志及精神状态变化，及时发现问题并报告医生，协助医生及时处理。

2. 高血压患者服药后应注意观察服药反应，并根据病情轻重、血压的变化决定用药剂量与次数，详细做好记录。若有心、脑、肾严重并发症，则药物降压不宜过快，否则供血不足易发生危险。血压变化大时，要立即报告医生予以及时处理。要告诉患者按时服药及观察，忌乱用药或随意增减剂量与擅自停药。用降压药期间要经常测量血压并做好记录，以提供治疗参考，注意起床动作要缓慢，防止体位性低血压引起摔倒。用利尿剂降压时注意记录出入量，排尿多的患者应注意补充含钾高的食物和饮料，如玉米面、海带、蘑菇、枣、桃、香蕉、橘子汁等。用普萘洛尔药物要逐渐减量、停药，避免突然停用引起心绞痛发作。

3. 患者如出现肢体麻木，活动欠灵，或言语含糊不清时，应警惕高血压并发脑血管疾病。对已有高血压心脏病者，要注意有无呼吸困难、水肿等心力衰竭表现；同时检查心率、心律有无心律失常的发生。观察尿量及尿的化验变化，以发现肾脏是否受累。发现上述并发症时，要协助医生相应的治疗及做好护理工作。

4. 高血压急症时，应迅速准确按医嘱给予降压药、脱水剂及镇痉药物，注意观察药物疗效及不良反应，严格按药物剂量调节滴速，以免血压骤降引起意外。

5. 出现脑血管意外、心力衰竭、肾衰竭者，给予相应抢救配合。

十二、健康指导

1. 向患者提供有关本病的治疗知识，注意休息和睡眠，避免劳累。

2. 同患者共同讨论改变生活方式的重要性，应进食低盐、低脂、低胆固醇、低热量饮食，禁烟、酒及刺激性饮料。肥胖者节制饮食。

3. 教会患者进行自我心理平衡调整，自我控制活动量，保持良好的情绪，掌握劳逸适度，懂得愤怒会使舒张压升高，恐惧、焦虑会使收缩压升高的道理，并竭力避免。

4. 定期、准确、及时服药，定期复查。

5. 保持排便通畅，规律的性生活，避免婚外性行为。

6. 教会患者怎样测量血压及记录。让患者掌握药物的作用及不良反应，告诉患者不能突然停药。

第八章　先天性心脏血管病

第一节 概 论

先天性心脏血管病简称先心病，系指出生时就存在的心血管结构或功能的异常，是由于胎儿时期心血管发育异常或发育障碍以及出生后应当退化的组织未能退化造成的心血管畸形。

一、患病率

国外报告出生后活婴中本病患病率为 3.2‰ ~ 8‰；国内报告各地患病率不同，在 1 000 个出生的活婴中，发生本病者为 7 ~ 8 名，学龄儿童中占 1.5‰ ~ 3.1‰，青海高原儿童中达 13.7‰，广州报告成人中占 1.08‰。根据上海和北京 1 085 例临床资料分析，我国常见的先心病依次为心房间隔缺损（21.4%）、动脉导管未闭（21.2%）、心室间隔缺损（15.5%）、单纯肺动脉口狭窄（13.1%）、法洛四联症（13.1%）、艾森门格综合征（2.8%）等。

二、病因

目前认为本病是多因素疾病。

1. 妊娠期病毒感染、先兆流产、胎儿受压、母体营养不良、高龄（35 岁以上）、糖尿病等。

2. 曾应用过细胞毒性药物，尤其在妊娠后 2 ~ 3 个月。

3. 许多证据表明遗传因素的影响，患先心病的母亲和父亲其子女的先心病患病率分别为 3% ~ 16% 和 1% ~ 3%，远高于人群的患病率。

4. 近亲结婚，高原环境，放射线的使用等。

三、分类

根据临床表现的主要特点及发绀的有无，可分为无发绀和发绀两大类。

（一）无发绀型先天性心脏血管病

1. 无分流类

左右两侧血液循环途径之间无异常的通道，不产生血液的分流。

（1）发生于右心的畸形：单纯肺动脉口狭窄、肺动脉瓣关闭不全、原发性肺动脉扩张、原发性肺动脉高压、双侧上腔静脉及下腔静脉引流入奇静脉系统等。

（2）发生于左心的畸形：主动脉口狭窄、主动脉瓣关闭不全、二叶式主动脉瓣、主动脉缩窄、左心房室瓣狭窄、左心房室瓣关闭不全、三房心等。

（3）其他：右位心、异位心和房室传导阻滞等，但均可并发其他先天性心脏血管畸形。

2. 左至右分流类

左右两侧血液循环途径之间有异常的通道，使动脉血从左侧各心腔（包括肺静脉）分流入静脉血中（包括右侧各心腔及肺动脉）。

（1）分流发生于心房水平：房间隔缺损、部分肺静脉畸形引流等。

（2）分流发生于心室水平：心室间隔缺损（包括左心室—右心房沟通）。

（3）分流发生于大动脉水平：动脉导管未闭、主动脉—肺动脉间隔缺损等。

（4）分流发生于主动脉与右心之间：主动脉窦瘤破裂入右心、冠状动脉—右心室瘘、冠状动—静脉瘘。

（5）分流发生于多处水平：心内膜垫缺损、心房心室间隔联合缺损、心室间隔缺损伴动脉导管未闭等。

（二）发绀型先天性心脏血管病

左右两侧血液循环途径之间有异常通道，使静脉血从右侧心腔不同部位（包括肺动脉）分流入动脉血中（包括左侧各心腔及肺静脉），故有发绀。如法洛四联症、法洛三联症、艾森门格综合征、Ebstein 畸形伴有房间隔缺损或卵圆孔未闭、永存主动脉干、大血管错位、单心室、右心室双出口、右心房室瓣闭锁、肺动脉瓣闭锁等。

四、临床表现

先心病的临床表现与该先天性畸形所引起的病理解剖和病理生理变化密切相关。轻型的无分流和由左至右分流者，可无或仅有轻度症状，且症状出现较晚；重型者早年即可出现症状，以发育差、心悸、气急、易患呼吸道感染、易疲劳、头昏等为常见。有右至左分流者，常有下蹲动作、出现发绀和杵状指（趾）等。大多数的先心病具有特殊的体征，特别是典型的杂音，胸廓畸形也颇常见。

五、护理评估

（一）病史

1. 注意询问母亲妊娠史、产前健康状态及家族史，妊娠头 3 个月内是否曾患过风疹、肠道病毒感染、腮腺炎等。母亲有无糖尿病、营养不良、苯酮尿、高血钙、放射线和细胞毒性药物应用史。

2. 患儿出生时情况，心脏病起病年龄与何时被发现心脏有特征性杂音；有无发绀及其出现的时间，仅于剧哭时出现或持续性；有无气急、多汗、水肿、反复呼吸道感染、活动耐力差及喜蹲踞位等。

（二）体检

注意患儿体格发育及营养状态，呼吸频率、脉搏、四肢血压及差距；有无杵状指（趾）、发绀的程度及分布；有无胸廓畸形及心前区隆起、心尖冲动弥散、心前区有无震颤及部位、时限、心界扩大，有无心音异常、杂音的部位、响度、时限、性质及传导方向。有无周围血管征。

（三）实验室及其他检查

胸部 X 线、心电图、超声心动图、心导管和心血管造影检查、放射性核素及磁共振等。

六、预后

本病的预后随畸形的类别和严重程度不同而有很大的差别。轻型的无分流和由左至右分流的先天性心血管病患者，常可存活到成年甚至老年，重型者预后较差。有右至左分流和复合畸形者，常难以存活到成年，有些在婴幼儿期即夭折。幼时发绀即很明显的先心病，一般只有法洛四联症能存活到成年。

七、治疗要点

治疗本病的根本办法是施行外科手术彻底纠正心脏血管的畸形，从而也消除了该畸形所引起的病理生理改变。这种手术往往要切开心脏在直视下施行，因此需要低温麻醉或体外循环的条件。学龄前儿童期是施行手术的适合年龄，严重的或有必要时在婴儿期即可施行手术。不能耐受纠治手术的婴儿或儿童，可先行姑息性手术，部分地改善其病理生理变化，为以后纠治手术创造条件。

未施行手术、暂不宜施行手术或病变较轻而不考虑施行手术的患者，宜根据病情避免过度劳累，预防感染，注意个人卫生，以免引起心力衰竭，感染性心内膜炎或血栓栓塞等。如果发生，应及早予以内科治疗。凡本病患者在施行任何其他手术的前后，包括拔牙、扁桃体切除等，都要应用抗生素以预防感染性心内膜炎。

八、健康指导

注意妊娠卫生，防治与本病发病有关的因素。定期进行儿童健康检查，及早发现本病。

第二节　心房间隔缺损

心房间隔缺损（简称房缺）是成人中最常见的先天性心脏病，较多见于女性，男女比例为1:（2～4）。

一、病因和病理解剖

房缺可分为原发孔房缺和继发孔房缺。通常所指的房缺即为继发孔房缺。原发孔房缺实际上是心内膜垫发育不良所致，与房室共同通道同属一类，比较少见。继发性房缺根据其缺损部位的不同可分为中央型、上腔型、下腔型、混合型。由于房缺的存在，导致了心房水平血液左向右分流，分流量大小取决于缺损大小及两心房间的压力阶差大小。分流的方向也取决于左右心房的顺应性和肺动脉的阻力。

二、分型

（一）继发孔（二孔型）房缺

缺损位于卵圆孔，一般直径为 1~3 cm。

（二）原发孔（一孔型）房缺

缺损位于房间隔下部，多伴有二、三尖瓣裂缺并出现关闭不全。该型较为少见，但病情也比较严重。

（三）高位房缺

在房间隔上部，少见。

（四）巨大房间隔缺损

可形成单心房。房间隔缺损并发二尖瓣狭窄者，称为鲁登巴赫综合征。

三、病理生理

出生时及新生儿早期，右心房的压力可略高于左心房，血流自右向左，因而发生暂时性青紫。随着肺循环量的增加，左心房的压力高于右心房，故左心房的血液分流入右心房。分流量的大小随缺损和肺循环阻力的大小、右心室的顺应性以及两侧心房的压力差而不同。此时右心室不但接受由上下腔静脉流入右心房的血液，同时还接受由左心房流入右心房的血液，故右心室的工作负担增加，排血量增大。但大量血液在从右心房到右心室、肺血管、左心房，最后又回到右心房这一途径中进行的循环是无效循环。肺循环的血流量增加，常达到体循环的 2~4 倍，体循环的血流量则正常或略降低。肺动脉压与右心室压可正常或增高，右心室与肺动脉收缩压间可有差别（相对性的肺动脉口狭窄）。长期的肺血流量增加，可导致肺小动脉内膜增生，管腔狭窄，肺动脉阻力明显增高而出现显著的肺动脉高压，当右心房压力高于左心房时，便出现右向左分流而引起持久的青紫。第一孔未闭伴有二尖瓣关闭不全时，左心室亦有增大。

四、临床表现

（一）症状

本病症状的轻重取决于病理变化的程度，轻者无症状，常在检查时发现。多数病例由于肺充血而有劳累后的胸闷、气急、心悸、乏力等症状，尤其是幼儿容易反复发生呼吸道感染，甚至发育障碍，患者早期无发绀，后期除出现发绀外还可出现心力衰竭，本病可伴有阵发性心动过速、心房纤颤等心律失常。偶尔有扩大的肺动脉压迫喉返神经引起声音嘶哑。

（二）体征

缺损大者发育差，体格瘦小，左胸隆起，甚至胸脊柱后凸。心血管方面的体征：

1. 心尖冲动弥散，可有抬举样冲动，心浊音界扩大。

2. 胸骨左缘第二肋间可听到 2~3 级收缩期吹风样喷射型杂音，多不伴震颤，在杂音之前，第一心音之后可听到短促而高音调的肺动脉收缩期喷射音。

3. 肺动脉瓣区第二心音明显分裂并亢进，这是房间隔缺损的特征之一；肺动脉压显著升高时，可听到由于相对性肺动脉瓣关闭不全引起的舒张期吹风样杂音。

4. 三尖瓣区第一心音亢进，可能听到三尖瓣关闭不全或狭窄引起的吹风样收缩期杂音，或隆隆样舒张期杂音。

5. 第一孔型缺损伴二尖瓣关闭不全者，心尖区可听到全收缩期吹风样杂音。

五、实验室及其他检查

（一）X 线

肺部充血，肺动脉增粗，肺动脉总干弧明显突出；肺门血管影粗而搏动强烈，形成所谓肺门舞蹈；右心房及右心室增大，肺动脉弓影缩小。

（二）心电图

右束支传导阻滞，右心室肥大电轴右偏；第一孔未闭型电轴左偏，P - R 间期延长。

（三）超声心动图

房间隔部分回声脱失，右心房、室内径增大，主、肺动脉内径增宽，室间隔与左心室后壁同向运动，超声造影可见右心房内负性显影区。

（四）右心导管

心房水平血氧含量超过上下腔静脉平均血氧含量 1.9 mL%，有时因血液层流，右心室血氧可以更高。肺动脉压力有不同程度的升高。也有不少病例，心导管可经缺损进入左心房或肺静脉。

六、诊断

根据典型的体征和实验室检查，诊断本病不太困难。

诊断标准：

1. 肺动脉瓣区（胸骨左缘第二肋间）有一收缩期喷射性杂音，随之第二心音有明显的固定分裂。心电图示电轴右倾，右心导联呈 rSR'。X 线示肺纹理增多。

2. 在心房水平有一左向右分流，伴有下列一种或两种表现。

（1）瓣区有收缩期喷射性杂音。

（2）随之第二心音明显分裂。

（3）心电轴偏右或正常。

3. 心血管造影证实，在心房水平有左向右分流，肺血管阻力明显增加。

判定：凡具备上述任何一项均可确诊。

七、治疗要点

（一）内科治疗

发生左心室或右心室衰竭可给予洋地黄和（或）利尿剂；心律失常者按心律失常治疗。

（二）外科治疗

主要进行手术修补，最好手术年龄为 5 ~ 7 岁。一般需应用人工心肺机做体外循环，暂时中断心脏血流后切开心房，在直视下施行。有显著肺动脉高压时，尤其是已有右至左分流的病例不宜做手术治疗。

（三）内科心导管房缺堵塞法 近些年来，开展了应用心导管技术行房缺堵塞治疗，如伞堵法、纽扣堵塞法等。因为该手术避免了开胸手术、部分患者避免了全身麻醉，避免了体外循环，治疗效果达到了开胸手术的效果，并发症发生率又低于开胸手术，使其已经成为部分房间隔缺损病例的首选治疗方法或外科手术的替代方法，近年发展非常快，也带动了小儿先天性心脏病介入性治疗的进一步发展。在房间隔缺损介入性治疗发展的过程中曾经出现过很多堵闭装置，各有利弊。早期的三种连接部很细的堵闭装置（纽扣、CardioSeal 和 ASDOS）只能堵闭 20 mm^2 以下的缺损，术后残余分流发生率高，有金属骨架的堵闭装置（纽扣、ASDOS、CardioSeal、Angel Wings）都有心房壁或主动脉穿孔的危险性，晚近出现的自身膨胀性、中心定位的堵闭器（Angel Wings，Amplatzer）有更好的堵闭效果和更低的并发症发生率，尤其是 Amplatzer 堵闭器已经得到美国 FDA 的批准，是目前世界上应用最为广泛的堵闭装置。但它也有其缺点，有人曾担心因为该堵闭器应用镍钛合金编制而成，植入后会有较多量的金属置于体内，个别对金属过敏的也有报道。Helex 堵闭器虽然金属少，但只能堵闭 20 mm^2 以下的缺损，残余分流发生率也高于 Amplatzer 堵闭器。因此到现在还没有十全十美的堵闭装置，现用的堵闭器仍然需要改进和完善。

八、预后

本病预后一般较好，平均寿命约 50 岁，亦有存活到 70 岁者。但缺损大者易发生肺动脉高压和心力衰竭，预后差。第一孔未闭型缺损预后更差。

第三节 心室间隔缺损

心室间隔缺损可单独存在，亦可与其他先天性心血管畸形并存，从而作为法洛四联症或艾森门格综合征的一部分。通常所称之心室间隔缺损系指单纯的心室间隔缺损而言，为先天性心脏血管疾病中极为常见的一种，占 12% ~17%。

一、病因和病理解剖

本病是由于胚胎期心室间隔组成部分发育不良形成的异常通道，是最常见的先天性心血管畸形之一。该病可单独存在，也可为复杂心脏畸形的组成部分。由于室间隔缺损的存在，在心室水平血流就存在左向右分流，严重者导致肺高压，出现双向分流，甚至右向左分流，出现艾森门格综合征。室间隔缺损可分为膜部缺损、漏斗部缺损及肌部缺损。目前为了定位准确，更好地适应心脏手术的发展和要求，临床上又分出若干亚型。膜部缺损又分单纯膜部缺损，嵴下型缺损及隔瓣下型缺损。漏斗部缺损又分为嵴内和干下型。

Ⅰ型：室上嵴上型，位于室上嵴上方，又称干下型、流出道型；为膜部缺损。

Ⅱ型：室上嵴下型，位于室上嵴下方，为常见的膜部缺损。

Ⅲ型：隔瓣后型，位于三尖瓣隔瓣后方，又称流入道型。Ⅱ、Ⅲ两型为室间隔膜部缺损。

Ⅳ型：肌部型，位于室间隔肌部，较为少见。

二、自然史

其发展有 5 种：

1. 自然闭合，约 50% 闭合，多发生在 3 岁前。
2. 缺损变小。
3. 进行性肺血管阻力增高造成右到左分流，即所谓"艾氏征"。
4. 发生右心室流出道狭窄而成法洛四联症或单纯漏斗部狭窄。
5. 并发主动脉瓣脱垂而致关闭不全。

三、病理生理

由于左心室压力高于右心室，心室间隔缺损所引起的分流是自左向右，一般无青紫。分流量取决于缺损的大小、右心室的顺应性和肺循环的阻力。缺损小、右心室扩张性差和肺循环阻力增高者，肺循环血流量仅略大于体循环；缺损大、右心室扩张性好和肺循环阻力低者，肺循环血流量可为体循环血流量的 3 ~ 5 倍。通过肺循环回到左侧心腔的血流相应地增多，因此缺损大者可显著地增加左心室负担，右心室负担亦加重，故左心室和右心室均可增大。肺循环血流量大又可使肺动脉压增高，并逐渐促使肺循环阻力亦增高而产生肺动脉显著高压，待肺动脉血压增高到等于或高于体循环血压时，则出现双向或右至左的分流而出现青紫，即形成所谓艾森门格综合征。

四、临床表现

（一）症状

本病症状取决于缺损的大小，小者可无症状。缺损大伴分流量大者可有发育障碍、心悸、气促、乏力、咳嗽，易患呼吸道感染。严重者发生心力衰竭，显著肺动脉高压发生双向分流或右向左分流者，出现活动后发绀或发绀症状，本病易并发感染性心内膜炎，个别患者伴有心脏传导阻滞。

（二）体征

典型的体征是胸骨左缘第三、四肋间有响亮而粗糙的收缩期吹风样反流型杂音，其响度可为 4 ~ 5 级，几乎都伴有震颤，占据整个收缩期，常将心音掩盖，缺损大的患者，发育较差，可有心脏增大，心尖搏动增强，肺动脉第二心音亢进分裂，心尖区有舒张期隆隆样杂音（相对性二尖瓣狭窄）。肺动脉压显著升高的患者，胸骨左缘第三、四肋间的收缩期杂音减轻，但在肺动脉瓣区可有舒张期吹风样杂音（相对性肺动脉瓣关闭不全），第二心音亢进，有右至左分流时出现发绀和杵状指。

五、实验室及其他检查

（一）X 线

小型缺损胸片可无明显的改变。中度以上缺损心影增大，左心室增大或左右心室并发增大，肺动脉段突出，肺野充血，主动脉结缩小。

（二）心电图

小型缺损心电图在正常范围内。缺损大者可有不完全性右束支传导阻滞、左心室肥大或双室肥大等变化。肺动脉高压时，以右心室肥厚为主。

（三）超声心动图

左心室、左心房、右心室均可增大。室间隔连续性中断，多普勒超声心动图可从右心室腔探测到全收缩期湍流。

（四）心导管

右心室血氧含量高于右心房 0.9 mL% 以上，即可认为在心室水平有左至右分流的存在。

（五）心血管造影

单纯室间隔缺损一般不需进行造影检查。怀疑并发其他心脏畸形或欲了解缺损数目、大小、部位时可进行选择性主动脉或左心室造影。

六、诊断

根据典型的杂音、X 线和心电图检查的发现，诊断本病不太困难，结合超声心动图、右心导管检查和选择性指示剂稀释曲线测定，大多可以确诊。

诊断标准：

1. 沿胸骨左缘下部（第四肋间）出现粗糙的收缩期杂音，而且证明在心室水平有一左向右分流，右心室压正常。

2. 左心室造影证实有缺损。

3. 在心室水平有一左向右分流，肺动脉压增高，心血管造影证明大血管关系正常。

4. 严重肺动脉高压，以及在无其他畸形存在时，心血管造影证明在心室水平有一右向左分流。

判定：凡具备上述条件之一者均可确诊。

七、治疗要点

小缺损不需手术，要预防感染性心内膜炎。中等量以上左到右分流者可在直视下行修补术，年龄以 5~7 岁最理想。艾氏征为手术禁忌证。并发漏斗部狭窄或主动脉瓣脱垂者应手术。

类似于治疗心房间隔缺损的导管介入治疗方法，也已开始用于治疗直径不太大的膜部、肌肉部心室间隔缺损。心室间隔缺损封堵的适应证一般为：①年龄＞1 岁；②体重＞10 kg；③肌肉部、膜部缺损，缺损上缘距主动脉瓣环（右冠瓣）≥1 mm；④缺损≤14 mm；⑤伴有膜部瘤，轻度三尖瓣反流。

第四节 动脉导管未闭

在先心病中动脉导管未闭占 11.9%，居第四位。女多于男。胎儿期的动脉导管在生后 10～15 小时功能上闭合，2～3 周则永久闭合。此后如仍不闭合，则称为动脉导管未闭。

一、病因和病理解剖

动脉导管是位于主动脉峡部和左肺动脉根部之间的主动脉—肺动脉通道，它是胎儿期间生理状态所必须有的通道，但绝大多数动脉导管在出生后 2 个月内逐渐闭合成为动脉韧带。如果出生后持续开放就会构成主动脉和肺动脉之间的异常通道，在肺动脉水平产生左向右分流而发生一系列病理生理变化。

二、分型

（一）管形

为管样，长度一般为 10 mm，也有长达 30 mm 者，直径 5～10 mm 不等。

（二）窗形

主、肺动脉紧贴呈窗样，直径略大。

（三）漏斗形

主动脉端粗大，肺动脉端细小。

由于左向右分流，血流自左心室→主动脉→肺动脉→肺→左心房→左心室→主动脉，形成肺循环大量血流，左心室舒张期负荷加重，脉压加大。在分流量加大伴有肺动脉高压时，开始为动力型，进而成为阻力型改变，引起双向或右向左分流，表现为青紫等症状。

三、病理生理

在无并发症的动脉导管未闭，由于主动脉压高于肺动脉压，故不论在心脏收缩期或舒张期中，血液的分流均由左至右，即由主动脉连续地流入肺动脉。于是肺循环的血流量增多，常达体循环血流量的 2～4 倍，使肺动脉及其分支扩大。回流至左心房与左心室的血液亦相应增加，使左心室的负荷加重，因而左心室增大。由于在心脏舒张期中，主动脉血液仍分流入肺动脉，故周围动脉舒张压下降，脉压增宽。

未闭的动脉导管较粗，分流至肺动脉血量大者可引起肺动脉压力轻度增高。少数患者可伴有肺血管阻力增高，而引起显著肺动脉高压，导致右心室肥大和衰竭，当肺动脉压力超过主动脉时，即发生右至左分流，造成下半身青紫，称差异性发绀。

四、临床表现

（一）症状

随病变严重程度而不同。轻型者无症状，重的有乏力、劳累后心悸、气喘、胸闷、咳嗽、咯血等。少数有发育不良。部分可发生感染性动脉内膜炎，未经治疗的患者晚期可出现心力衰竭、肺动脉显著高压而有发绀、肺动脉或未闭的动脉导管破裂出血等。

（二）体征

胸骨左缘第二肋间可闻及双期连续性、机械性、收缩晚期增强并向左锁骨上窝传导的杂音。局部常伴有震颤，肺动脉第二心音亢进。另外，还伴有周围血管征，如舒张压降低、脉压增宽、水冲脉、四肢动脉枪击音、毛细血管搏动征。严重的肺动脉高压者并有右向左分流时，可以听不到心脏杂音。

五、实验室及其他检查

（一）心电图检查

对诊断无明显特异性，可显示心电图正常，亦可有左心室肥厚，左右心室肥厚、右心室肥厚等，后二者乃由不同程度的肺动脉高压所致。

（二）X 线检查

左心缘向下向外延长，主动脉结突出，呈漏斗征。肺动脉圆锥隆起，肺门血管阴影浓密，肺纹理增粗。

（三）超声心动图检查

M 超可提示左心室容量增加，但无特征性，B 超可见肺动脉交叉处与降主动脉之间有一通道。

（四）心导管检查

必要时做右心导管检查以明确诊断，并可测知肺动脉压力。

六、诊断

根据典型的杂音和实验室及其他检查，可以作出相当正确的诊断。

诊断标准：

1. 典型的连续性杂音。响亮、粗糙、连续特殊的机械性的杂音。收缩期是递增型，舒张期是递减型。并能排除以下情况。

（1）先天性乏氏窦动脉瘤破裂。

（2）先天性冠状动—静脉瘘。

（3）主—肺动脉隔缺损。

（4）室间隔缺损合并主动脉瓣关闭不全。

2. 心导管从左肺动脉进入降主动脉。

3. 在选择性逆行性主动脉造影时，通过未闭的动脉导管使肺动脉显影。

判定：凡具备其一项均可确诊。若仅具第一项的典型的连续性杂音者，应列为可疑诊断。

七、治疗要点

手术结扎或切断未闭的动脉导管是根治本病的方法。未闭动脉导管被结扎后，约有 10% 的患者可重新畅通，故现多用切断缝合的方法，在目前的条件下，本病手术治疗的危险性很小，手术死亡率接近于 0，故多数意见认为，除非患者年龄已超过 50 岁，凡已确诊的动脉导管未闭均应早期手术治疗；有心力衰竭或感染性动脉内膜炎的，在两者得到控制后亦可施行手术。并发肺动脉高压者，更应积极采取手术治疗。

通过经皮导管封堵术将封堵器送到未闭动脉导管处并使之闭塞，能封堵绝大多数患者的未闭动脉导管，目前已成为第一线的治疗措施。

它的主要禁忌证为：①患者并发需行手术矫正的其他心血管畸形；②严重肺动脉高压并已导致右向左分流；③封堵术前 1 个月内患有严重感染；④下腔静脉或（和）盆腔静脉血栓形成导致完全梗阻；⑤超声心动图证实右心腔内血栓形成；⑥患儿的体重 ≤ 4 kg。

发生在早产婴儿的动脉导管未闭，可用影响前列腺素的药物吲哚美辛，每次 0.3 mg/kg，或阿司匹林每 6 小时 20 mg/kg，共 4 次治疗，动脉导管可能在 24 ~ 30 小时关闭。

并发动脉内膜炎而抗生素治疗不能控制的患者，也可考虑施行手术治疗，术后动脉内膜炎可较易得到控制。

八、预后

本病预后一般较好，许多患者并无症状且有些寿命如常人。但未闭动脉导管粗大者可发生心力衰竭、肺动脉高压而发生右至左分流者预后均差。个别患者肺动脉或未闭动脉导管破裂出血可迅速死亡。

第五节　法洛四联症

法洛四联症占先心病的 13.6%，居第三位。其畸形最主要的是肺动脉狭窄（多为漏斗部）和大的室间隔缺损。其余有主动脉骑跨于室间隔之上和右心室肥厚。其临床表现差异很大，有的运动后才有轻度发绀，有的休息时即重度发绀。决定病情轻重的是肺动脉或漏斗部狭窄的程度。

一、病理解剖

法洛四联症由以下 4 种畸形组成：①肺动脉狭窄；②室间隔缺损；③主动脉骑跨；④右心室肥厚。本病的心室间隔缺损位于心室间隔的膜部。肺动脉口狭窄可能为瓣膜、右心室漏斗部或肺动脉型，而以右心室漏斗部型居多。主动脉根部右移，骑跨在有缺损的心室间隔之上，故与左、右心室均多少直接相连。在 20% ~ 25% 的患者，主动脉弓和降主动脉位于右侧。右心室壁显著肥厚。肺动脉口狭窄严重而致闭塞时，则形成假性主动脉干永存。

本病并发有卵圆孔未闭或心房间隔缺损时称为法洛五联症，其临床表现与法洛四联症相仿。本病还可并发右位心、双侧上腔静脉、动脉导管未闭、部分性肺静脉畸形引流、房室共道永存、三尖瓣关闭不全等。

二、病理生理

由于肺动脉口狭窄，血液进入肺循环受阻，引起右心室的代偿性肥厚，右心室排出的血液大部分经由心室间隔缺损进入骑跨的主动脉，肺部血流减少，而动静脉血在主动脉处混合被送达身体各部，造成动脉血氧饱和度显著降低，出现发绀并继发红细胞增多症。肺动脉口狭窄程度轻的患者，在心室水平可有双向性的分流。右心室压力增高，其收缩压与左心室和主动脉的收缩压相等，右心房压亦增高，肺动脉压则降低。

三、临床表现

常有明显发绀，发育障碍，多数患者劳累后有蹲踞现象，病情严重者可有暴发缺氧性昏厥、抽搐。

体征：患者一般发育均较差，有明显发绀与杵状指（趾）。心前区因右心室肥大而向前膨隆，心浊音界可略向左增大，胸骨左缘第二、第三肋间隙可闻及吹风样收缩期杂音，响度多不及单纯性肺动脉瓣狭窄者。肺动脉瓣第二心音可减弱或正常。

四、实验室及其他检查

（一）实验室检查

红细胞增多可在（5 ~ 8）×10^{12}/L，血红蛋白增为 150 ~ 200 g/L。动脉血氧饱和度下降为 40% ~ 90%。

（二）心电图

示电轴右偏，右心室肥大。

（三）X 线检查

心影正常或稍大，心尖圆钝，呈"靴形"心影。肺野清晰，肺门血管阴影纤细。主动脉影增宽，肺动脉段凹陷。

（四）超声心动图

二维超声左心室长轴切面可见主动脉内径扩大，骑跨在室间隔上方。室间隔的连续中断。右心室增大，流出道狭小。多普勒示右向左分流。

（五）右心导管检查和选择性右心室造影术

为诊断此病的必备检查方法。可见右心室收缩压增高，甚至与左心室和主动脉压力相等；在连续测压中，出现肺动脉和右心室压力之外的第三种压力曲线。造影显示右心室流出道狭窄、主动脉骑跨及室间隔缺损情况。具体可见有右心室显影之后，主动脉、肺动脉也同时显影，侧位显示主动脉骑跨于室间隔之上，还有不同部位的肺动脉狭窄等。

五、诊断

本病临床表现较具特征性,一般不难诊断。需与其他有发绀的先天性心脏血管病如法洛四联症、艾森门格综合征、埃勃斯坦畸形和三尖瓣闭锁、完全性大血管错位等相鉴别。

六、预后

本病预后差,多数患者在 20 岁以前死亡。死亡原因包括心力衰竭、脑血管意外、感染性心内膜炎、脑脓肿、肺部感染等。

七、治疗要点

早诊断,早手术治疗。

(一)手术适应证

1. 临床症状轻微者,可等待至 5~10 岁,再施行完全性根治术。

2. 假若婴儿患者出现严重症状,以致需手术抢救生命时,多数人也主张应手术根治。但也有人主张先行姑息手术,待 3 岁后再行根治术。

3. 大部分病例应以直视根治术为首选。

(二)手术方法

1. 分流术

常用的有两种。主动脉与肺动脉吻合术,适用于婴幼儿;锁骨下动脉与肺动脉吻合术,适用于幼童。

2. 根治术

根治术是目前主要的治疗手段,在低温体外循环或深低温低流量体外循环下行四联症根治术,即疏通右心室道及修补室间隔缺损。

第六节　常见先天性心脏病的护理与健康指导

一、护理

1. 帮助家长和患儿克服焦虑、恐惧。初入院时往往因患心脏病而产生焦虑不安和恐惧心理,要向患儿及家属介绍有关疾病的基本知识、诊治计划,说服家长和年长儿配合各项检查与治疗。对幼小患儿倍加爱护,建立良好关系,使诊疗工作能顺利进行。

2. 做好卫生咨询,协助安排合理的生活制度,根据患病严重程度、心功能情况决定活动量,使患儿能安全达到适合于手术的年龄。

3. 对住院患儿，要提供充足的休息，保持病重小儿的宁静，避免哭闹，保证患儿的休息和睡眠。

4. 维持营养，提供易消化食物，注意蛋白质、热量及多种维生素的供给，菜肴不宜太咸，应适当限制食盐摄入。注意供应适当的蔬菜类粗纤维食品，以保证大便通畅。婴幼儿喂哺时要细心、耐心，对法洛四联症患儿，尚应警惕喂哺中出现阵发性呼吸困难。人工喂养先天性心脏患儿，奶头孔的大小要适当，太小吸吮费力，太大易致呛咳，因此必须掌握恰当。

5. 预防感染。先天性心脏病患儿体质差，易继发感染，尤其易患肺炎，应避免与感染性疾病者接触，一旦发生感染，积极治疗，防止肺炎并发心力衰竭，防止感染性心内膜炎。

6. 注意观察防止法洛四联症因活动、哭闹、便秘引起缺氧发作，如发生应将小儿置于膝胸卧位，给予吸氧，并与医生合作给予吗啡及普萘洛尔抢救治疗。

7. 对右向左分流的先天性心脏病青紫病例，要注意供给充足液体，防止因血液浓缩，增加血液黏稠度导致血栓栓塞。发热、出汗、吐泻时应多饮水，必要时可静脉输液。

8. 观察有无心率增快、呼吸困难、端坐呼吸、吐泡沫样痰、水肿、肝大等心力衰竭的表现，如出现及时与医生取得联系。

9. 使用强心药洋地黄类的患儿，必须仔细复核剂量。若选用速效制剂静脉注射时，必须用 1 mL 的注射器精确地抽取药液，再以 10% ~25% 葡萄糖液稀释后缓慢静脉推注（不少于 5 分钟）；选用慢效类制剂时，为确保疗效，应准确、准时、单独给药，单独服用。对婴幼患儿应仔细喂服，使药物全部进入消化道；对年长患儿，应注视其吞下药物后方可离开。若患儿服药后呕吐，应与医生联系，决定补服或采用其他途径给药。应用洋地黄类药物治疗期间，应密切观察用药效果及反应。

用药有效的指标是：气急改善、心率减慢、肝缩小、尿量增加、患儿安静、食欲好转。洋地黄的毒性反应有食欲减退、恶心、呕吐等消化系统表现；心动过缓或过速、期前收缩、房室传导阻滞等心律失常表现；视物模糊、黄视、嗜睡、昏迷等神经系统表现。

每次给药前，护士必须测量患儿脉搏，必要时听心率。若婴幼儿脉率每分钟少于 90 次，年长儿每分钟少于 60 次或脉律不齐时，应及时与医生联系，决定是否用药或采取相应的措施。

此外，钙剂与洋地黄制剂有协同作用，应避免同时使用；低血钾时可促使洋地黄中毒，应适当补充钾盐。

二、健康指导

1. 进行健康教育，使家长掌握先天性心脏病的日常护理，建立合理的生活制度、适当的营养与喂养，定期复查。做好用药指导，介绍所用药物的名称、用法、剂量、作用、不良反应和使用时间。

2. 指导家长应合理用药，强调按医嘱用药，切勿自行改量、改时，并学会观察药物不良反应。

3. 出院时指导家长做好家庭护理，为家长提供急救中心及医院急诊室电话，指导家长如何观察心力衰竭、脑缺氧的表现，一旦发生应及时就医。

4. 介绍本病的预防知识，强调预防各种感染，尤其是预防呼吸道感染的重要性，若患儿无严重症状出现，应按时预防接种。

5. 教会年长患儿自我监测脉搏的方法，定期带患儿到医院进行随访，复查胸部 X 线、心电图、超声心动图等，以便了解心、肺功能情况，调整心功能达到最佳状态，使患儿能安全到达手术年龄，安度手术关。

第九章　肺源性心脏病

肺源性心脏病简称肺心病，是由于支气管—肺组织、胸廓或肺血管病变致肺血管阻力增加，产生肺动脉高压，使右心室结构或（和）功能改变的疾病。根据起病缓急和病程长短，可分为急性和慢性肺心病两类。临床上以后者多见。

第一节　急性肺源性心脏病

急性肺源性心脏病是由于内源性或外源性栓子堵塞肺动脉或其分支使肺循环阻力增加，心排血量降低，引起右心室急剧扩张和急性右心衰竭的临床病理生理综合征。大块肺栓塞尚可引起猝死。肺栓塞曾被认为是我国的少见病，以致长期以来国内临床界在很大程度上忽视了对该病的识别与诊断，这种现象使临床肺栓塞的识别与检出率低下。实际上，肺栓塞绝非少见，且病死率很高，近年来由于对肺栓塞诊断的重视，临床病例有增加趋势，欧美国家的流行病学调查更是说明了其多发性。

一、病因和发病机制

引起急性肺源性心脏病的肺栓塞主要由右心或周围静脉内血栓脱落所形成。

（一）血栓来源

肺栓塞常由下肢深部静脉系统血栓迁徙所致。也可源于盆腔静脉、肾静脉、肝静脉，以及锁骨下静脉或上腔静脉长期留置导管处的血栓。有时非血栓物质，如脂肪颗粒、羊水、空气、瘤细胞团等亦可引起。据国内报道，有 30% 左右的栓子来自右心室，特别是心脏病患者并发心肌梗死、心房纤颤、心功能不全时，易发生附壁血栓引起的肺栓塞和肺梗死（肺栓塞后肺组织缺血、坏死）。

（二）心脏病

为我国肺栓塞的最常见原因，几乎包括各类心脏病，并发房颤、心力衰竭和亚急性细菌性心内膜炎者的肺栓塞发病率较高。以右心腔血栓最常见，少数来源于静脉系统。细菌性栓子除见于亚急性细菌性心内膜炎外，亦可由于起搏器感染引起。前者感染性栓子主要来自三尖瓣，偶尔先心病患者的二尖瓣赘生物可自左心经缺损分流处进入右心而到达肺动脉。

（三）肿瘤

在国内为第二位原因，占 35%，远较国外 6% 为高。以肺癌、消化系统肿瘤、绒癌、白血病等较多见。恶性肿瘤并发栓塞仅约 1/3 为瘤栓，其余均为血栓。据推测，肿瘤患者血液中可能存在凝血激酶以及其他能激活凝血系统的物质，如组蛋白、组织蛋白酶和蛋白水解酶等，故肿瘤患者肺栓塞发生率高，也可以是其早发症状。

（四）妊娠和分娩

孕妇肺栓塞发病率较年龄配对的非孕妇高数倍，产后和剖宫产术后发生率最高。妊娠时腹腔内压增加，激素松弛血管平滑肌，盆静脉受压引起静脉血流缓慢，改变血液流变学特性等均易加重静脉血栓形成。此外还伴有凝血因子和血小板增加，血浆素原—血浆素蛋白溶解系统活性降低。但这些改变与无血栓栓塞的孕妇相比并无绝对差异。羊水栓塞也是分娩期的严重并发症。

（五）其他

少见的病因还有长骨骨折致脂肪栓塞，意外事故和减压病造成空气栓塞，寄生虫和异物栓塞。没有明显的促发因素时，还应考虑到遗传性抗凝因素减少或纤溶酶原激活抑制剂的增加。

（六）诱发因素

血液淤滞、静脉损伤、高凝状态是促进深静脉血栓形成（DVT）的三要素。

1. 血液淤滞

长期卧床、肥胖、心功能不全、静脉曲张和妊娠等情况易发生血液淤滞。

2. 静脉损伤

外科手术、创伤及烧伤后常易引起静脉损伤。尤其以盆腔和腹部的恶性肿瘤切除等大手术及下肢较大的矫形手术后更易引起下肢静脉血栓形成和肺栓塞。

3. 高凝状态

某些凝血和纤溶系统异常，易引起静脉血栓和肺栓塞。如抗凝血酶Ⅲ、蛋白C和蛋白S及纤溶系统中某些成分缺乏等。

二、病理生理

（一）呼吸生理的变化

肺栓塞后引起生理无效腔增大，通气受限，肺泡表面活性物质减少，通气/血流比值失调。故常出现低氧血症。

（二）血流动力学改变

肺栓塞后，即引起肺血管床减少，使肺毛细血管血流阻力增加。阻力增加明显时，可引起肺动脉高压，急性右心衰竭，心输血量骤然降低，心率加快，血压下降等。患者平均肺动脉压一般为 25 ~ 30 mmHg。

（三）神经体液介质的变化

新鲜血栓在肺血管内移动时，引起其表面覆盖的血小板脱颗粒，释放各种血管活性物质，如腺嘌呤、肾上腺素、组胺、5 - 羟色胺、缓激肽、前列腺素及纤维蛋白降解产物等。它们可以刺激肺的各种神经受体和气道的受体，引起呼吸困难、咳嗽、心率加快、血管通透性增加等。

三、临床表现

肺栓塞的临床表现多种多样，缺乏特异性，实际是一较广的临床谱。临床症状主要取决于血管堵塞的范围、发生速度和心肺的基础状态。不同患者临床表现差异很大，当仅栓塞 2 ~ 3 个肺段时，可无任何临床症状；当栓塞 15 个肺段以上时，可发生休克或猝死。

肺栓塞基本上有 4 个临床综合征：①急性肺心病，突然呼吸困难，濒死感、发绀、右心衰竭、低血压、肢端湿冷，见于突然栓塞两个肺叶以上的患者。②肺梗死，突然呼吸困难，胸痛、咯血及胸膜摩擦音或胸腔积液。③"不能解释的呼吸困难"，栓塞面积相对较小，是提示无效腔增加的唯一症状。④慢性反复性肺血栓栓塞，起病缓慢，发现较晚，主要表现为重症肺动脉高压和右心功能不全。

另外，也有少见的矛盾性栓塞和非血栓性肺栓塞，矛盾性栓塞系指与肺栓塞同时存在的脑卒中，是由于肺动脉高压导致卵圆孔开放，静脉栓子到达体循环系统引起；非血栓性肺栓塞是由长骨骨折引起的脂肪栓塞综合征或与中心静脉导管有关的空气栓塞。

（一）症状

1. 呼吸困难及气短

此为肺栓塞最重要的临床症状，可伴有发绀。呼吸困难的程度和持续时间的长短与栓子的大小有关。栓塞较大时，呼吸困难严重且持续时间长，反复发生的小栓塞，可多次发生突发的呼吸困难，呼吸困难的特征是浅而速。

2. 胸痛

常为钝痛，较大的栓塞可有夹板感。若表现为胸骨后压迫性痛，这可能为肺动脉高压或右心室缺血所致。冠状动脉供血不足，也常可发生心肌梗死样疼痛。有时因栓塞部位附近的胸膜有纤维素性炎症，产生与呼吸有关的胸膜性疼痛。据此可判断肺栓塞的部位。

3. 昏厥

可提示有大的肺栓塞存在，发作时均可伴脑供血不足。要注意与中枢神经系统疾病相鉴别。

4. 咯血

肺栓塞或有充血性肺不张时，可出现咯血，均为小量咯血，大咯血少见。

5. 休克

多见于巨大栓塞，常伴肺动脉反射性痉挛，可致心输出量急剧下降，血压下降，患者常有大汗淋漓、四肢冷、焦虑、面色苍白等，严重者可猝死。

6. 其他

如室上性心动过速、充血性心力衰竭突然发作或加重。慢性阻塞性肺部疾病恶化、过度通气等。

（二）体征

1. 一般体征

大约半数患者有不同程度的发热、呼吸急促，急慢性肺栓塞常伴有心力衰竭而出现发绀，这是右向左分流和周围循环不良所致，此时 PaO_2 降低。

2. 心脏体征

急性肺栓塞时常见肺动脉压升高所致的肺动脉瓣第二音亢进，时有窦性心动过速或呈现期前收缩。慢性栓塞亦可由于肺动脉压升高而导致肺动脉瓣第二音亢进。

3. 肺部体征

慢性肺动脉栓塞在肺部可听到干、湿啰音，少数患者可有胸膜摩擦音及胸腔积液。

4. 腹部体征

慢性肺栓塞，由于常并发右心衰竭而肝脾大。

5. 四肢体征

慢性肺栓塞可见由于右心衰竭而致的四肢水肿或下肢静脉曲张。

肺栓塞临床表现极不一致，微小的肺栓塞可以无任何体征。慢性肺栓塞患者除有慢性右心衰竭外，多数患者并无明显心肺疾患体征。急性肺栓塞者，初期无症状及体征，一旦大的静脉血栓栓塞时，可引起窦性心动过速、室性心动过速、心室纤颤而突然死亡。

四、实验室及其他检查

（一）实验室检查

血白细胞、血清乳酸脱氢酶、血清纤维蛋白降解产物可轻度升高。血气分析常提示急性呼吸性碱中毒和过度通气。

（二）胸部 X 线检查

典型表现为肺中下部的圆形或楔形的浸润阴影，楔形影的底部朝向胸膜，可有少量胸腔积液。

（三）心电图

出现各种心律失常及右束支传导阻滞，电轴右偏，明显顺时针方向转位。肺型 P 波，S_I、Q_I 型改变，T 波倒置。

（四）放射性核素检查

用放射性核素[113]铟或[99m]锝行肺灌注扫描，显示被阻塞的肺动脉供血区缺损有诊断意义。

（五）肺血管造影检查

肺血管造影检查是肺栓塞最特异性的确诊方法，可探测到直径 3 mm 的栓子。如出现充盈缺损和比衬剂的流动中断，可作为栓塞的依据，其中以充盈缺损更为可靠。

（六）动脉血气分析及肺功能

1. 血气分析

肺栓塞后常有低氧血症。PaO_2 平均为 62 mmHg，仅有 9% 肺栓塞患者显示 PaO_2 大于 80 mmHg。原有心肺疾病的肺栓塞患者 PaO_2 更低。但是 PaO_2 无特异性，如果无低氧血症也不能排除肺栓塞。

2. 肺泡氧分压与动脉血氧分压差

即 $P_{(A-a)}O_2$ 梯度的测定较 PaO_2 更有意义，因肺栓塞后，常有过度通气，因此 $PaCO_2$ 降低，而肺泡气的 PaO_2 增高，$P_{(A-a)}O_2$ 梯度应明显增高，当 $P_{(A-a)}O_2$ 梯度和 $PaCO_2$ 正常，可作为除外肺栓塞的依据。

3. 生理无效腔增大

即无效腔气/潮气量比值（V_D/V_T）在栓塞时增高。当患者无限制性或阻塞性通气障碍时，$V_D/V_T > 40\%$，提示肺栓塞可能。$V_D/V_T < 40\%$，又无临床肺栓塞的表现，可排除肺栓塞。

（七）数字减影血管造影（DSA）

DSA 是一新的以电子计算机为辅助的 X 线成像技术。静脉法 DSA 有周围静脉法（穿刺肘窝或股静脉注入造影剂）及中心法（通过短导管自腔静脉入口或右心房内注入造影剂）。不需高浓度的造影剂，从而减少造影剂不良反应。由于 DSA 空间分辨率低，段以下肺动脉分支的显影远不如计算机体层血管成像（CTPA）的显影。然而 DSA 在肺栓塞的诊断中仍有假阳性及假阴性，特别周围静脉法的准确性受到一定限制，因此个别病例还要做 CTPA。

（八）电子计算机断层扫描（CT）和磁共振成像（MRI）

近年来快速 CT（螺旋 CT 和超高速 CT）、肺 MRI 动脉造影和 MRI 周围静脉造影的技术发展很快，已成为准确、无创伤、简易、快速的检出急性肺栓塞的方法。CT 和 MRI 的准确性只限于肺段以上的肺动脉分支，但当结合了对 DVT 的评价后，就足以满足临床需要了。因为肺栓塞患者主要的危险是梗死的复发，故发现下肢深静脉残余的血栓十分重要。这样的准确性足以识别需外科治疗的慢性肺栓塞患者的中心性栓子，并在诊断和术前评价病情时，为常规动脉造影补充信息，甚至可避免行动脉造影检查。一般来说 CT 优于 MRI，这是因为 CT 可获得较好的空间分辨率、血栓和血流间的高对比度，检查时间短，更易于监测和细致地观察纵隔与肺实质的情况。但 MRI 亦有其优势，它不需用碘化的对比剂，有肺动脉和周围静脉联合成像的功能，对血栓性栓塞可作较全面的评价，在检出无症状却有血栓栓塞危险性患者的深静脉血栓方面，准确性要高于超声波和容积阻抗测定法，且较少有人为因素的影响。

（九）超声心动图检查

经胸与经食管超声心动图能间接或直接提示肺栓塞存在征象，是有价值的检查方法。

1. 直接征象

右心血栓可有活动和不活动两个类型，活动型右心血栓多为蛇样运动的组织，不活动型右心血栓多为无蒂及致密的组织。活动型 98% 发生肺栓塞，病死率为 44%，不活动型 40% 发生肺栓塞，病死率为 9%。混合型栓子肺栓塞的发生率为 62%，病死率为 29%。

2. 间接征象

右心室扩张为 71%～100%，右肺动脉内径增加 72%，左心室径变小为 38%，室间隔左移及矛盾运动为 42% 以及肺动脉压增高等。小的肺动脉栓塞和先前的有右心疾病者间接征象易呈阴性。

经胸超声心动图肺栓塞的检出率为 5.6%，经食管超声心动图为 14%。经食管超声心动图对肺栓塞的诊断敏感性为 97%，特异性为 88%，阳性预计准确性为 91%，阴性预计准确性为 96%。当并发肺动脉高压和肺源性心脏病时，出现相应的超声征象，如肺动脉和右心室流出道血流加速、三尖瓣跨瓣压差增加，肺动脉瓣回声曲线"α"波变浅，收缩中期提前关闭及右心房室增大等。

五、诊断

根据病史、临床表现，结合实验室及其他检查可作诊断。肺栓塞的临床表现不典型，容易误诊。

减少误诊的首要条件是提高临床医生对肺栓塞的认识，其次要清楚肺栓塞可能发生的情况，包括下肢无力、静脉曲张、不对称性下肢水肿和血栓性静脉炎。原有疾病发生突然变化，呼吸困难加重或创伤后呼吸困难、胸痛、咯血；昏厥发作；原因不明的呼吸困难；不能解释的休克；低热、血沉增快、黄疸、发绀等；心力衰竭对洋地黄制剂反应不好；胸片示肺野有圆形或楔形阴影；肺扫描有血流灌注缺损；"原因不明的肺动脉高压"及右心室肥大等。国外资料显示，肺栓塞从出现症状到明确诊断时间为 7 天之内者占 68%，7～30 天者 23%，＞30 天者 9%。

六、肺血栓栓塞症（PTE）的临床分型

（一）急性 PTE

1. 大面积 PTE

临床上以休克和低血压为主要表现，即体循环动脉收缩压 ＜90 mmHg，或较基础值下降幅度≥40 mmHg，持续 15 分钟以上。需除外新发生的心律失常、低血容量或感染中毒症所致的血压下降。

2. 非大面积 PTE

不符合以上大面积 PTE 的标准，即未出现休克和低血压的 PTE。

非大面积 PTE 中一部分病例临床出现右心功能不全，或超声心动图表现有右心室运动功能减弱（右心室前壁运动幅度 ＜5 mm），归为次大面积 PTE 亚型。

（二）慢性血栓栓塞性肺动脉高压（CTEPH）

本型多可追溯到呈慢性、进行性发展的肺动脉高压的相关临床表现，后期出现右心衰竭；影像学检查证实肺动脉阻塞，经常呈多部位、较广泛的阻塞，可见肺动脉内贴血管壁、环绕或偏心分布、有钙化倾向的团块状物等慢性栓塞征象；常可发现 DVT 的存在；右心导管检查示静息肺动脉平均压 ＞20 mmHg，活动后肺动脉平均压 ＞30 mmHg；超声心动图检查示右心室壁增厚（右心室游离壁厚度 ＞5 mm），符合慢性肺源性心脏病的诊断标准。

七、治疗要点

（一）一般治疗

1. 休息

发生肺栓塞后，应立即卧床休息，采取仰卧位，使静脉回流不受障碍。如血栓来自下肢，应抬高下肢，减少活动。

2. 吸氧

一般给予持续鼻导管吸氧。如果缺氧明显，且伴有低碳酸血症者，则用面罩给氧，必要时用人工呼吸机或高频通气。

3. 止痛

剧烈胸痛可皮下注射吗啡 5~10 mg（昏迷、休克、呼吸衰竭者禁用），也可用哌替啶 50~100 mg 肌内注射或罂粟碱 30~60 mg 肌内注射。

4. 抗休克

严重低血压是肺血流大部被阻断或急性右心衰竭的表现，一般提示预后不良。用多巴胺 20~40 mg 或（和）间羟胺 20~40 mg 加入 100~200 mL 5% 葡萄糖液中静脉滴注，根据血压调整升压药物的浓度和滴注速度，使收缩压保持在 90 mmHg 左右。

5. 治疗心力衰竭

可用毒毛花苷 K0.25 mg 或毛花苷 C0.4~0.8 mg 加入 50% 葡萄糖 20~40 mL 内缓慢静脉注射。

6. 缓解支气管平滑肌和肺血管痉挛

皮下或静脉注射阿托品 0.5~1 mg，以减低迷走神经张力，防止肺动脉和冠状动脉反射性痉挛。必要时可每 1~4 小时注射 1 次。阿托品还可缓解支气管平滑肌痉挛，并减少支气管黏膜腺体分泌。对支气管平滑肌痉挛明显者给予氨茶碱 0.25 g 加入 50% 葡萄糖 40 mL 内缓慢静脉注射，必要时可加用地塞米松 10~20 mg 静脉注射。

7. 防治继发感染

肺栓塞可从含菌栓子或支气管引入感染，故宜投以有效抗生素。可选用青霉素、氨苄西林或头孢类、阿米卡星等抗菌药物。

8. 心肺复苏

对于心脏停搏者，应立即复苏，体外心脏按压能使近心脏区肺动脉栓子碎裂而有被推入末梢部位的可能。

（二）抗凝治疗

应用抑制血液凝固的药物，可防止血栓扩大及新血栓形成。但有出血倾向、中枢神经手术后、有消化道溃疡及大量出血史、未经控制的严重高血压病、严重肝肾衰竭者等为抗凝治疗的禁忌证。

1. 肝素疗法

无抗凝绝对禁忌证的肺栓塞病例，应立即开始肝素治疗。当肝素与抗凝血酶Ⅲ结合时，可终止凝血活酶生成和抑制其活性，它也可抑制血小板聚集及脱颗粒，防止活动物质（5-羟色胺等）释放，并促使纤维蛋白溶解，从而中止血栓的生长及促进其溶解。

肝素使用方法：

（1）持续静脉内输液：效果最好，出血并发症也减少，适用于巨大肺栓塞，首次应给予一个初始负荷剂量（1 万~2 万 U）静脉内冲入。2~4 小时开始标准疗法，每小时滴入 1 000 U，由输液泵控制滴速，每日总量为 2.5 万 U。

（2）间歇静脉注射：每 4 小时（5 000 U 肝素）或每 6 小时（7 500 U 肝素）静脉内给肝素 1 次，每日总量为 3.6 万 U。

（3）间歇皮下注射：每 4 小时（5 000 U）、每 8 小时（1 万 U）、每 12 小时（2 万 U）皮下注射一次肝素，必须避免肌内注射，以防发生血肿。

肝素一般连续使用 7~10 天。肝素抗凝治疗的主要并发症是出血，出血部位常见于皮肤、插管处，其次为胃肠道、腹膜后间隙或颅内。凡年龄>60岁、异常凝血、尿毒症、酒精性肝炎、舒张压>110 mmHg或严重肺动脉高压症，易发生出血，使用肝素时应非常慎重。一般用肝素前，必须测定凝血时间、部分凝血活酶时间（APTT）、凝血酶原时间（PT）及血浆肝素水平等来调节剂量，以维持凝血时间延长一倍或APTT延长至对照值的1.5~2.5倍所需用的肝素剂量为所需剂量，当并发出血时，APTT及凝血时间延长，此时应中断治疗数小时；如出血明显可用等量的鱼精蛋白对抗肝素的作用。待出血停止后再用小剂量肝素治疗；并使APTT维持在治疗范围的下限。

使用肝素的禁忌证：两个月内有脑出血、肝肾功能不全、患有出血性疾病、活动性消化性溃疡、10天内刚做过大手术（尤其是颅内及眼科手术）及亚急性细菌性心内膜炎。

2. 华法林

在肝素开始应用后的第1~3天加用口服抗凝剂华法林，初始剂量为3.0~5.0 mg。由于华法林需要数天才能发挥全部作用，因此与肝素需至少重叠应用4~5天，当连续2天测定的国际标准化比率（INR）达到2.5（2.0~3.0）时，或PT延长至正常值的1.5~2.5倍时，方可停止使用肝素，单独口服华法林治疗。应根据INR或PT调节华法林的剂量。

抗凝治疗的持续时间因人而异。一般口服华法林的疗程至少为3个月。部分病例的危险因素短期可以消除，例如服雌激素或临时制动，疗程可能为3个月即可；对于栓子来源不明的首发病例，需至少给予6个月的抗凝治疗；对复发性静脉血栓栓塞症（VTE）、并发肺心病或危险因素长期存在者，抗凝治疗的时间应更为延长，达12个月或以上，甚至终身抗凝。

妊娠的前3个月和最后6周禁用华法林，可用肝素或低分子肝素治疗。产后和哺乳期妇女可以服用华法林，育龄妇女服用华法林者需注意避孕。

华法林的主要并发症是出血。华法林所致出血可以用维生素K拮抗。华法林有可能引起血管性紫癜，导致皮肤坏死，多发生于治疗的前几周。

3. 苯茚二酮

开始200~300 mg，以后每日50~100 mg维持，每日复查PT（奎氏法）使之维持正常2倍左右（25~30秒），疗程6周以上。

（三）溶栓治疗

溶栓治疗可迅速溶解肺栓塞时的血栓，恢复肺组织再灌注，逆转右心衰竭，增加肺毛细血管血容量及降低病死率和复发率。尽管在1977年和1978年美国FDA先后批准链激酶和尿激酶用于肺栓塞的治疗，但实际上直到20世纪80年代中期临床上仍很少使用。肺栓塞溶栓治疗的开展与急性心梗溶栓治疗成功有关。目前肺栓塞的溶栓疗法已经比较安全、简便、迅速和更为有效。在美国，估计目前仅有不足10%的肺栓塞患者接受了溶栓治疗，该疗法不够普及可能是肺栓塞病死率长期不降的重要原因之一。我国在20世纪90年代初期，逐渐开展了急性肺栓塞溶栓治疗，特别是经过近5年来的临床研究，溶栓方法已趋向规范化。

溶栓疗法是药物直接或间接将血浆蛋白纤溶酶原转变为纤溶酶，迅速裂碎纤维蛋白，溶解血栓；同时通过清除和灭活凝血因子Ⅱ、Ⅴ和Ⅷ，干扰血液凝血作用，增加纤维蛋白和纤维蛋白原的降解，抑制纤维蛋白原向纤维蛋白转变及干扰纤维蛋白的聚合，发挥抗凝效应。

链激酶与尿激酶能渗透到血栓内部激活纤溶酶原，使其转变为纤溶酶，因而可使血栓加速溶解。目前溶栓治疗主要应用在大块型肺动脉栓塞患者或肺栓塞阻塞肺血管床50%以上，或伴有低血压患者。禁忌证为大手术、分娩、大创伤后不满10日者、急性内出血、严重高血压、凝血因子缺乏或有出血倾向者、2个月内有过脑出血或颅内手术史者。用药时机：起病9小时内用药可直接溶解血栓，也有人指出开始治疗的时间可推迟到48小时以内，但最迟不能超过5日。具体用药方法：链激酶具有抗原性和致热原性，故给药前应先做皮试。如皮试阴性，先给予异丙嗪25 mg肌内注射，半小时后静脉注射25万U，30分钟内注射完，继以每小时10万～15万U持续静脉滴24～72小时，与少量地塞米松（2.5～5 mg）同时静脉滴注，可防止链激酶引起寒战、发热不良反应。尿激酶首次10分钟内注入20万U，继以每小时20万U持续静脉滴注24～72小时，链激酶和尿激酶均无选择地激活全身纤溶系统，导致全身纤溶状态和出血倾向，目前应用日益广泛的人组织型纤溶酶原激活剂为一种新型的溶栓剂，对纤维蛋白有较高的亲和力，能选择性地与血栓表面的纤维蛋白结合，所形成的复合物对纤溶酶原有很高的亲和力，在局部有效地激活纤溶酶原转变成纤溶酶，使血栓溶解而不产生全身纤溶状态。此类药物的用法是，以基因重组术组织型纤溶酶原激活剂50 mg静脉滴注2小时，必要时再追加40 mg静脉滴注4小时，用药后肺栓塞的血栓可在2～6小时溶解，其有效率为94%。也可用生物活性组织型纤溶酶原激活剂的治疗。也可以人组织型纤溶酶原激活剂和链激酶合用，人组织型纤溶酶原激活剂90～120 mg溶于150 mL生理盐水内静脉滴注4～6小时，接着用链激酶60万U溶于50 mL生理盐水内静脉滴注30分钟，每日1次，共5日。除以上溶栓药物外，还可根据情况选用纤维蛋白溶酶、去纤维蛋白制剂——安克络酶等。通常溶栓治疗仅进行24～72小时，治疗结束后要等2～4小时使纤维蛋白溶酶作用消失后，再继续用肝素治疗7～14日，但应注意诱发出血等不良反应。

（四）手术治疗

对溶栓治疗有禁忌，抗凝后仍有反复发作或预计有致命性抗栓塞者，待危险期稳定后可进行必要的造影，然后采取静脉导管吸取栓子或手术取栓子。为了阻断原发病走向肺部的通路，可结扎下腔静脉或经皮下腔静脉安装Greenfield过滤器或Hunter – Session阻塞气囊。

1. 肺栓塞取栓术

死亡率可高达70%，本手术可挽救部分患者的生命。但必须严格掌握手术指征。

（1）肺动脉造影证明肺血管50%或以上被阻塞；栓子位于主肺动脉或左右肺动脉处。

（2）抗凝或（和）溶栓治疗失败或有禁忌证。

（3）经治疗后患者仍处于严重低氧血症、休克和肾脑损伤的状态。

2. 腔静脉阻断术

主要预防下肢或盆腔栓子再次脱落入肺循环，以致危及肺血管床。方法如下：

1）下腔静脉结扎术。

2）下腔静脉折叠术，包括用缝线间隔缝合或塑料钳夹，本手术病死率在 5% 以内，术后易发生下肢肿胀、血液淤滞及皮肤溃疡，目前可以做下腔静脉置网术，即在肾静脉至下腔静脉开口之下方，用不可吸收的血管缝线，缝制间隔为 1 mm 的网，这样可滤过由下腔静脉进入肺动脉的致命大血栓，并避免了上述方法的并发症。

3）下腔静脉伞式过滤器法，即从颈内静脉插入特制的器材，直至下腔静脉远端，敞开伞式过滤器，使下腔静脉部分阻塞。这样 3 mm 以上的栓子即被留滞，但其可发生滤器的脱落、移行及静脉穿孔等危险。上述各种腔静脉的阻断术后，复发率为 10% ~ 20%。因术后侧支循环可能增大，栓子能通过侧支循环进入肺动脉，或阻断的器材局部也可有血栓形成，因此术后需继续抗凝治疗。

（五）非血栓性肺栓塞的治疗

1. 肺空气栓塞

立即采用头低脚高位，使空气栓子由低位浮向高位的肢体，从而解除肺栓塞。同时及时采取肝素抗凝，有效的氧疗及抗休克治疗等。

2. 肺脂肪栓塞

及时处理原发病，以切断脂肪栓子的来源为主。同时采用正压面罩给氧，以 60% 氧浓度，5 cmH$_2$O 压力给氧，可改善肺泡水肿，纠正低氧。亦可用高频通气机给氧，可起到持续气道加压作用。

3. 羊水栓塞

本病一旦确诊，应及时采用有效的氧疗，酌情补充血容量，应用硝苯地平 10 mg，每日 3 次，氨茶碱 250 mg 稀释后缓慢静脉注射以降低肺动脉压，减轻心脏负荷，改善心肺功能，同时采用肾上腺皮质激素抗过敏及肝素抗凝血治疗。待病情平稳后，及时结束产程。

八、预后

肺栓塞的部位和原有肺功能情况决定预后。肺栓塞的自然病死率不完全清楚。不到 10% 的栓塞在急性期致死，其中 75% 在症状出现后 1 小时内死亡，其余 25% 在以后的 48 小时内死亡。大多肺栓塞可在血凝块碎破、脱落和蛋白溶解作用下被消除；或在原位机化收缩后血流动力学改善，2 ~ 8 周可恢复至原来水平。肺栓塞极少导致慢性肺部疾病，发生永久性肺动脉高压亦为罕见。当频繁反复发生栓塞而吸收不充分时可发展成慢性肺动脉高压，主要见于慢性病患者。

九、预防

积极防治静脉血栓形成或血栓性静脉炎。如口服阿司匹林肠溶片 25 ~ 50 mg，1 次/日或双嘧达莫（潘生丁）25 ~ 50 mg，3 次/日。有一定预防作用。长期卧床患者应经常翻身、活动肢体，以助静脉血回流通畅。手术后患者早期下床活动，腹带或肢体绷带勿过紧或压迫过久，以免妨碍膈肌运动及下肢静脉回流。保持大便通畅，避免突然用力使腹压升高而致栓子脱落。

第二节　慢性肺源性心脏病

慢性肺源性心脏病（简称肺心病）是由支气管—肺组织、胸廓或肺动脉的慢性病变引起的肺循环阻力增高，导致肺动脉高压和右心室肥大伴有或不伴有右心衰竭的心脏病。

肺心病是呼吸系统的常见病，寒冷、高原地区、贫困农村患病率高，随着年龄增高患病率增加，肺心病在冬、春季节，气候骤变时易急性加重。

一、病因和发病机制

（一）病因

1. 支气管、肺疾病

以慢性阻塞性肺疾病最为多见，占80%～90%，其次为支气管哮喘、支气管扩张、重症肺结核、尘肺、特发性肺间质纤维化和各种原因引起的肺间质纤维化、结节病、过敏性肺泡炎、嗜酸性肉芽肿、药物相关性肺疾病等。

2. 胸廓运动障碍性疾病

较少见，严重的脊椎后凸、侧凸、脊椎结核、类风湿性关节炎、胸膜广泛粘连及胸廓形成术后造成的严重胸廓或脊椎畸形，以及神经肌肉疾患如脊髓灰质炎，均可引起胸廓活动受限、肺受压、支气管扭曲或变形，导致肺功能受损。气道引流不畅，肺部反复感染，并发肺气肿或纤维化。缺氧，肺血管收缩、狭窄，阻力增加，形成肺动脉高压，发展成慢性肺心病。

3. 肺血管疾病

甚少见。累及肺动脉的过敏性肉芽肿病，广泛或反复发生的多发性肺小动脉栓塞及肺小动脉炎，以及原因不明的原发性肺动脉高压症，均可使肺小动脉狭窄、阻塞，引起肺动脉高压和右心室负荷过重，而发展成为肺心病。

4. 呼吸中枢功能障碍造成通气不足

包括原发性肺泡通气不足、慢性高原病、呼吸中枢损害等。

（二）发病机制

肺心病发生的先决条件是肺动脉高压。持久而日益加重的肺动脉高压使右心负荷加重、右心室肥大，最终导致右心衰竭。

1. 肺动脉高压原因

1）肺血管阻力增加的功能因素：缺氧、高碳酸血症时收缩血管的活性物质增多，使肺血管收缩，血管阻力增加；而高碳酸血症（二氧化碳潴留），会使肺动脉对缺氧反应更加敏感，促进并加重肺小动脉痉挛，增加肺循环阻力而产生肺动脉高压；缺氧还可使支气管平滑肌细胞膜对 Ca^{2+} 的通透性增强，细胞内 Ca^{2+} 含量增高，使平滑肌兴奋—收缩耦联效应增强，肺血管收缩。

2）肺血管阻力增加的解剖因素：长期反复发作的慢性支气管炎及支气管周围炎可累及邻近细小动脉，引起管壁炎症，管壁增厚、管腔狭窄甚至完全闭塞，随肺气肿的日益加重，肺泡内压增高，使肺泡壁毛细血管受压，也造成管腔狭窄或闭塞；肺泡壁的破裂造成毛细血管网的毁损，肺泡壁毛细血管床减损，当其减少超过 70% 时，肺循环阻力增大，促使肺动脉高压发生。

肺动脉高压的形成机制中，功能性因素较解剖因素更为重要，在急性加重期经治疗缓解后，缺氧和高碳酸血症得到纠正，肺动脉压可明显降低，甚至可恢复正常。

3）血容量增加与血液黏稠度增高，慢性缺氧产生继发性红细胞增多症，当红细胞比容超过 55% 时，血液的黏稠度会显著增加，血流阻力随之增高，缺氧和高碳酸血症使交感神经兴奋，心排血量增加，肾小动脉收缩，肾血流减少，钠、水潴留，血容量增多。血液黏稠度增加和血容量增多，加重肺动脉高压和心脏负荷。

2. 右心肥大及心功能不全

肺循环阻力增加，右心负荷加重，发挥其代偿功能而肥厚。早期右心室尚能代偿，随病情发展，尤其当急性呼吸道感染时，加重了肺动脉高压，当超过右心负荷时则发生右心功能不全。此外，由于心肌缺氧，乳酸堆积，高能磷酸键合成降低，血容量增多，电解质及酸碱失衡所致心律失常等，均可促使心功能不全的发生。

3. 其他器官的损害

由于反复或持续缺氧及高碳酸血症，脑细胞及其间质水肿，可导致颅内高压，甚至发生脑疝、脑出血，肝肾功能受损，胃及十二指肠黏膜糜烂、水肿、溃疡或大出血等，多器官功能损伤。

二、临床表现

（一）肺、心功能代偿期

1. 原发病表现如慢性阻塞性肺疾病患者长期反复咳嗽、咳痰，逐渐出现乏力、呼吸困难，体检可有明显慢性阻塞性肺疾病的体征。

2. 肺动脉高压及右心室肥大表现为肺动脉瓣区第二心音亢进，提示有肺动脉高压，剑突下见到心脏收缩期搏动或三尖瓣区闻及收缩期杂音多提示有右心室肥大。

（二）肺、心功能失代偿期

本期可见胸闷、乏力、呼吸困难、呼吸频率加快、发绀，重者头痛、失眠、神志恍惚、张口呼吸、大汗淋漓、谵妄、抽搐甚至昏迷等呼吸衰竭症状；也可见气急、心慌、厌食、呕吐、上腹胀满、面及下肢水肿等右心衰竭症状。体征可见球结膜充血水肿、眼底视网膜血管扩张和视神经乳头水肿等颅内压增高表现。腱反射减弱或消失。皮肤潮红多汗，颈静脉怒张，肝大且压痛，肝颈静脉回流征阳性，腹腔积液及下肢肿胀。血压早期升高，晚期下降。心率增快或心律失常，三尖瓣区闻及收缩期吹风样杂音，严重者出现舒张期奔马律及第三心音、第四心音。肺动脉瓣第二心音亢进。

（三）并发症

1. 心律失常

多表现为房性期前收缩及阵发性室上性心动过速，也可有房扑及房颤。

2. 上消化道出血

缺氧、高碳酸血症及循环淤滞可使上消化道黏膜糜烂坏死，发生弥散性渗血；或因其他原因产生应激性溃疡出血。

3. 肾衰竭

呼吸衰竭、心力衰竭、休克等原因均可导致氮质血症、尿毒症的发生。

4. 休克

可因严重感染、严重心力衰竭、上消化道大出血等引起。

5. 酸碱平衡失调及电解质紊乱

呼吸衰竭时，呼吸性酸中毒普遍存在。但由于体内代偿情况的不同，或并存有其他疾病时，可出现各种不同类型的酸碱平衡失调及电解质紊乱。

6. 肺性脑病

为中、重度呼吸衰竭所引起的高碳酸血症、低氧血症、酸碱平衡失调等一系列内环境紊乱引起的脑部综合征。患者表现为烦躁不安、神志模糊、嗜睡、谵语及四肢肌肉抽搐等。

7. DIC

因严重缺氧、酸中毒、感染、休克等因素激活凝血因子以及红细胞增多，血黏度增高，促使血液进入高凝状态，发生 DIC。

三、实验室及其他检查

（一）X 线检查

除肺、胸基础疾病及急性肺部感染的特征外，尚可有肺动脉高压症，如右下肺动脉干扩张，其横径 ≥15 mm；其横径与气管横径比值 ≥1.07；肺动脉段明显凸出或其高度 ≥3 mm；中央动脉扩张，外周血管纤细，形成"残根"征；右心室增大征，皆为诊断慢性肺心病的主要依据。个别患者心力衰竭控制后可见心影有所缩小。

（二）心电图检查

主要表现有右心室肥大的改变，如电轴右偏、额面平均电轴 ≥ +90°、重度顺钟向转位、$R_{V1} + S_{V5} \geq 1.05$ mV 及肺型 P 波。也可见右束支传导阻滞及低电压图形，可作为诊断慢性肺心病的参考条件。在 V_1、V_2 甚至延至 V_3，可出现酷似陈旧性心肌梗死图形的 QS 波，应注意鉴别。

（三）超声心动图检查

通过测定右心室流出道内径（≥30 mm）、右心室内径（≥20 mm）、右心室前壁的厚度、左右心室内径比值（<2）、右肺动脉内径或肺动脉干及右心房增大等指标，可诊断慢性肺心病。

（四）血气分析

慢性肺心病肺功能代偿期可出现低氧血症或并发高碳酸血症，当 $PaO_2 < 60$ mmHg、

$PaCO_2 > 50$ mmHg 时，表示有呼吸衰竭。

（五）血液检查

红细胞及血红蛋白可升高。全血黏度及血浆黏度可增加，红细胞电泳时间常延长；并发感染时白细胞总数增高，中性粒细胞增加。部分患者血清学检查可有肾功能或肝功能改变；血清钾、钠、氯、钙、镁均可有变化。除钾以外，其他多低于正常。

（六）其他

肺功能检查对早期或缓解期慢性肺心病患者有意义。痰细菌学检查对急性加重期慢性肺心病可以指导抗生素的选用。

四、诊断

诊断标准：

1. 病史

有慢性支气管炎、肺气肿及其他引起肺的结构或功能损害而导致右心肥大的疾病。

2. 临床表现

有慢性咳嗽、咳痰症状及肺气肿体征，剑突下有增强的收缩期搏动和（或）三尖瓣区心音明显增强或出现收缩期杂音，肺动脉瓣区第二心音明显亢进（心肺功能代偿期）。在急性呼吸道感染或较剧烈活动后出现心悸、气短及发绀等症状及右心功能不全体征（心肺功能失代偿期）。

3. 胸部 X 线诊断

（1）右肺下动脉干扩张：横径≥1.5 cm。经动态观察右肺下动脉干横径增宽在 2 mm 以上。

（2）肺动脉段凸出，高度≥3 mm。

（3）中心肺动脉扩张与外周分支纤细两者形成鲜明对比，呈"残根状"。

（4）右前斜位圆锥部凸出高度≥7 mm。

（5）右心室增大（结合不同体位判断）。

具有（1）～（4）项中 2 项以上或第 5 项者可诊断。

4. 心电图检查

1）主要条件

（1）额面平均电轴≥+90°。

（2）重度顺钟向转位 $V_5R/S \leqslant 1$（阳性率较高）。

（3）$V_1R/S \geqslant 1$；aVR R/S 或 $R/Q \geqslant 1$（阳性率较低）。

（4）$V_1 \sim V_3$ 呈现 QS、Qr、qr（需除外心肌梗死）。

（5）$R_{V1} + S_{V5} > 1.05$ mV。

（6）肺型 P 波：P 波电压≥0.22 mV；或电压≥0.2 mV 呈尖峰型；或低电压时 P 波电压 >1/2R 波呈尖峰型；P 电轴≥+80°。

2）次要条件

（1）肢体导联普遍低电压。

（2）完全或不完全性右束支传导阻滞。

具有一项主要条件即可诊断，两项次要条件者为可疑。必要时可做超声心动图、心电向量图检查作为辅助诊断。

5. 血流动力学方面的诊断

有条件时可做漂浮导管检查，静息状态下肺动脉收缩压 >30 mmHg，平均压 >20 mmHg 作为早期肺心病诊断依据；平均肺动脉压 >30 mmHg 则应考虑肺动脉高压伴右心室肥厚。

6. 超声心动图诊断

1）主要条件

（1）右心室流出道≥30 mm。

（2）右心室舒张末期内径≥20 mm。

（3）右心室前壁厚度≥5.0 mm，或者振幅增强者。

（4）左心室与右心室内径比值 <2。

（5）右肺动脉内径≥18 mm，或主肺动脉内径≥20 mm。

（6）右心室流出道与左心房内径之比值 >1.4。

（7）肺动脉瓣超声心动图出现肺动脉高压征象者（"α"波低平或 <2 mm，有收缩中期关闭征）。

2）参考条件

（1）室间隔厚度≥12 mm，振幅 <5 mm 或是矛盾运动征象者。

（2）右心房≥25 mm（剑突下区探查）。

7. 心电向量诊断

在肺胸疾病基础上，心电向量图具有右心室及（或）右心房增大指征者均符合诊断。

8. 放射性核素诊断

肺灌注扫描肺上部血流增加、下部减少，即表示可能有肺动脉高压。

肺心病基层诊断参考条件如下：

1. 慢性胸、肺疾病病史或（和）具有明显肺气肿征。

2. 气急、发绀能除外其他心脏病所致者，或出现无其他原因可以解释的神志改变。

3. 剑突下明显增强的收缩期搏动或（和）三尖瓣区（或剑突下右侧）心音较心尖明显增强或出现收缩期杂音。

4. 肝大压痛，肝颈静脉回流征阳性或（和）踝以上水肿伴颈静脉怒张。

5. 静脉压增高。

6. 既往有肺心病史或右心衰竭史者。

以第 1 条为基数，加上 2~6 条中任何一条即可诊断。

五、治疗要点

慢性肺心病是呼吸系统病变的晚期表现，其所发生的低氧血症和高碳酸血症常影响全身各重要脏器和组织。因此，在治疗中，急性加重期关键在于迅速有效地控制感染，保持呼吸道通畅，纠正缺氧和 CO_2 潴留，处理好电解质紊乱和酸碱平衡，改善右心衰竭状态；病情缓解期，应抓紧扶正固本的防治措施，积极治疗基础病变，提高免疫力，减少急性发作，延缓病情发展。

（一）急性发作期治疗

1. 控制感染

呼吸道感染是发生呼吸衰竭和心力衰竭的常见诱因，故需积极应用药物予以控制。目前主张联合用药。宜根据痰培养和致病菌对药物敏感的测定选用，但不要受痰菌药物试验的约束。未能明确何种致病菌时，根据感染的环境及痰涂片革兰染色选用抗菌药物。院外感染以革兰阳性菌占多数，院内感染则以革兰阴性菌为主。可选用两者兼顾的抗菌治疗，静脉用药具体用法参见抗菌药物治疗。除全身用药外，尚可局部雾化吸入或气管内滴注药物。长期应用抗生素要防止真菌感染。一旦真菌已成为肺部感染的主要病原菌，应调整或停用抗生素，给予抗真菌治疗。

2. 治疗呼吸功能不全

1）清除痰液、保持气道通畅：给予化痰药物（溴己新等），或结合雾化吸入清除痰液。同时配合使用氨茶碱等支气管解痉剂解除气道痉挛，保持气道通畅，改善肺通气功能，以利于氧气吸入和二氧化碳的排出，缓解机体缺氧状况。

2）吸氧：慢性肺心病多为Ⅱ型呼吸衰竭，因此，吸氧应采取 24 小时持续低流量、低浓度、鼻导管方式。尤其当 $PaCO_2 > 80$ mmHg 时，此时由于二氧化碳对呼吸中枢不仅没有兴奋作用，而且抑制呼吸，而呼吸中枢的兴奋性刺激主要来自低氧血症，若给予高浓度吸氧会造成外周血氧分压突然升高，减少或停止对呼吸中枢的刺激，加重呼吸衰竭或导致呼吸停止。另外，呼吸衰竭患者禁止使用镇静药物，以免抑制呼吸。

3）使用呼吸兴奋剂及呼吸机：严重呼吸性酸中毒或呼吸衰竭患者可通过使用呼吸兴奋剂如尼可刹米、洛贝林等，必要时使用呼吸机改善呼吸功能。

4）经鼻人工气道技术的应用：经鼻人工气道技术的引进是降低呼吸衰竭死亡率的关键，国内对重症Ⅱ型呼吸衰竭的治疗，多先应用静脉滴注呼吸兴奋剂如尼可刹米、二甲氟林、多沙普仑、氨苯噻唑及洛贝林等。呼吸兴奋剂若与抗感染、扩张支气管和排痰等措施配合应用能起到有益的作用，但如气道不通畅，其应用可增加耗氧量反而不利，一般在应用 24 小时后若未能使 $PaCO_2$ 下降、PaO_2 上升即应停用，考虑建立人工气道，施用机械通气治疗。国内在 20 世纪 80 年代初及以前多经口腔插管建立人工气道，但神志清醒的患者，常难于接受，而且在插管时可能发生迷走神经反射性心脏停搏。近年来气管插管导管的制作材料由橡胶改为塑料，又进而使用硅胶体组织相容性较橡胶好，聚氯乙烯塑料导管用热水浸泡后变软有利于通过弯曲的上呼吸道，硅胶管较塑料管更佳。因此，经鼻气管插管患者易于接受，很少引起支气管黏膜的损伤，患者可以进食便于口腔护理，便于长期应用的机械通气。

5）机械通气技术的应用：机械通气的适应证有①肺性脑病时；②呼吸频率 > 30 次/分或 < 6 次/分；潮气量 < 200 mL 或最大吸气压力 < 15 cmH_2O；③在适当控制性氧疗情况下 $PaO_2 < 4.67$；④失代偿性呼酸 pH 值 < 7.25；⑤$PaCO_2$ 进行性升高时，在未建立人工气道条件下若呼吸衰竭不严重，患者神志清醒能配合治疗时可采用鼻面罩双水平气道正压呼吸，可取得一定疗效。在严重Ⅱ型呼吸衰竭，自主呼吸受到明显抑制时，

可采用同步持续强制通气方式（ACMV）通气。当感染得到控制、病情好转，要换用同步间歇通气（SIMV），在进一步好转准备撤机时可换用压力支持通气方式（PSV），在新型机械通气机具有 PSV + SIMV 方式时将压力下调至 5 cmH$_2$O 或更低，刚刚能克服通气机管道阻力水平，稳定 2~4 小时即考虑撤机。

3. 控制心力衰竭

肺心病是以右心损害为主的心脏病，右心衰竭的治疗，最主要是去除病因的治疗。除上述积极控制感染、合理氧疗、降低右心后负荷外，主要治疗从三个方面考虑：①扩张肺血管；②利尿；③强心剂的应用。

1）控制感染、吸氧：与治疗呼吸衰竭相同。

2）利尿剂：可增加尿量、减少血容量、减轻右心负荷来纠正右心衰竭。宜选用作用轻、小剂量的利尿剂。如氢氯噻嗪 25 mg，每日 1~3 次；尿量多时注意补钾，或用保钾利尿剂，如螺内酯 20~40 mg，每日 1~2 次。重度而急需行利尿的患者可用呋塞米 20 mg 肌内注射或口服。使用利尿剂后容易出现低钾、低氯性碱中毒，痰液黏稠不易咳出和血液浓缩，应注意观察症状、血清电解质及动脉血气分析。

3）强心剂：慢性肺心病右心衰竭应用强心剂的疗效较其他心脏病为差，且慢性缺氧及感染，易发生心律失常，这与处理一般心衰竭有所不同。因此，对控制感染，改善肺心功能及应用利尿剂有效的右心衰竭患者一般不用强心剂。如经上述处理后右心功能未能改善者或以右心衰竭为主要表现者可考虑使用强心剂。强心剂的剂量宜小，一般为常规剂量的 1/2 或 2/3 量，同时选用作用快、排泄快的强心剂，常用制剂有毛花苷丙 0.2~0.4 mg 加入 10% 葡萄糖液 20 mL 内静脉缓慢推注。用药前应注意纠正缺氧，防治低钾血症，以免发生药物毒性反应。低氧血症、感染等均可使心率增快，故不宜以心率作为衡量强心药的应用和疗效考核指征。

4）扩张血管的药物：按照 Rubin 提出的评价血管扩张剂治疗肺动脉高压的标准，即①肺血管阻力下降 20%；②心排血量增加或不变；③肺动脉压降低或不变；④周围动脉血压不变或降低，但未产生不良反应，不影响氧合。在临床经常使用的血管扩张剂有：

（1）酚妥拉明：通过对肺小动脉 α 受体的阻滞作用，使血管扩张，肺动脉压下降，减轻右心室的后负荷。用法：本品 10~20 mg 加入 10% 葡萄糖 250~500 mL 中静脉滴注，每分钟 30~40 滴，每日 1 次，维持 3~11 天。

（2）多巴胺：在综合治疗基础上加用本品 30 mg、山莨菪碱 30~60 mg 加入 10% 葡萄糖 250 mL 内静脉滴注，每分钟 20~30 滴，每日 1 次。

（3）多巴酚丁胺：通过改善心肌的收缩力，增加心排出量，减轻右心室的淤血状态。用法：本品 250 mg 加入 5% 葡萄糖 500 mL 中，以每分钟 2.5~10 μg/kg 的速度静脉滴注。房颤者禁用。

（4）硝普钠：国内近来研究表明，硝普钠能直接扩张肺血管床使肺循环阻力降低，从而降低右心室射血阻力，肺动脉、右心房压力下降，心排出量增加，应用硝普钠后临床症状改善明显，患者能从端坐位转至平卧或高枕位，发绀、水肿、颈静脉怒张、呼吸频率及心率等均有改善，静脉压下降。故认为硝普钠对于肺心病心力衰竭患者亦是有用的药物之一。

4. 肝素疗法

肝素不仅能抗凝，又能激活多种活性物质，结合抗体抗原复合物，抑制细菌毒性作用，增强吞噬细胞对病原菌的吞噬作用，加快炎症的吸收。有人报告480例重症肺心病患者在综合治疗基础上给肝素（125 U/ mg）100 mg分两组加入5%～10%葡萄糖500～1 000 mL中，每分钟30滴静脉滴注，每日1次，7天为一疗程，总有效率为80.3%，对照组总有效率为63.8%。

5. 控制心律失常

肺心病心律失常多因感染、缺氧、高碳酸血症、电解质紊乱或洋地黄过量引起。经积极控制呼吸道感染，纠正缺氧、高碳酸血症和电解质紊乱或停止使用洋地黄后，多数患者心律失常即可消失。经上述处理后，仍有心律失常者，可考虑应用抗心律失常药物，如属室上性心律失常，且未使用过洋地黄者，可考虑选用毛花苷C或维拉帕米等；室性异位心律者可给予利多卡因或美西律等。对于药物不能控制的快速性心律失常，根据指征，必要时电复律。多源性房性心动过速不宜用洋地黄或抗心律失常药物治疗，应治疗基础病因，调整全身情况。由于β受体阻滞剂对呼吸道的作用，不适宜于肺心病患者。

6. 并发症的处理

1）肺性脑病的治疗：肺性脑病的治疗基本上和呼吸衰竭的治疗相同，对脑水肿应降低颅内压，除纠正缺氧与二氧化碳潴留的各项措施外，可再用脱水剂和地塞米松。脱水剂如20%甘露醇或25%山梨醇，剂量1～2 g/kg，静脉快速滴注，每日1～2次。在应用脱水剂时要注意血液浓缩和加重电解质与酸碱平衡紊乱的不良反应。对躁动者使用镇静剂应慎重。可用10%水合氯醛10～15 mL保留灌肠，或奋乃静口服，每次4 mg，已做气管插管或气管切开及辅助呼吸者，呼吸由人工控制，镇静剂可放手使用。

2）纠正酸碱失衡及电解质紊乱

（1）呼吸性酸中毒：一般不需补充碱性药物，经积极通畅气道，改善呼吸功能多可纠正，若血气pH值在7.20以下时，可小量补充5%碳酸氢钠50～100 mL观察。

（2）呼吸性酸中毒并发代谢性碱中毒：首先要消除诱发因素，补充氯化钾，每日5～10 g，直至纠正。单纯补钾不能纠正的低钾血症要静脉同时滴注硫酸镁2～5 g，每日1次。并发代谢性酸中毒的补碳酸氢钠。对于由于利尿，大量出汗或长期低钠饮食，或肾上腺皮质功能减退，或抗利尿激素分泌失常等引起的缺钠性低钠，尤其是有低渗性脑病者，可补3%氯化钠，一般补至130 mmol/L即可，可根据120 - 测得血钠（mmol/L）×0.6×体重（kg）算出所需（mmol/L）数，再根据17 mmol = 1 g氯化钠换算成氯化钠克数。

补钠原则：①分次给予，每一天补缺钠量的1/3；②宁少勿多，以免血容量急骤增加，加重心脏负荷；③速度不要过快，一般50 mmol/h以下，或每分钟不超过25滴；④血清钠水平有所回升，症状改善后及时改为口服，血清钠接近正常或出现口渴立即停止补钠。

对心力衰竭引起的稀释性低钠血症，限制水的入量及改善心功能为治疗的根本措施。肺心病急性发作期患者进食减少，右心衰竭影响镁的吸收，利尿剂强心苷的使用增加镁的排泄，当血清镁低于 0.75 mmol/L，24 小时尿镁低于 20 mmol 时，认为机体有缺镁，当出现精神症状时，必须补镁治疗，一般 25% 硫酸镁 10~20 mL 加 500 mL 5% 葡萄糖液静脉滴注，1 次/天，直至症状缓解。

低血磷患者，尤其血磷低于 0.32 mmol/L 时要静脉滴注磷酸钠或磷酸钾配制的溶液，首剂 0.08~0.16 mmol/kg，并根据血磷及临床症状调整用量。静脉补磷可出现低血钙、迁徙性钙化、低血压、高血钾、高血钠等不良反应，因而只适用于严重低磷患者。轻度低磷治疗基础疾病，增加饮食中磷的摄入即可。中度低磷可用磷酸盐制剂，1 天 2~2.5 g，分 2~3 次口服。

3）其他并发症的治疗：积极治疗消化道出血、休克、DIC 等。

（二）缓解期治疗

缓解期防治是改善预后，减少急性发作和住院次数，增强劳动力和延长患者寿命，降低病死率的重要措施。因此应积极预防呼吸道感染、防治慢性支气管炎和支气管哮喘等肺部疾患，提高机体免疫力等。

根据患者情况，选用下列方法提高机体免疫能力：

1. 免疫疗法

1）死卡介苗做皮肤划痕治疗，每周 1 次，3 个月一疗程。

2）左旋咪唑，50 mg，每日 3 次，每隔 2 周服 3 天，连用 3~6 个月。

3）支气管炎菌苗疗法，开始剂量 0.1 mL，每周 1 次，皮下注射，每次递增 0.1~0.2 mL，至 1 mL 为维持量，每年用 2~3 个月，有效者可连用 2~3 年。

2. 扶正固本疗法

据机体情况不同进行辨证施治；或给予归脾丸、金匮肾气丸、百合固金丸或固肾定喘丸等。此外，胎盘组织液及丙种球蛋白亦可酌情使用。

（三）营养疗法

肺心病多数有营养不良（占 60%~80%），营养疗法有利于增强呼吸肌力及改善免疫功能，提高机体抗病能力。应按具体情况给以合理营养，糖类不宜过高，因为糖的呼吸商高，过多 CO_2 生成会增加呼吸负荷。

六、预后

肺心病常反复急性发作，随肺功能的损害病情逐渐加重，多数预后不良，病死率在 10%~15%，但经积极治疗可以延长寿命，提高患者生活质量。

七、预防

主要是防治足以引起本病的支气管、肺和肺血管等疾病。积极提倡戒烟，加强卫生宣教，增强抗病能力。防治原发病的诱因，如呼吸道感染、各种变应原、有害气体的吸入、粉尘作业等的防护工作等。

第三节 原发性肺动脉高压

原发性肺动脉高压是指原因不明的肺血管阻力增加所致的持续性肺动脉高压，原发性肺动脉高压是少见的进行性加重的疾病，其发病率目前尚不清楚。其病理改变主要是小的肌型肺动脉和小动脉中层肥厚、内膜纤维化和丛状样变。临床特点是肺动脉高压和右心室肥大，由于其临床表现缺乏特异性，故其诊断通常在排除肺胸疾病、肺血栓栓塞和心脏疾病所致的继发性肺动脉高压之后才可确立。原发性肺动脉高压这一诊断在临床上可能包括三种疾病，即真正的原发性肺动脉高压、慢性哑型反复肺血栓栓塞症和肺静脉闭塞性疾病。对上述三种疾病临床上鉴别较困难，因此世界卫生组织将它们统称为不能解释的肺动脉高压。近年由于诊断技术提高，临床发现的病例增多，已成为心血管病鉴别诊断中经常遇到的重要问题，引起了临床广泛重视。

一、病因和发病机制

原发性肺动脉高压迄今病因不明，目前认为其发病与遗传因素、自身免疫及肺血管收缩等因素有关。

（一）遗传因素

家族性至少占所有原发性肺动脉高压的 6%，家系研究表明其遗传类型为常染色体显性遗传。

（二）免疫因素

免疫调节作用可能参与原发性肺动脉高压的病理过程。有 29% 的原发性肺动脉高压患者抗核抗体水平明显升高，但却缺乏结缔组织病的特异性抗体。

（三）肺血管内皮功能障碍

肺血管收缩和舒张由肺血管内皮分泌的收缩和舒张因子共同调控，前者主要为血栓素 A_2（TXA_2）和内皮素 1（$ET-1$），后者主要是前列环素和一氧化氮（NO）。由于上述因子表达的不平衡，导致肺血管处于收缩状态，从而引起肺动脉高压。

（四）血管壁平滑肌细胞钾离子通道缺陷

原发性肺动脉高压患者存在电压依赖性钾离子（K^+）通道（Kv）功能缺陷，K^+ 外流减少，细胞膜处于去极化状态，使 Ca^{2+} 进入细胞内，从而使血管处于收缩状态。

二、临床表现

原发性肺动脉高压可发生于任何年龄，但多数在 30~40 岁，女性多于男性。

（一）症状

进行性乏力和劳力性呼吸困难是最常见的早期症状，逐渐发展到休息时也感气急。昏厥是本病的常见症状，由心输出量明显减低、一过性脑缺血引起；也有人认为是肺动脉壁压力感受器通过血管迷走神经反射所致。劳累时常有胸骨后压迫感，有时出现明显的心绞痛，可能由于心输出量减低造成相对性冠状动脉供血不足，以及右心室肥厚使右心室相对缺血所致。部分患者发生间歇性少量咯血，可能与局限性小动脉瘤破裂有关。个别病例可因左肺动脉扩张，压迫喉返神经，出现声音嘶哑。难治性右心力衰竭是主要死亡原因。

（二）体征

严重患者多有紫绀，多系周围性，如卵圆孔再开放则出现中心性发绀。颈静脉充盈，出现心房收缩波（a 波）。肺动脉瓣区有肺动脉收缩期搏动，肺动脉瓣关闭音增强及第二心音分裂，并可听到收缩期喷射音及喷射性杂音，主肺动脉高度扩张时，可在胸骨左缘第 2～3 肋间听到肺动脉瓣相对关闭不全的反流性杂音。胸骨左下缘可听到室性或房性奔马律及三尖瓣关闭不全的反流性杂音。右心衰竭时可出现室性或房性奔马律、颈静脉怒张、肝大及下肢水肿等。

三、实验室及其他检查

（一）心电图改变

1. 电轴右偏。

2. 右心室大并劳损。

3. 肺性 P 波。

（二）超声波扫描

1. 右心室内径大，室壁增厚。

2. 室间隔矛盾运动。

3. 肺动脉增宽。

（三）X 线透视

1. 肺动脉段突出，左、右肺动脉粗大，周围动脉细小呈截断现象。

2. 右心室增大。

3. 上腔静脉影增宽。

（四）右心导管检查

提示右心室和肺动脉压力增高。一般不予造影，以防检查中出现意外。

（五）放射性核素肺灌注扫描和肺动脉造影

放射性核素肺灌注扫描多数正常，也可呈不规则的灌注缺损或放射性核素分布稀疏。肺动脉造影可见肺动脉干增粗及肺动脉主要分支扩张，末梢动脉细小，造影剂在肺内循环时间延迟。此两项检查对诊断为原发性肺动脉高压的特异性不高，但可除外较大的肺动脉栓塞。

（六）肺活组织检查

肺活组织检查是鉴别不能解释的肺动脉高压病因（即对真正的原发性肺动脉高压、慢性反复肺血栓栓塞症及肺静脉闭塞性疾病进行鉴别）的唯一依据。主要病理改变的特点是：

1. 原发性肺动脉高压呈典型致丛性肺动脉病变。

2. 慢性反复多发性肺栓塞的病理改变可见新、旧血栓，血栓机化、再通，内膜偏心性纤维化，肌型动脉中层肥厚较轻。

3. 肺静脉闭塞性疾病的病理改变是肺静脉和肺小静脉内膜纤维化、血栓形成，致管腔狭窄或堵塞；肺动脉中层肥厚，内膜纤维化及血栓形成，常伴有肺间质充血、水肿、纤维化和含铁血黄素沉着。

肺活检对上述 3 种疾病的鉴别虽有决定意义，但在严重肺动脉高压时进行肺活检有一定危险，所取标本也未必有代表性，因此限制了临床应用。

四、诊断

根据临床表现、实验室检查，包括右心导管检查，证实肺动脉压增高，且无引起肺动脉高压的其他心、肺疾病，即可考虑原发性肺动脉高压的诊断。

五、治疗要点

（一）一般治疗

患者需卧床休息，预防感染及心理支持等。

（二）氧疗

吸氧以纠正低氧血症，缓解肺动脉痉挛，改善血流动力学肺动脉高压，对于伴有呼吸衰竭者甚为有益。

（三）降低肺动脉压药物

1. 血管扩张药

1）肼屈嗪为之较好，降低肺动脉阻力，降低动脉型肺动脉高压（PAH），又能增加氧分压，降低二氧化碳分压。用法：12.5 ~ 25 mg，3 次/天，口服，当出现耐药时，可予加大剂量。

2）硝酸甘油：对于 PAH 伴有高血压病和冠心病者比较适用，10 mg，加入 5% 葡萄糖 250 mL 液体内静脉滴注，必要时还可舌下含化。

3）硝普钠：该药治疗 PAH 作用强，但作用维持时间短，同时引起动脉血压下降者需要监测，不能作为经常性给药，用法：50 mg 加入 5% 葡萄糖 250 ~ 500 mL 或相同量的生理盐水内，以 20 ~ 500 μg/min 速度静脉滴注，因为可演变为氰化物，所以用时现配药。

2. 钙通道阻滞剂

该类药可缓解肺血管痉挛，松弛支气管平滑肌，降低 PAH，常用药物有硝苯地平 10 mg，3 次/天，口服，或维拉帕米 40 mg，3 次/天，口服，或硫氮䓬酮 30 mg，2 ~ 3 次/天，口服。

3. α 受体阻滞剂

阻断 α 受体药物，使血管扩张，血压下降，肺动脉阻力和肺动脉高压均可下降，肺动脉阻力和肺动脉压均可下降，同时解除支气管痉挛。常用药物有酚妥拉明 10 mg 加入 5% 葡萄糖 250 mL 或相同剂量生理盐水内静脉滴注，或用哌唑嗪，开始剂量0.5 mg，逐渐增为 1 ~ 2 mg，2 ~ 3 次/天，口服。

4. β 受体兴奋剂

这类药物可兴奋心肌，增加心搏血量，解除支气管痉挛，因此适用于支气管痉挛、喘息性病变而导致的 PAH。常用药物：多巴酚丁胺 20~40 mg 加入 5% 葡萄糖 250 mL 内静脉滴注，还有异丙肾上腺素、吡布特罗等。

5. 卡托普利

为血管紧张素转换酶抑制剂，可降低肺血管阻力，降低肺动脉压，增加心搏血量，常用量 25 mg，3 次/天，口服。

其他还有丹参、川芎嗪、氨茶碱和前列腺素等，均有不同程度降低肺动脉高压的作用，可予选择给药。

（四）抗凝治疗

组织学研究发现，原发性肺动脉高压患者，由于血管内皮损伤多有弥散性微血栓形成；同时右心衰竭导致静脉淤血，由此产生深静脉血栓形成及肺梗死。因此目前倾向于对所有原发性肺动脉高压患者采用抗凝治疗。一般用口服抗凝药物华法林。成人开始口服 5~10 mg/d。3 日后根据 PT 确定维持量。维持量每日 2.5~5 mg。使 PT 维持在正常对照值（12~14 秒）的 1.5~2 倍。当 PT > 30 秒或出现出血时，即应停药。如有严重出血，可缓慢静脉注射维生素 K_1 20 mg，6 小时后，PT 可恢复正常。

（五）心力衰竭的治疗

与其他原因引起的心力衰竭治疗基本相同。但心血管扩张剂剂量应小，有人认为洋地黄可使肺血管收缩和在肺心病患者中易发生中毒，主张不用或与钙通道阻滞剂合用，以消除后者的负性肌力作用。

（六）其他药物

目前试用于原发性肺动脉高压的药物有吲哚美辛、阿司匹林、双嘧达莫、糖皮质激素、硫唑嘌呤及组胺拮抗剂等，但它们的疗效目前尚无明确结论。

（七）心肺移植

国外已有对原发性肺动脉高压实施肺或心肺移植的病例报告。但死亡率仍较高，有待积累经验。随着治疗技术的不断提高，心肺移植可望有较快的发展。

六、预后

原发性肺动脉高压的预后差。有报告指出 5 年存活率仅 21%。主要死因有右心衰竭、肺炎和猝死。出现症状至死亡大约 3 年。

第四节　肺源性心脏病的护理

一、一般护理

1. 保持环境安静、空气新鲜，室温和湿度适当。心肺功能失代偿期，患者应绝对卧床休息。限制探视、减少不良环境刺激，保证充足的睡眠和休息。采取舒适体位，如半卧位或坐位等，减少机体耗氧量，以利于减轻呼吸困难和心脏负担。对肺性脑病患者要做好安全防护，可加床档，必要时约束四肢，设专人护理。

2. 观察患者有无颈静脉怒张、肝脏增大和骶尾部、下肢水肿；有无并发压疮，做好压疮的预防与护理：在受压部位垫气圈或海绵垫，有条件可用气垫床，抬高下肢，定时变换体位。

3. 限制钠盐摄入，给予高纤维素、易消化清淡饮食，每天给予热量至少 30 kcal/kg*。防止便秘、腹胀而加重疾病。少食多餐，以减少用餐时的疲劳，进食前漱口，保持口腔清洁，促进食欲。

4. 做好心理护理，减少情绪波动，帮助患者解除思想顾虑，调动患者的积极性，积极配合治疗。

二、病情观察与护理

1. 观察咳嗽、咳痰及体温变化，评估痰的性状、颜色、量，发现患者咳嗽、咳黄色或脓性黏痰，并伴有发热，应考虑继发感染，按医嘱给予止咳祛痰或超声雾化吸入和抗生素治疗，并留取痰液做痰培养。同时应注意保持呼吸道通畅，改善通气功能，对长期卧床不起或无力咳嗽及咳痰的患者，应鼓励患者尽量咳嗽，指导患者有效排痰方法，辅助叩背，鼓励患者尽可能将痰液咳出，必要时可给予鼻导管吸痰。

2. 观察呕血和黑便，患者呕吐咖啡样内容物或大便呈柏油样，常为缺氧引起胃肠道黏膜水肿、糜烂，导致出血所致。也说明病情较严重。应禁食并报告医生，按医嘱经胃管注入去甲肾上腺素冰水或西咪替丁止血，待出血停止后，可服少量温流质食物，密切观察血压、脉搏的变化情况。

3. 患者兴奋、四肢麻木、肌肉痉挛、抽搐或神志淡漠、少言无力、反应迟钝等，可能是由于长期食欲减退、恶心、呕吐及长期限制钠盐或应用利尿剂及激素等，引起血清中钾、钠、氯等电解质紊乱所致。发现上述情况应立即报告医生。

4. 监测患者血压、脉搏、呼吸、心率、心律、尿量及意识状态，记录 24 小时出入液量。观察有无尿量减少、下肢水肿、心悸、腹胀、腹痛等右心衰竭表现。做好心电监

---

*　1 kcal = 4.186 kJ。

护，及时辨认出现的异常心律并估计其危险性，若发现心率过快或过慢，或心律不规则，脉搏不规则，应及时做心电图检查，以确定心律失常类型，同时报告医生进行相应处理。

5. 肺心病急性发作期常并发肺性脑病，应向患者和家属解释肺性脑病的原因、临床表现及预防措施。密切观察病情变化，注意患者体温、脉搏、呼吸、血压、心率、瞳孔、神志的变化，若发现患者表情淡漠、头痛、肌肉颤动、烦躁不安、嗜睡或昏迷等，常提示已发生肺性脑病，尤其是夜间最易发生，可给低流量（每分钟 1~2 L）持续吸氧加正压给氧或用呼吸机。肺性脑病并发急性呼吸衰竭者需应用呼吸兴奋剂，对伴有高血压、动脉硬化、冠心病或癫痫患者，呼吸兴奋剂应慎用。肺性脑病时忌用镇静剂，严禁用吗啡类制剂。肺性脑病兼有酸碱紊乱者，应定期取血查二氧化碳结合力、pH 值、二氧化碳分压、氧分压和电解质，以供治疗参考。肺心病心力衰竭时，对洋地黄制剂较敏感，易发生毒性反应，故剂量宜小。并严密观察毒性反应，发现异常及时通知医生。

三、并发症护理

肺心病有肺性脑病、酸碱失衡和电解质紊乱、心律失常、休克、消化道出血、DIC六大并发症。其中肺性脑病是由呼吸衰竭致缺氧、二氧化碳潴留而引起精神障碍及神经系统症状的一种综合征，是肺心病死亡的主要原因。宜将患者安排在呼吸监护室（RICU），进行持续的心电监护，除监测生命体征外，还应注意观察血氧饱和度、心率、发绀等情况，需给予特级护理。其余并发症的护理可参阅有关疾病的护理。

四、健康指导

1. 帮助患者及家属认识肺心病的病因和发病机制，积极防治上呼吸道感染，积极治疗慢性支气管炎、支气管哮喘、支气管扩张等疾患，以阻止肺组织的进一步损害。

2. 改善环境卫生，居室应安静、舒适，即保暖，并保持空气流通。注意个人卫生，减少各类诱发因素。

3. 注意休息，适当开展体育锻炼，如打太极拳、散步、做保健呼吸操等。适当进行耐寒锻炼，以夏季开始，可有意识地开始冷水洗手、洗脸、洗腿以至洗澡。

4. 酌情应用三联或五联菌苗、卡介苗、核酪、转移因子、左旋咪唑、丙种球蛋白、胸腺素等，提高机体免疫力，防止肺心病发作。

5. 坚持医生、护士建议的合理化饮食，鼓励患者戒烟，消除呼吸道不良刺激。

6. 告知患者病情变化时，及时就诊。

第十章　风湿热

风湿热是一种常见的反复发作的急性或慢性全身性结缔组织炎症，主要累及心脏、关节、中枢神经系统、皮肤和皮下组织。临床表现以心肌炎和关节炎为主，可伴有发热、毒血症、皮疹、皮下小结、舞蹈病等。急性发作时通常以关节炎较为明显，但在此阶段风湿性心肌炎可造成患者死亡。急性发作后，常遗留轻重不等的心脏损害，尤以瓣膜病变最为显著，形成慢性风湿性心脏病或风湿性瓣膜病。

急性风湿热可发生于任何年龄，最常见于 5～15 岁的儿童和青少年，3 岁以内婴幼儿极为少见。男女患病机会大致相等，复发者多在初发后 3～5 年，复发率在 5%～50%，尤以累及心脏者易于复发。流行病学研究发现，平均大约有 3% 的患者在链球菌性咽炎后发作急性风湿热。环境因素（地理、湿度、季节等）、经济状况以及年龄等都能影响风湿热的发病率。在我国以东北和华北地区较高，华东、华中和西南、西北地区次之，华南较少；发作季节以寒冬、早春居多，寒冷和潮湿是本病的重要诱发因素。本病的患病率在近 30 年来已有显著的下降，但近几年急性风湿热占内科住院患者的百分比仍为 0.86%，因此本病在我国目前仍属必须积极防治的疾病。

一、病因和发病机制

多数新发风湿热患者可用血清方法及咽培养，证实近期有 A 组溶血性链球菌感染。合适的抗链球菌感染措施，可使风湿热发病率下降 90%；抗链球菌治疗失败病例，10% 发生风湿热；应用抗生素可以防止风湿热的复发。彻底治疗链球菌感染，可以大大减少风湿热的发病。近年来，在集体儿童中应用青霉素及时彻底治疗链球菌感染，对风湿热的预防起到一定的作用。虽然风湿热与 A 组溶血性链球菌感染有密切关系，但并非链球菌的直接感染所引起。因为风湿热的发病，并不在链球菌感染的当时，而是在感染后 2～3 周起病。在风湿热患者的血液培养与心脏组织中从未找到溶血性链球菌。而在链球菌感染后，亦仅 1%～3% 患者发生风湿热。因此认为，风湿热与链球菌的关系是一种变态或过敏反应。此外，目前也注意到病毒感染与风湿热的关系。如将柯萨奇 B_4 病毒经静脉注射给狒狒后，可产生类似风湿性心瓣膜病变；如将链球菌和柯萨奇病毒同时感染小白鼠，可使心肌炎发病率增多，病变加重。因而也提出病毒感染在发病中的可能性。但从大量人群防治中显示青霉素确实对预防风湿热复发有显著疗效，这一点很难以病毒学说解释。另外，风湿热在家族中有流行倾向，单卵双胎风湿热共同发生率较双卵双胎为高，认为可能与遗传因素有关。

二、病理

风湿热的病变主要累及全身结缔组织，特别是心脏各层均可被累及，是结缔组织的一种特殊性炎症反应。按病变发展过程大致可分为三期。

（一）变质渗出期

开始是结缔组织纤维发生黏液样变性，可见胶原纤维肿胀，结缔组织基质内蛋白聚糖增多。继而肿胀的胶原纤维断裂，崩解成无结构的颗粒状物，发生纤维素样坏死。此外，病灶中还有少量浆液和炎症细胞浸润。此期持续约 1 个月。

（二）增生期

亦称肉芽肿期，此期的特点是形成具有疾病特征的 Aschoff 小体（即风湿小结），是病理上确诊风湿病的依据，也是风湿活动的指标。风湿小结体积颇小，一般在显微镜下才能看见，多发生于心肌间质、心内膜下和皮下结缔组织。小体中心部为纤维素样坏死灶，周围有各种细胞成分：淋巴细胞、浆细胞和个别中性粒细胞以及风湿细胞。风湿细胞呈卵圆形，胞质丰富，呈碱性，胞核空，有明显核仁，有时出现双核或多核，形成巨细胞。此期经过 2~3 个月。

（三）瘢痕期

亦称愈合期。细胞成分减少，出现成纤维细胞，并逐渐演变为纤维细胞，产生胶原纤维，整个小结变为梭形小瘢痕。此期经过 2~3 个月。

由于本病有反复发作特点，因而上述三期病变可以交错存在。第一期及第二期中常伴有浆液渗出与炎性细胞浸润。这种渗出性病变在很大程度上决定着临床上各种典型症状的产生。在关节及心包，病变以渗出性为主；而心瓣膜、心内膜及心肌则主要是瘢痕形成。在本病的病变过程中，几乎每一位风湿热患者均有心脏损害，只是程度不同而已。急性期后，病变较轻的患者可以完全恢复，但大多数患者发展形成慢性风湿性心脏病。风湿热所致之关节炎，关节滑膜及周围组织水肿，黏液样变，纤维素样变及炎症细胞浸润，均容易被吸收，一般不引起粘连，不产生关节强直等后遗症。

三、临床表现

（一）全身表现

起病方式不一，或缓或急，大部分患者有发热，以中度不规则热为多见，可伴有汗多、心悸、周身乏力、食欲缺乏等。

（二）心脏炎

包括心肌炎、心内膜炎和心包炎，又称全心炎，是本病最重要的表现。

1. 心肌炎

病变广泛者，可有心前区不适、心悸和气短等症状。体征可有窦性心动过速，心率常在每分钟 100~140 次，与体温不成比例，休息时也不能恢复正常；心脏扩大；心搏减弱；心尖区第一心音低钝，严重者出现舒张期奔马律；心尖区或主动脉瓣区可听到二级收缩期杂音，急性炎症消退后，杂音可减轻或消失；各种心律失常，以期前收缩和房室传导阻滞为最多见；严重的心肌炎可发生心力衰竭。

2. 心内膜炎

心瓣膜发生充血、肿胀和小疣状赘生物生成，导致瓣膜关闭不全，以二尖瓣最常见，其次为主动脉瓣，并产生相应杂音。急性炎症消退后，杂音随之减轻或消失。如反复发作风湿热，心瓣膜发生粘连、纤维化，导致瓣膜畸形，可形成慢性风湿性心瓣膜病。

3. 心包炎

重症患者在心包腔内可有纤维蛋白性或浆液纤维蛋白性渗出，一般积液不多。患者自觉有心前区疼痛，听诊时有心包摩擦音，多在短期内消失。

此外临床上有部分（约1/3）心肌炎患者，既不伴有发热、关节炎等典型表现，亦不引起自觉症状，但日久却发展为慢性风湿性心瓣膜病。此即所谓隐匿型风湿性心肌炎，较多见于成年人。

（三）关节炎

典型的表现是游走性关节炎，常对称累及膝、踝、肩、腕、肘、髋等大关节；局部呈红、肿、热、痛的炎症表现，但不化脓。部分患者几个关节同时发病，手、足小关节或脊柱关节等也可波及。不典型者仅有关节酸痛，而无其他炎症表现。急性炎症消退后，关节功能完全恢复，不遗留关节强直和畸形，但常反复发作。

（四）皮肤病变

1. 渗出型

以环形红斑较多见。其特征为边缘稍隆起、淡红色、呈环状或半环状皮疹，中心肤色正常。几个环形红斑可融合成较大的不规则环形，时隐时现，分布于肢体的内侧和躯干。

2. 增生型

有皮下结节，系由风湿小结集合而成，如黄豆大、数目不等、较硬、触之不动，多位于肘、髋、膝、枕等骨质隆起处或肌腱附着处，和皮肤不粘连。结节的存在少则数日，多至数月不等。一般认为皮下结节常伴有严重的心肌炎。

（五）舞蹈病

临床上较少见，可作为一个单独的症状出现，也可在明显的风湿病过程中发生。此症多见于5～12岁女童，男童少见，成年人则极罕见，5岁以前发病者亦极少见。本症起病慢，常先有感情冲动、激怒，继而表现为不自主的无意识的动作。其面部表现为挤眉弄眼、努嘴伸舌、摇头转颈、变幻不已；肢体表现为交替地伸直屈曲、内收外展、旋前旋后动作，尤以上肢为严重；躯干亦可绕脊柱而扭转。舞蹈动作受情绪及外界影响甚大，睡眠时完全消失。肌张力减低是本症的主要特征，同时有四肢腱反射减弱或消失。随着症状的发展，患者行走、坐立、进食、穿衣及握笔等动作均因此而发生障碍。舞蹈病患者往往可不伴有关节或心脏损害，其他实验室检查亦可正常。本病多在2～3个月自动痊愈，中枢神经方面不遗留任何后遗症。

（六）其他病变

约有5%的患者发生风湿性胸膜炎，渗出液不多，吸收快而不发生粘连。有时并发风湿性肺炎，可呈双侧性、局限性或移动性炎症。风湿性腹膜炎可有剧烈腹痛、腹壁强直及局部压痛，故易误诊为外科急腹症。风湿性脉管炎、大小动脉均可发生，若发生在四肢动脉，可引起无脉症；发生在肺小动脉，可造成肺梗死而咯血；发生在脑动脉，可出现脑供血不足而致偏瘫；发生在冠状动脉，可出现冠状动脉供血不足的表现。若患者无严重的体循环淤血，也无亚急性感染性心内膜炎的表现，而尿中出现蛋白、大量红细胞（甚至肉眼血尿）、少量管型时，应考虑风湿性肾炎的可能。

四、实验室及其他检查

（一）实验室检查

白细胞轻度增高，轻度贫血；血沉加快；抗链球菌溶血素"O" >1:500；咽拭子培养可见乙类链球菌；血清 C 反应蛋白阳性。

（二）心电图检查

PR 间期延长最为常见，其他有 ST-T 改变，QT 间期延长，心室内传导阻滞，二度或三度房室传导阻滞，心动过速，各种期前收缩，心房颤动等。当有心包炎时胸前各导联 ST 段抬高。

（三）X 线检查

可见心脏扩大，有心包炎时心脏外缘平直，心影下部增大，如烧瓶样，平卧时心底部明显增宽，心腰消失。

五、诊断

目前国内外大多采用 1992 年修订的 Jones 标准（表 10-1）。但近年来，风湿热的临床表现明显减轻，因此具有 2 个主要表现者较前大为减少。对于不典型病例（即不完全符合诊断标准者），若在密切观察下进行抗风湿治疗效果明显，则有诊断价值。应当了解，至今为止风湿热还没有某一实验室检查、体征或症状可作为特异性的诊断条件。

表 10-1 风湿热初发的诊断规范（1992 年修订的 Jones 标准）

主要表现	次要表现	支持 A 组溶血性链球菌感染的依据
心肌炎	临床表现	咽拭子培养阳性或快速链球菌抗原试验阳性，升高或正在升高的
多发性关节炎	关节痛	链球菌抗体滴度
舞蹈症	发热	
边缘性红斑	实验室检查	
皮下结节	急性期反应物增加	
	红细胞沉降率	
	C 反应蛋白	
	PR 间期延长	

如有先前链球菌感染的证据，再有 2 个主要表现，或有 1 个主要表现和 2 个次要表现，即可诊断风湿热。

六、治疗要点

（一）一般治疗

急性期要休息，当有心肌炎或严重的关节痛要绝对卧床休息。女性患者不宜怀孕，以免增加心脏负担。饮食方面宜给高热量、高维生素、易消化食物。注意水、电解质平衡。此外，患者应避免久居潮湿寒冷的场所，天气转冷时要注意关节部位的保暖，冬天可经常晒太阳。积极治疗扁桃体炎、丹毒等链球菌感染的疾病，预防上呼吸道感染可防止风湿活动。

（二）清除链球菌感染病灶

消除链球菌感染，首选青霉素，每日80万～120万U肌内注射，疗程10～14天；有条件者以后每月肌内注射长效青霉素120万U，至少应预防注射5年，若能坚持用到25岁，则可大大减少风心病的发生率。若已有风心病者，预防时间应更长一些，甚至终身。青霉素过敏可改用磺胺嘧啶或红霉素，同时应清除咽部慢性病灶。

（三）抗风湿治疗

可消除急性期全身症状、关节痛及皮肤渗出性病变。

1. 水杨酸制剂

有退热止痛、抑制炎症的作用，但对防止心瓣膜病变形成无作用。最常用的药物阿司匹林每日3～5g，分3～4次口服，于症状控制后再维持治疗6～12周。次选用水杨酸钠每日6～8g，分4次口服。胃肠道反应严重时可加氢氧化铝凝胶口服，但不能用碳酸氢钠。有消化道溃疡或出血者禁用，若对上述药不能耐受时改用氯芬那酸每日0.2～0.4g，分3次服用或贝诺酯每日1.5～4.5g，分3～4次服。卡巴匹林钙每日50～100mg/kg，分4～6次服（系阿司匹林钙盐与脲的复合物），禁用于胃和十二指肠溃疡、有水杨酸过敏史、有先天性或后天性出血性疾病及有出血危险的患者。

2. 激素制剂

适用于心肌炎较重或伴心力衰竭、严重心律失常、二度以上房室传导阻滞患者。泼尼松或泼尼松龙每日30～40mg，症状缓解后递减剂量，以5～10mg为维持量，总疗程8～12周，病情严重者可用氢化可的松每日200～300mg静脉滴注或地塞米松5～10mg，每日3～4次肌内注射，症状控制后改泼尼松递减，维持治疗。

（四）其他治疗

对风湿性舞蹈症在抗风湿治疗的同时加用苯巴比妥15～30mg，每6小时1次，每日可增加10～25mg直至症状消失。尽量避免刺激。激素及水杨酸制剂无作用，对用激素及卧床仍不能控制的心力衰竭患者，首先加用利尿剂，如需要再加用洋地黄制剂，应小心使用，因心肌炎患者的治疗量安全范围减少。出现呼吸困难应及时吸氧。

七、护理及健康指导

见第十一章第六节。

第十一章　心脏瓣膜病

心脏瓣膜病是由于炎症、黏液样变性、退行性病变、先天性畸形、缺血性坏死、创伤等原因引起的单个或多个瓣膜结构的功能或结构异常，导致瓣口狭窄及（或）关闭不全。

风湿性心脏病简称风心病，风湿性心肌炎反复发作后相邻瓣膜互相粘连，瓣膜增厚、变硬，或瓣环硬化缩窄等引起瓣膜口狭窄。瓣膜关闭不全是因瓣膜增厚、变硬、卷曲、缩短，瓣膜破裂、穿孔，或腱索增粗、缩短和粘连引起。风心病最常累及二尖瓣（100%），其次为主动脉瓣（48.5%）、三尖瓣（12.2%）和肺动脉瓣（6.5%）。瓣膜狭窄或关闭不全可单独出现，但两者常同时存在；病变可累及 1 个瓣膜，亦可 2 个或 2 个以上的瓣膜同时或先后受累。风心病仍是我国常见的心脏病之一，多见于青年女性。随着我国人口老龄化趋势的出现，中老年退行性心脏瓣膜病患者逐年增加。相关资料显示在 65 岁以上人群中，主动脉瓣钙化、增厚发生率为 29%，狭窄发生率为 2%，其中 75% 并发主动脉瓣关闭不全，其二尖瓣、三尖瓣及肺动脉瓣退行性变、钙化致狭窄或关闭不全也随之增加。因此瓣膜退行性病变也已成为威胁老年人群生命健康的重要疾患。

第一节　二尖瓣狭窄

临床所见的二尖瓣狭窄几乎都是风湿病的后遗症。单纯性二尖瓣狭窄占慢性风湿性心脏病的 39.1%，男女比例为 1:4 或 1:3。

一、病因

二尖瓣狭窄为风湿热的遗患，半数以上的病例过去有风湿热史，多次风湿热发作或持续性风湿热引起二尖瓣狭窄的机会较一次发作者为大。因此，明显二尖瓣狭窄多出现在风湿热发作已有 2 年或 2 年以上的病例中。

二、病理

风湿性二尖瓣狭窄是风湿性心内膜炎遗留的瓣膜交界、腱索、乳头肌粘连、融合而造成瓣口狭窄。轻者仅瓣膜交界处粘连，使瓣口缩小；重者瓣膜增厚，活动受限，瓣口呈鱼嘴形，称为隔膜型。在早期，瓣膜仍柔韧而带弹性，病程愈晚，粘连愈重，瓣口愈窄。最后瓣膜钙化，腱索融合、缩短，将二尖瓣拉向左心室腔，形成漏斗状，称为漏斗形。

三、病理生理

根据狭窄程度和代偿状态，可分为三期：

（一）代偿期

瓣口面积正常值为 4 cm^2，直径为 3～3.5 cm。当瓣口面积缩至约 2 cm^2 时，则心室舒张期时左心房排血受阻，使左心房发生代偿性扩张和肥厚，以增强左心房容量和收缩，加大二尖瓣口压力阶差，增加瓣口血流量，以延缓左心房平均压升高。

（二）左心房失代偿期

当瓣口面积 <1.5 cm^2，左心房超过代偿极限，使左心房平均压持续升高，随之肺静脉和肺毛细血管压升高，管径扩大，管腔淤血。当压力超过 30 mmHg 时，血浆渗出毛细血管外，可导致急性肺水肿。随着肺静脉血氧分压下降，可致反射性肺小动脉痉挛，加剧肺动脉高压。

（三）右心衰竭期

由于长期肺动脉高压，使肺动脉内膜及中层变厚，导致肺动脉高压加剧，右心室负荷增加，出现右心室肥厚与扩张，最后导致右心衰竭。

四、临床表现

（一）症状

代偿期无症状或仅有轻微症状，失代偿期可有劳累后呼吸困难、咳嗽、咯血、声嘶等症状，右心受累期可表现为食欲下降、恶心、腹胀、少尿、水肿等。

（二）体征

二尖瓣面容，心尖部可触及舒张期震颤，听诊心尖部第一心音亢进，可闻及舒张期"隆隆"样杂音，若闻及二尖瓣开瓣音，则提示瓣膜弹性及活动度尚好。肺动脉瓣区可闻第二心音亢进伴分裂。有心功能不全时可有颈静脉怒张、肝大、下肢水肿。

五、实验室及其他检查

（一）心电图改变

1. 二尖瓣型 P 波

P 波增宽 >0.11 秒，Ⅰ、Ⅱ、aVR、aVL 导联 P 波为双峰，峰间距离 >0.04 秒；P波双峰，前峰高者叫第一峰型，后峰高者叫第二峰型；V$_1$ 导联 P 波先正后负双向性改变，多提示左心房扩大。

2. 右心室肥厚。

3. 可能并发房颤、房扑、房性期前收缩、阵发性室上性心动过速等。

（二）超声扫描

1. 二尖瓣叶增厚，曲线反光增强。

2. 二尖瓣曲线呈城墙样改变，前后叶同向运动。

3. 左心房内径扩大。病情加重时，可见继发性右心室扩大。

（三）X 线透视

1. 左心房增大，右前斜位左心房局限性食管受压，左前斜位显示左支气管抬高。

2. 右心室增大。

3. 主动脉结不大。

4. 重者可见肺动脉段突出。

（四）心导管检查

用于诊断困难的病例。

六、治疗要点

（一）一般治疗

1. 风心病患者应积极预防和治疗慢性咽炎或扁桃体炎，以防风湿热反复发作。

2. 无症状者避免剧烈体力活动。

3. 呼吸困难者应限制体力活动，以防诱发急性肺水肿（参见急性心力衰竭）。

4. 已出现右心衰竭时，可用扩血管、利尿药（参见心力衰竭）。

5. 重度狭窄伴心房颤动者，应用抗凝或抗血小板药物，以防附壁血栓形成，常用阿司匹林，每日 75～150 mg，或华法林 3 mg，每日 1 次口服，后者需做血凝常规检测。

（二）手术治疗

对心功能在 2～3 级的单纯二尖瓣狭窄患者，宜行手术治疗。手术方法有两种：二尖瓣分离术、人工瓣膜置换术。

（三）其他

如二尖瓣球囊扩张术。

第二节　二尖瓣关闭不全

根据二尖瓣疾患的统计，以二尖瓣关闭不全为主要缺损者约占总数的34%，其中约半数为单纯性关闭不全，另一半则伴有二尖瓣狭窄。

一、病因和病理

二尖瓣关闭不全的原因可以是瓣叶本身的病变，也可以是瓣环、腱索或乳头肌的病变，左心室结构和功能异常亦是二尖瓣关闭不全的较常见原因。风湿性损害最为常见，二尖瓣呈漏斗形病理改变。其他较常见的疾病：①二尖瓣脱垂，多为瓣叶原发性黏液样变性；②感染性心内膜炎破坏瓣叶；③乳头肌功能失调或断裂：常见冠心病心肌缺血或急性心肌梗死；④先天性二尖瓣关闭不全；⑤相对性二尖瓣关闭不全，任何原因引起左心室扩大或伴左心衰竭造成瓣环扩大致二尖瓣关闭不全。

二、病理生理

由于二尖瓣关闭不全，左心室收缩期部分血液反流回左心房。左心房除接受肺静脉的血液外，还要接受左心室反流的血液，因此左心房容量负荷及左心房压均缓慢增加，导致左心房扩张、肥厚，此时期左心房和肺静脉的压力仅轻度增高，左心室容量负荷也增大。由于二尖瓣关闭不全存在，血液向左心房反流，使左心室等容收缩期压力几乎等于零，减轻了室壁紧张度，减少能耗，有利于左心室代偿，所以左心房左心室可显著扩大而无左心衰竭；久之，左心室容量负荷明显增加，导致左心室扩张、肥厚。左心室口也扩大，关闭不全加重。与二尖瓣狭窄不同，二尖瓣狭窄是左心房和右心室以压力负荷为主，而本病是左心房、左心室以容量负荷为主，容量负荷耐受时间相对较长，所以本病左心衰竭发生甚晚。舒张期，本病左心房、左心室压力较高，使肺淤血。然而一旦有心力衰竭发生，则进展迅速。

三、临床表现

（一）症状

早期无症状，右心功能失代偿时可出现乏力、劳累后心悸、呼吸困难等症状。

（二）体征

心脏向左下扩大，心尖搏动向左下移位。心尖部第一心音减弱，可闻及全收缩期粗糙高调的吹风样杂音，向左腋下、左肩胛下处传导。

（三）并发症

与二尖瓣狭窄相似，但感染性心内膜炎发生率较二尖瓣狭窄高，而体循环栓塞较二尖瓣狭窄少见。

四、实验室及其他检查

（一）心电图检查

轻度二尖瓣关闭不全示正常心电图，中度以上关闭不全者，常示左心室肥大。左心房明显扩大者，可示 P 波双降，时限延长。

（二）X 线表现

左心室扩大，肺动脉段凸出。吞饮检查可视扩大的左心房压迫食管，使其向后向右移位。右心房部可有双重阴影。

（三）超声心动图

M 型超声心动图可示左心房后壁曲线上有一向下之凹陷（C 凹），二维超声心动图示瓣叶反射增强，前后叶瓣尖对合时稍有错位，或有裂隙，腱索亦有增粗，左心房扩大，左心室亦扩大。多普勒超声心动图可在左心房内探及收缩期湍流频谱。

五、治疗要点

（一）药物治疗

可在积极预防和治疗原发病的基础上，应用以下方法：

1. 慢性二尖瓣关闭不全无症状者无须治疗，但应长期随访。采取降低后负荷措施可降低左心室向主动脉的排血阻力，使由左心室通过关闭不全的二尖瓣向左心房的反流量减少，可口服血管紧张素转换酶抑制剂。重度心力衰竭者可采取同时降低前后负荷的措施，静脉滴注扩张动脉和小静脉的药物如硝普钠、硝酸甘油、二硝基异山梨醇酯，口服或静脉注射利尿剂可减低前负荷；应用强心剂可使前向排血量增加。对于房颤者，应采取减慢心率的措施，同时长期应用抗凝剂预防血栓栓塞。

2. 急性二尖瓣关闭不全患者常突然发生急性左心衰竭，静脉滴注硝普钠、硝酸甘油等可通过扩张小静脉和小动脉降低前后负荷，减少反流量，增加前向排血量，从而缓解肺淤血、肺水肿。在应用药物控制症状的基础上，根据病情，紧急或择期手术治疗。

（二）手术治疗

慢性二尖瓣关闭不全心功能 3～4 级患者，症状明显，则需内科治疗后考虑手术。手术方法有二尖瓣修补术和人造瓣膜替换术。

第三节　主动脉瓣关闭不全

风湿性心瓣膜病单纯主动脉瓣病变者较少见，多与二尖瓣病变同时存在。主动脉瓣关闭不全常伴有主动脉瓣狭窄。

一、病因和病理

主动脉瓣和（或）主动脉根部疾病所致。最常见的病因为风心病，由于瓣叶增厚、缩短，影响瓣叶闭合，常伴二尖瓣病变。其他较常见的病因有：感染性心内膜炎致瓣膜损害；高血压、动脉粥样硬化致升主动脉扩张；主动脉瓣黏液样变性；先天性主动脉瓣畸形等。

二、病理生理

舒张期血流从主动脉反流至左心室，左心室除接受左心房的血液外，还接受从主动脉反流的血液，使左心室舒张期容量增加，左心室收缩期心搏血量大，左心室收缩末期压、左心房及肺静脉压可较长期无明显增高，故左心衰竭出现甚晚。左心室搏血量增大、收缩压增高，主动脉内血液反流回左心室使舒张压降低，故脉压增大而有周围血管征。舒张压降低使得冠状动脉血流减少、左心室肥大及左心室内压增加引起心肌耗氧量增加，可产生心肌缺血，促使左心衰竭。

三、临床表现

（一）症状

主动脉瓣关闭不全早期常无症状，或仅有心悸和头部搏动感、心前区不适。晚期可出现劳力性呼吸困难，少数可有心绞痛或昏厥，最后可出现右心衰竭表现。

（二）体征

胸骨左缘第三肋间可闻及舒张早期递减型哈气样杂音，音调高，杂音时限愈长表明回流程度愈重，杂音可传至心尖及主动脉瓣区，在坐位身体前倾及呼气期末较清楚。回流重者主动脉瓣第二心音减弱或消失。相对二尖瓣关闭不全可出现 Austin－Flint 杂音。舒张压明显降低时，患者面色苍白，脉压增大，出现周围血管征：水冲脉、枪击音、毛细血管搏动以及 Duroziez 征。

四、实验室及其他检查

（一）X 线检查

见左心室增大，心影呈靴形，主动脉弓轻度扩张。

（二）心电图检查

示电轴左偏、左心室肥大及劳损。

（三）超声心动图检查

主动脉瓣关闭不能合拢，主动脉瓣下舒张期湍流。

五、治疗要点

在预防和治疗原发病的基础上，主要用药物调整心功能。根本的治疗方法为人工瓣膜置换术。

（一）药物治疗

降低主动脉压力，应用主要扩张动脉的血管扩张剂，降低收缩压和舒张压，使收缩期有更多的血液从左心室泵入动脉，收缩期末左心室内余血量减少；舒张期主动脉压力减低，反流量减少，舒张期末心室压力减低，有利于心功能的维持，推迟手术时间。可选用硝苯地平，此药有一定的负性肌力作用。当心力衰竭明显时以选用血管紧张素转换酶抑制剂优于硝苯地平，适当选用强心剂也是维持心功能的必要手段之一。对于急性主动脉瓣关闭不全伴发急性左心室衰竭、肺淤血、肺水肿者可静脉滴注硝普钠，降低前后负荷，缓解肺水肿。一般患者需要定期随访观察心功能状态，在心功能受到不可逆性损害之前行人工瓣膜置换术为宜。

（二）手术治疗

1. 人工瓣膜置换术

适用于有症状，左心室功能不全（射血分数 < 50%），左心室明显扩大（舒张期末内径 > 70 mm，收缩期末内径 > 50 mm）者。重度主动脉瓣关闭不全，有症状而无明显禁忌证和伴发症者也应施行手术。

2. 瓣膜修复术

较少用，通常不能完全消除主动脉瓣反流。仅适用于感染性心内膜炎主动脉瓣赘生物或穿孔；主动脉瓣与其瓣环撕裂。由升主动脉动脉瘤使瓣环扩张所致的主动脉瓣关闭不全，可行瓣环紧缩成形术。

（三）急性主动脉瓣关闭不全的治疗

严重的急性主动脉瓣关闭不全迅速发生急性左心衰竭、肺水肿和低血压，极易导致病死，故应在积极内科治疗的同时，及早采用手术治疗，以挽救患者的生命。术前应静脉滴注正性肌力药物如多巴胺或多巴酚丁胺和血管扩张剂如硝普钠，以维持心功能和血压。

第四节　主动脉瓣狭窄

风湿性主动脉瓣狭窄多数并发关闭不全，单纯者临床上少见。

一、病因

最常见的原因是先天性二叶主动脉瓣，而风湿热所致主动脉瓣狭窄以男性为多，大都同时合并主动脉瓣关闭不全及二尖瓣病变，单纯性主动脉瓣狭窄极罕见。

二、病理

病理特点是瓣叶呈纤维性肥厚，交界部粘连融合，可伴有不同程度的关闭不全。

三、病理生理

主动脉瓣狭窄后，在心室收缩时，由于主动脉瓣口缩小，射血时阻力加大，心搏出量减少，收缩期末左心室内残余血量增加，舒张期末血容量和压力也都增高，导致左心室发生代偿性扩大及肥厚，使搏血量增加，以维持正常的心输出量。最后可失去代偿功能而发生左心功能不全。当主动脉瓣明显狭窄时，由于心搏血量显著减少，主动脉压降低，影响冠状动脉灌注和脑的血供，可导致心肌缺血和脑缺氧。

四、临床表现

1. 轻者多无症状，即使压力阶差明显，其无症状期也较长。当主动脉瓣口窄至正常的 1/4～1/2 时才有症状出现。主要是低排血量的乏力、劳力性呼吸困难、心绞痛、头晕、昏厥，甚至猝死，晚期则出现左心衰竭的症状。

2. 收缩压降低、舒张压正常，故脉压小，脉搏弱。老年性钙化性主动脉狭窄收缩压则升高。

3. 主动脉瓣区粗糙而响亮的 Ⅳ 级以上的收缩期杂音，常伴收缩期震颤，杂音沿动脉传导，主动脉瓣区第二心音减弱，收缩压降低较显著，脉压小，脉细弱，左心室增大。

五、实验室及其他检查

（一）X 线检查

早期心影可正常，晚期心力衰竭时有左心室大及肺淤血征象。升主动脉根部常因收缩期血流急促喷射冲击而有狭窄后扩张。可见主动脉瓣钙化。

（二）心电图

左心室肥大伴 ST－T 改变，可有左心房肥大。少数患者可有左束支传导阻滞。

（三）超声心动图

超声心动图是判断狭窄程度和明确诊断的重要方法。M 型诊断主动脉瓣狭窄不敏感且缺乏特异性。二维超声心动图能观察到瓣膜收缩期开放情况，瓣叶的数目、增厚、钙化和活动度，瓣口面积、形态及瓣环的大小等瓣膜结构，左心室向心性肥厚的程度，室壁的运动，还可了解心腔的大小、功能等。多普勒超声可诊断主动脉瓣狭窄并估计狭窄的程度。

六、治疗要点

（一）一般治疗

限制体力活动，以防昏厥及心绞痛，并特别注意预防感染性心内膜炎。有症状者，如心功能不全、心绞痛应给予相应的内科处理。治疗及预防心律失常以避免猝死的发生。

（二）药物治疗

定期随访和复查超声心动图。洋地黄类药物可用于心力衰竭患者，使用利尿剂时应注意防止血容量不足，宜避免使用 β 受体阻滞剂，因其抑制心肌功能，诱发左心衰竭。硝酸酯类可缓解心绞痛症状。

（三）介入和手术治疗

关键是解除主动脉瓣狭窄，降低跨瓣压力阶差。

1. 经皮穿刺主动脉瓣球囊扩张术

能即刻减小跨瓣压差，增加心排血量和改善症状。适应证为：儿童和青年的先天性主动脉瓣狭窄；风湿活动以及感染性心内膜炎。

2. 直视下主动脉瓣交界分离术

可有效改善血流动力学，手术病死率低于 2%。但 10 年后可继发瓣膜钙化和再狭窄，需再次手术。适用于儿童和青少年先天性主动脉瓣狭窄且无钙化的患者。

第五节 多瓣膜疾病

2 个或 2 个以上瓣膜同时或先后受累者，称多瓣膜病。多瓣膜病变使病情加重。最常见风心病，其主动脉瓣病变并发二尖瓣病变为最常见的多瓣膜病。血流动力学变化和临床表现取决于受损瓣膜的组合形式和各瓣膜受损程度。二尖瓣狭窄并发主动脉瓣关闭不全时，二尖瓣狭窄的舒张期杂音可以减轻，主动脉瓣关闭不全的周围血管征可不明显。二尖瓣狭窄并发主动脉瓣狭窄时，二尖瓣狭窄的舒张期杂音及主动脉瓣狭窄的收缩期杂音都可以减弱。

一、多瓣膜病类型

(一) 二尖瓣狭窄和主动脉瓣关闭不全

为风心病常见组合形式，约 2/3 严重二尖瓣狭窄患者伴主动脉瓣关闭不全，其中10% 有严重风湿性主动脉瓣关闭不全，但易被漏诊。严重的主动脉瓣关闭不全并发的二尖瓣狭窄可被漏诊，第一心音亢进和二尖瓣拍击音提示二尖瓣狭窄的可能，要注意与 Austin – Flint 杂音鉴别。

(二) 二尖瓣狭窄和主动脉瓣狭窄

较少见。严重二尖瓣狭窄和主动脉瓣狭窄并存时，前者可掩盖后者的临床表现。二尖瓣狭窄致前向心排血量减少，使跨主动脉瓣压力阶差和左心室收缩压下降，从而延缓左心室肥厚和减少心肌耗氧，心绞痛发生减少。由于心排血量明显减少，跨主动脉瓣压差降低，因而可低估主动脉瓣狭窄的严重程度。

(三) 二尖瓣关闭不全并发主动脉瓣关闭不全

较少见，通常以主动脉瓣反流的表现为主。由于两个瓣膜的反流均加重左心室的舒张期负荷，后果常较严重。有时经主动脉瓣反流至左心室的血再经关闭不全的二尖瓣反流至左心房甚至进入肺静脉，极易造成肺水肿。

(四) 二尖瓣关闭不全并发主动脉瓣狭窄

是一种危险情况。主动脉瓣狭窄使左心室的血液流出受阻，从而加重二尖瓣反流，同时二尖瓣反流又可降低主动脉瓣狭窄时借以维持左心室排血量所必需的心室前负荷。综合的结果是心排血量下降，左心房和肺静脉压明显增高。常需手术治疗，主要是行瓣膜置换术，多个瓣膜置换的手术死亡率比单个瓣膜置换死亡率高，术后 5 年生存率比单个瓣膜置换者低。

二、治疗要点

内科治疗同单瓣膜损害者，手术治疗为主要措施。

1. 多瓣膜人工瓣膜置换术死亡危险高，预后不良，术前确诊和明确相对严重程度对治疗决策至关重要。例如严重二尖瓣狭窄可掩盖并存的主动脉瓣疾病，如果手术仅纠正前者，将致左心室负荷剧增，引起急性肺水肿，增加手术死亡率。

2. 左心人工瓣膜置换术时，如不对明显受累的三尖瓣做相应手术，术后临床改善不佳。

3. 继发于主动脉瓣关闭不全的二尖瓣关闭不全，轻者于主动脉瓣置换术后可缓解，较重者需做瓣环成形术。因此，术前应用左、右心导管检查和心血管造影以确定诊断。

4. 有些情况，如三尖瓣损害在手术中方可确诊。

第六节　心脏瓣膜病的护理

一、一般护理

1. 卧床休息，呼吸困难时取半卧位，室内保持阳光充足，空气流通。
2. 给予高蛋白、高维生素、易消化饮食，多食新鲜蔬菜和水果，限制脂肪摄入，有心力衰竭者应限制钠盐和水的摄入。
3. 有心力衰竭者，应根据病情给予氧气吸入，或间断吸氧，并按心力衰竭及护理常规护理。
4. 高热患者按发热护理常规护理。
5. 做好患者的生活护理，对绝对卧床患者应随时满足其生活上的护理需要，关心开导患者，消除其悲观情绪，鼓励其树立战胜疾病的信心，积极配合治疗。

二、病情观察与护理

1. 严密观察体温、心率、心律、血压、呼吸、咳嗽及咳血痰情况，注意有无并发症出现。服用洋地黄或奎尼丁时，密切观察疗效及不良反应。
2. 根据病情需要配合医生做血流动力学监测。应用洋地黄时禁用钙剂，以免发生协同作用，导致洋地黄中毒。一旦有风湿活动，如发热、红斑、血沉快，应按医嘱给予抗风湿治疗及休息。单纯二尖瓣狭窄需做二尖瓣球囊扩张的患者，应做好术前准备及术后护理。

三、健康指导

1. 鼓励患者进高蛋白、多维生素、低脂肪、易消化饮食，有心力衰竭者应限制钠盐摄入。
2. 育龄妇女做好节育。
3. 日常生活中适当锻炼，加强营养，提高机体抵抗力。注意防寒保暖，避免感冒和呼吸道感染，避免与上呼吸道感染、咽炎患者接触，一旦发生感染应立即用药治疗。
4. 在拔牙、内镜检查、导尿术、分娩、人工流产等手术操作前应告诉医生自己有风心病史，以便于预防性使用抗生素。劝告扁桃体反复发炎者在风湿活动控制后 2~4 个月手术摘除扁桃体。
5. 告诉患者坚持按医嘱服药的重要性，提供有关药物使用的书面材料，并定期门诊复查，防止病情进展。

第十二章　感染性心内膜炎

感染性心内膜炎指因细菌、真菌和其他微生物（如病毒、立克次体、衣原体、螺旋体等）直接感染而产生心瓣膜或心室壁内膜的炎症，有别于由于风湿热、类风湿、系统性红斑狼疮等所致的非感染性心内膜炎。

一、病因

感染性心内膜炎绝大多数发生于心脏病的基础上。近年来发生于原无心脏病变者显著增多，已占首位。其原因可能与经血管的各种创伤性检查与治疗，各种内镜检查日渐增多，使感染机会明显增加有关。亦可见由药物或疾病引起免疫功能抑制的患者。发生于冠状动脉硬化性心脏病基础上的患者有增加趋势，多见于老年男性，主要侵犯主动脉瓣；而风湿性心脏病所占的比例明显减少。先天性心脏病史，以动脉导管未闭，室间隔缺损，法洛四联症最常发生。

感染性心内膜炎致病菌约90%是链球菌或葡萄球菌。草绿色链球菌发病率在下降，但仍占优势。金黄色葡萄球菌、肠球菌、表皮葡萄球菌、革兰阴性菌或真菌的比例明显增高。近年来由于普遍地使用广谱抗生素，致病菌种已明显改变，几乎所有已知的致病微生物都可引起本病。各种条件致病菌亦明显增多。同一病原体可产生急性病程，也可产生亚急性病程。两种细菌的混合感染时有发生。草绿色链球菌为口腔及上呼吸道的常居细菌，因此牙齿、扁桃体、咽喉部是病原菌的常见侵入途径；此外，在尿路、肠道、产科方面的感染和手术操作等均易致菌血症。当心脏瓣膜存在病理变化或有先天性缺损时，侵入的细菌可在心瓣膜、心内膜和动脉内膜的损伤部位上黏附、繁殖而引起炎症，最常见的部位为病变的瓣膜和受血流漩涡冲击最强之处，而黏附力量最强者为金黄色葡萄球菌及肠球菌，其次为草绿色链球菌、表皮葡萄球菌及绿脓杆菌。黏附力最差的是大肠杆菌。在黏附、繁殖过程中的细胞被冲入血流形成菌血症，菌血症反复发生可使机体产生循环抗体，尤其是凝集素，它可促使病原体集聚于心内膜损伤处，数量增多而引起感染。有人认为革兰阳性菌常侵犯瓣膜，而革兰阴性菌则常侵袭心内膜游离壁。

二、发病机制

在心脏瓣膜病损、先天性心血管畸形等心脏基础病变处，存在着异常的血流压力阶差，产生血流的强力喷射和涡流。高速喷射的血流强力地撞击低压腔侧心内膜，使心内膜损伤，胶原暴露，引起血小板和纤维蛋白沉积，形成血小板纤维蛋白微栓，并可机化，为细菌的黏着创造了条件。另外，涡流可使病原体沉淀于低压腔的近端、血液异常流出处的受损心内膜上。在正常人的血液中，虽时常有少数细菌由口腔、鼻、咽部及其他部位侵入而引起菌血症，但大多为时短暂，很快被抗体清除。但反复的菌血症可使机体产生特异性抗体，尤其是凝集素，可使细菌凝集成团，黏附于血小板纤维蛋白微栓上，从而引起感染。另外，有些细菌有很强的黏着力，对富含纤维素之类的糖蛋白的心内膜、瓣膜表面有较强的黏着力，当大量细菌入侵血液后，即可黏着、繁殖，引起炎症。黏着力最强的细菌为金黄色葡萄球菌及肠球菌，其次为草绿色链球菌、表皮葡萄球菌及绿脓杆菌，最差的是大肠杆菌。

免疫对感染性心内膜炎的发病和治疗亦起着一定的作用，瓣膜感染后所产生的免疫反应可引起无菌性关节炎、关节痛以及肾脏损害。过去认为感染性心内膜炎并发弥散性肾小球肾炎是微小栓子引起肾栓塞所致，但近年来认为，它是一种免疫复合物所致疾病。本病患者血液中补体（主要为 C_3）浓度降低，说明其在抗原—抗体反应中被结合掉。而且循环血液中出现抗原抗体复合物，用免疫荧光检查，可在电镜下观察到肾小球基底膜上有抗原抗体复合物沉积。再者，感染性心内膜炎并发弥散性肾小球肾炎患者死亡之后，尸检时其肾小球洗脱液能与生前培养出的细菌发生特异性结合。

主动脉瓣关闭不全时，常见的感染部位在主动脉瓣的左心室面和二尖瓣腱索上；二尖瓣关闭不全时，感染灶位于二尖瓣的心房面和左心房内膜上；室间隔缺损则位于左右心室间隔缺损处的内膜面和肺动脉瓣的心室面。但当缺损面积大到引起左右心室不存在压力阶差或并发肺动脉高压使分流量减少时，则不易患本病。

心脏外科手术时，污染的人造瓣膜、缝合材料、器械等容易使术后出现菌血症。同时，手术时血液经过体外循环转流后，其吞噬作用被消除、破坏，减弱了对病原体的清除能力。这些都参与形成术后感染性心内膜炎。

三、病理

感染性心内膜炎的基本病理变化是心内膜赘生物，由血小板、纤维蛋白、红细胞、白细胞和感染病原体沉着而组成。后者可延伸至腱索、乳头肌和室壁内膜，赘生物底下的心内膜可有炎症反应和灶性坏死。心脏各瓣膜均可累及，以二尖瓣和主动脉瓣关闭不全最常见，在病变严重时，心瓣膜可形成深度溃疡，甚至发生穿孔，偶可见乳头肌的腱索断裂。由于赘生物质脆、易碎落成感染栓子，随大循环血流播散到身体各部位产生栓塞和脓肿；来自左心者多至脾、脑、肾、四肢。也可至心肌并由支气管动脉至肺；来自右心者至肺。栓塞阻碍血流，或使血管壁破坏，管壁囊性扩张形成细菌性动脉瘤，常为致命的并发症。如脑部的动脉滋养血管栓塞而产生动脉瘤，往往可突然破裂引起脑室内或蛛网膜下腔出血导致死亡。微栓堵塞皮肤、黏膜血管可致结节及出血疹。感染病原体后与体内产生的相应抗体结合成免疫复合物，沉着于肾小球的基膜上引起微血管炎，可发生显微镜下血尿、球性肾炎，还可致心肌炎、皮肤及眼底出血性损害及弥散性脑炎。严重者可引起肾衰竭。

四、临床表现

多发于青壮年，男:女为 2:1，草绿色链球菌是最常见的致病菌，患者常有获得性或先天性心脏病病史，如风湿性心瓣膜病、法洛四联症、动脉导管未闭等。多数患者无前驱症状，部分近期有手术、器械检查或感染史，起病缓慢而无特异性。

起病多缓慢，出现低热、疲倦、食欲缺乏，但亦有起病急骤，伴寒战、高热和器官栓塞现象。

（一）感染中毒症状

发热最常见，热型多不规则，可呈弛张热、间歇热，体温多在 38～39℃，也可高达40℃，伴以寒战，也可低热，其他症状有全身乏力、食欲缺乏、体重减轻、出汗、肌肉关节疼痛和进行性贫血，半数以上患者脾大，约30%的患者呈杵状指。

（二）心脏病变的表现

由于赘生物形成、脱落、瓣膜穿孔和腱索断裂，可致心脏杂音的性质、部位常不断改变是本病的特征，并可出现新杂音；心功能不全常见，与瓣膜结构破坏和心肌受损有关；心律失常，以房颤、期前收缩较常见，约15%的患者出现一度房室传导阻滞。

（三）重要脏器栓塞表现

是重要的表现之一，仅次于心力衰竭，可在发病后数天或数月出现，全身大动脉及重要器官均可发生栓塞，发生率在36%～66%，依次以脑、肾、脾、肺、肠系膜、四肢动脉栓塞较为常见。

1. 脑血管栓塞

占32.2%～42%，好发于大脑中动脉及分支，表现为头痛、偏瘫。

2. 肾动脉栓塞

占10%～21.9%，可出现腰痛、腹痛、蛋白尿、血尿或菌尿。

3. 脾动脉栓塞

占10%～16.4%，可表现突然左上腹痛，放射至左肩、心前区左胁肋部痛，伴有脾肿大、压痛、发热，脾区有摩擦音。极少数病例脾破裂或脾动脉瘤破裂导致腹腔感染、膈下脓肿、内脏出血甚至死亡。

4. 肺动脉栓塞

占3%～11.6%，多发生于原有先天性心脏病的病例，因左侧心瓣赘生物可通过未闭卵圆孔、缺损房、室间隔发生肺栓塞，表现突然的剧烈胸痛、咯血、气短、发绀或休克，X线胸片可见大片楔状或不规划小块阴影。

5. 肠系膜动脉栓塞

占6%，表现为腹部剧痛、肌紧张、反跳痛、血便等，易与急腹症相混淆。

6. 四肢动脉栓塞

占4%，表现为突然肢体剧痛、局部发凉、苍白、发绀、动脉搏动消失。

7. 视网膜动脉栓塞

占2.5%，表现为突然的完全或部分视力丧失。

8. 皮肤黏膜栓塞

现比以往少见，典型者表现为中心呈灰白色淤血点，多见于睑结膜、口腔黏膜、胸前和四肢皮肤。有时手指或足趾末端掌面可出现微隆起的紫红色淤块，直径5～10 mm大小，有压痛，这种栓塞小结即欧氏结。

（四）临床特殊类型

以下感染性心内膜炎较为难治，容易复发，病死率较高。

1. 金黄色葡萄球菌心内膜炎

起病急，病情重，全身中毒症状严重，常侵害二尖瓣和主动脉瓣及其他正常心脏瓣膜，临床表现有显著的心脏杂音和心律失常、心力衰竭，并有多个脏器感染和脓肿。

2. 革兰阴性杆菌心内膜炎

常见致病菌有大肠杆菌、绿脓杆菌、产碱杆菌、变形杆菌、副伤寒杆菌等，经肠道或尿道感染而引起严重心内膜炎和瓣膜损害。临床表现为高热、寒战，并有心音及心律明显变化。

3. 肠球菌性心内膜炎

近年来发病有上升趋势，此菌对心瓣膜破坏性极大，难以治愈，常来自泌尿生殖道和前列腺的感染。

4. 真菌性心内膜炎

多为念珠菌、曲菌、组织胞浆菌、隐球菌感染，赘生物大而脆，易导致大血管栓塞和严重的瓣膜功能障碍，又因抗真菌药物疗效不高和毒性较大，预后极差，大多数应争取手术而降低死亡率。

5. 药瘾性感染性心内膜炎

由于药瘾者习惯滥用麻醉剂胃肠道外注射，可直接将微生物注射入静脉或局部发生蜂窝织炎及静脉炎，使感染性心内膜炎发病率明显增加。这种危及生命的疾患较难诊断和治愈，则需长期住院治疗。

6. 老年性感染性心内膜炎

近年来发现一系列报道中，感染性心内膜炎平均年龄已由过去的接近 50 岁，部分上升为 60 岁以上，占感染性心内膜炎病例的 20% ~ 50%。多认为退变性心内膜疾病、动脉硬化性心脏病是老年人罹患感染性心内膜炎的重要基础。上呼吸道及泌尿生殖道感染（有无器械操作史）、糖尿病、营养不良、拔牙、压疮和介入性及外科手术操作是重要的病因。起病隐匿，临床表现不典型，病情危险，易出现严重并发症，病死率较高。因此，应提高对本病的认识，及早诊治。

7. 复发性感染性心内膜炎

是指正规的抗生素治疗结束后 6 个月内，或在治疗过程中又出现感染征象或血培养阳性再度出现，是因深藏于赘生物中的微生物不易杀尽，或抗生素治疗不够强有效所致，病死率较高。

8. 右心感染性心内膜炎

临床少见，多发生在左向右分流的先心病或右心介入手术者。患右心内膜炎后，可累及三尖瓣、肺动脉瓣发生关闭不全，表现为肺部症状、右心衰竭。赘生物脱落引起肺动脉栓塞，产生呼吸窘迫综合征。

9. 人工心脏瓣膜性心内膜炎

此病为置换瓣膜严重的并发症，病死率较高。在术后的早期，多由表皮葡萄球菌、类白喉杆菌、革兰阴性杆菌和真菌所引起。在迟发性感染中，链球菌为最常见的致病病菌，人造生物瓣心内膜炎主要破坏瓣叶产生关闭不全，很少产生瓣环脓肿。而机械瓣感染主要是累及瓣环附着处，造成瓣环和瓣膜缝合处的缝线脱落，导致关闭不全及溶血，易形成瓣环脓肿扩散，临近心肌组织及其他脏器脓肿和栓塞。

五、实验室及其他检查

(一) 血培养

75% ~ 85% 的患者血培养阳性，血培养阳性是诊断本病最直接的证据，而且还可以随访菌血症是否持续。急性患者宜在应用抗生素前 1 ~ 2 小时抽取 2 ~ 3 个血标本，亚急性者在应用抗生素前 24 小时采集 3~4 个血标本。应用广谱抗生素、激素、免疫抑制剂和有药瘾者，应加做真菌培养。如血培养阴性患者，更应加强对真菌的培养。观察时间至少 2 周；当培养结果阴性时应保持到 3 周，确诊必须 2 次以上血培养阳性。动脉血培养阳性率并不高于静脉血。罕见情况下，血培养阴性患者，骨髓培养可阳性。阳性者应行各种抗生素单独或联合的药物敏感试验，以便指导治疗。

（二）一般化验检查

红细胞和血红蛋白降低。偶可有溶血现象。白细胞计数在无并发症的患者中可正常或轻度增高，有时可见到核左移。红细胞沉降率大多增快。半数以上患者可出现蛋白尿和镜下血尿。在并发急性肾小球肾炎、间质性肾炎或大的肾梗死时，可出现肉眼血尿、脓尿以及血尿素氮和肌酐增高。肠球菌性和金黄色葡萄球菌性心内膜炎常可导致菌尿症，因此做尿培养也有助于诊断。

（三）心电图检查

一般无特异性。在并发栓塞性心肌梗死、心包炎时可显示特征性改变，在伴有室间隔脓肿或瓣环脓肿时可出现不全性或完全性房室传导阻滞、束支传导阻滞或室性期前收缩。

（四）血清免疫学检查

部分患者血清 C 反应蛋白阳性，γ 球蛋白增多，补体降低，类风湿因子滴度增高，壁酸抗体试验阳性；浓缩静脉血检查，在吞噬细胞内可发现细菌。

（五）尿常规和肾功能

发热期可有轻度蛋白尿。肾栓塞或肾小球肾炎出现后可见血尿、菌尿，前者还可有红细胞管型。

（六）胸部 X 线检查

根据具体病情，心脏扩大、肺水肿、肺栓塞、胸腔积液等均可发现。

（七）超声心动图检查

可直观地观察心脏的形态、运动状况、各瓣膜的形态、活动等。发现心腔内或瓣膜表面有赘生物存在时，对感染性心内膜炎具有诊断意义。

（八）放射性核素检查

用 ^{67}Ga 心脏扫描及 ^{201}Ti 灌注技术对发现心肌脓肿有意义。

六、诊断

对不明原因发热 1 周以上伴有心脏杂音，伴或不伴有栓塞表现，均应考虑本病的诊断。血培养阳性或超声心动图发现赘生物有确诊价值。对于无发热或无心脏杂音或血培养阴性者，如有不能解释的贫血、心瓣膜病变进行性加重、顽固性心力衰竭、反复周围动脉栓塞、多发性肺栓塞、肾脏损害等均应考虑本病的诊断。

七、治疗要点

（一）抗生素治疗

1. 一般原则

1）应用要早，治疗成功的关键在于早期诊断和早期治疗。于采血培养后即可根据情况选用抗生素，先按经验给药，3 天后视病情再做调整。

2）用杀菌药，长时间应用无严重毒性作用的药物，并且加用有协同作用的药物，具有以上特点的药物以青霉素为首选，其与链霉素、卡那霉素或庆大霉素合用有协同作用。

3）剂量要足，通常需要维持抗生素血清浓度为杀菌水平的 4 倍以上。

4）疗程要长，一般在 4 周以上。致病菌对抗生素敏感度较差，或有并发症的患者，疗程宜延长至 8 周。

2. 选用抗生素的原则及用法

在临床上拟诊为感染性心内膜炎的患者，先连续抽血 3~5 次送血培养，之后即开始抗生素治疗，一般在获得血培养结果之前先按临床入侵途径推测最可能的致病菌选择药物，待血培养报告出来后再按药物的敏感试验调整。对临床高度怀疑本病，而血培养反复阴性者，可凭经验按肠球菌及金黄色葡萄球菌感染选用药物，同时做血培养和血清学检查除外真菌、支原体、立克次体引起的感染。具体用药考虑如下：

（1）鉴于金黄色葡萄球菌感染近年来有增加趋势，已成为常见的致病菌，可用新型青霉素，如苯唑西林（新型青霉素Ⅱ）、氯唑西林、氨氯青霉素，剂量一般每日 6~12 g 静脉滴注，病重者宜联合用药，可加用阿米卡星每日 0.4 g；庆大霉素每日 16 万~24 万 U；林可霉素每日 1.8~2.4 g 静脉滴注，也可选用头孢类抗生素。若对青霉素过敏或以上药物耐药时，可应用万古霉素每日 2 g，分 2 次静脉滴注。治疗过程中应仔细检查是否有必须处理的转移病灶或脓肿，避免细菌从这些病灶再度引起心脏病变处的种植。

（2）草绿色链球菌目前仍是常见的致病菌。首选青霉素每日 800 万~1 000 万 U 静脉滴注，同时加用氨基糖苷类抗生素如庆大霉素、阿米卡星、妥布霉素。青霉素属细胞壁抑制剂类，和氨基糖苷类药物合用，可对后者进入细胞内起作用。以上治疗若有效，4 mg 连用 6 周；若 3 天后无效，青霉素加量至每日 1 500 万~2 000 万 U，如 3 天后仍无效，换用其他抗生素。对青霉素过敏者，可选用红霉素、万古霉素类。

（3）革兰阴性杆菌引起的心内膜炎病死率较高。与肠球菌性心内膜炎（入侵门户在泌尿、生殖或胃肠道）同可采用氨苄西林、羧苄西林、哌拉西林等与氨基糖苷类联合应用，也可用头孢类静脉滴注。

（4）真菌性心内膜炎病死率在 80%~100%，且抗真菌治疗期间应早期手术切除受累的瓣膜组织。药物治疗可选用酮康唑。每日 1 次口服。氟胞嘧啶每日 2~8 g，口服或静脉注射。两性霉素 B 较上述两药作用强，但不良反应较大，剂量为每千克体重每日 0.05~0.1 mg 静脉滴注，滴注时间不少于 6 小时。

（5）绿脓杆菌感染者，联合用羧苄西林和庆大霉素。某些厌氧菌或立克次体感染时，可用四环素类。厌氧菌感染还可用甲硝唑静脉滴注。

3. 下列情况可在强有力的抗生素治疗下配合使用肾上腺皮质激素

①革兰阴性杆菌感染伴有内毒素性休克；②毒血症严重，发热持续不退；③应用抗真菌药两性霉素 B 治疗时，药物反应严重时可在用药前先静脉注射氢化可的松；④并发顽固性心力衰竭或完全性房室传导阻滞者；⑤抗生素有严重过敏反应。多选用氢化可的松或地塞米松短期静脉滴注。

（二）加强支持对症治疗

可少量多次输新鲜血，冻干血浆或人体清蛋白、多种氨基酸等，适当应用营养心肌药物，注意水、电解质平衡。

（三）手术治疗

手术治疗已成为药物治疗的重要辅助手段，手术适应证为：①难治性心力衰竭；②难以控制的感染（持续培养阳性）；③瓣膜破坏，腱索或乳头肌断裂；④瓣周或心肌脓肿伴心脏传导阻滞；⑤真菌性心内膜炎；⑥多数的早期门静脉栓塞；⑦动脉瘤切除术；⑧1 次以上大的栓塞事件且赘生物较大。

决定手术时机的关键是患者的血流动力学状态，而不是感染是否已得到控制，即术前是否有活动性感染并不是主要问题，如有急性心力衰竭应尽早手术，即使给予抗生素准备的时间只有 3~5 天，甚至不足 24 小时，术后应给予有效用药达到足够长的疗程。术后继续用抗生素 4~6 周。

八、护理

（一）一般护理

1. 病情严重时应卧床休息，随着病情好转，实施渐进性活动计划。在适量活动中注意患者的反应，观察有无出汗、头昏、软弱、血压和心率变化等，发现异常应及时调整活动量。

2. 给予高热量、高蛋白、高维生素、易消化的半流质或软食，补充热量的消耗，做好口腔护理，以增进食欲。

3. 发热时采取物理降温，必要时遵医嘱给予药物降温，注意降温效果，防止受凉感冒。

4. 耐心解释患者提出的疑虑，鼓励患者树立信心，配合治疗，以利康复。

（二）病情观察与护理

1. 密切观察病情变化，随时注意体温、脉搏、呼吸、血压、心律的改变。仔细观察淤点的好发部位如上肢、口腔黏膜、睑结膜、前胸、手足等处有无淤点出现，一旦发现可为诊断提供依据。加强对栓塞症状的观察，及时发现栓塞现象及心力衰竭表现。出现病情变化时及时通知医生，并做好相应的抢救及护理。

2. 早期治疗给予大剂量抗生素时，注意用药前做过敏试验及观察用药后反应。

3. 当肢体栓塞处发生疼痛时，可用热水袋或湿热敷，以改善血液循环，减轻疼痛。有腰痛、血尿应及时留尿检查。有偏瘫时按瘫痪患者护理常规护理。肺栓塞咯血、呼吸困难时给半卧位，同时给予氧气吸入。有胸痛、休克症状时应及时配合抢救。

4. 当栓塞患者需行抗凝治疗时，应密切注意出血倾向及有关护理。

5. 患者发生心力衰竭时，按心力衰竭护理常规护理。

6. 高热时按发热护理常规护理。寒战时注意保暖。

7. 本病的细菌常深居赘生物中，为纤维蛋白和血栓所掩盖，常需长期应用大剂量抗生素静脉滴注，所以应注意保护静脉，轮流选择不同部位的静脉做穿刺，同时应预防静脉炎的发生。

8. 准确记录患者每日液体出入量，根据尿量、血电解质情况，补充水分，维持水和电解质的平衡。

9. 患者一旦出现并发症，应按并发症护理常规护理。

九、健康指导

1. 教授防治知识

（1）本病的病因和病程。

（2）长期应用抗生素的意义。

（3）预防本病的重要性和具体方法，如在拔牙、切除扁桃体及做其他手术前应告诉主管医生自己有过心内膜炎病史，并接受预防性应用抗生素治疗；平时保持口腔卫生和皮肤卫生等，以减少病原体侵入的机会。

（4）自我监测的目的和方法，以评估治疗效果，识别并发症的早期征兆以及本病复发的征兆。一般在停止治疗后 2 周内出现体温再度升高、食欲缺乏和乏力等应考虑复发。

2. 心理疏导

对于患者提出的各种顾虑，应做出清晰的解释，鼓励患者树立信心，经验表明，一个有信心的患者既可顺从治疗，又能增加治疗效果，促进恢复。

第十三章 心肌疾病

心肌疾病是指除心脏瓣膜病、冠状动脉粥样硬化性心脏病、高血压心脏病、肺源性心脏病和先天性心血管病、甲状腺功能亢进性心脏病等以外的以心肌病变为主要表现的一组疾病。本病分为两大类：①病因不明的（原发性）心肌疾病，简称心肌病；②病因已明的或属全身性疾病一部分的特异性心肌病。

心肌病是指伴有心肌功能障碍的心肌疾病。WHO/ISFC 工作组 1995 年公布了专家委员会关于心肌病定义及分类的报告，根据病理生理学将心肌病分为四型：扩张型心肌病、肥厚型心肌病、限制型心肌病和致心律失常型右心室心肌病。不定型的心肌病仍保留。其中扩张型最常见，肥厚型次之，后二者较少见。据统计，在住院患者中，心肌病占心血管病的 0.6% ~4.3%，近年来有增加趋势。

第一节　扩张型心肌病

扩张型心肌病是以心脏扩大、心肌收缩功能减低、伴或不伴充血性心力衰竭为特征的心肌病，常有心律失常，可发生栓塞或猝死等并发症，以中年为多见。

一、病因

本病病因迄今未明，目前已发现本病与下列因素有关。

（一）病毒感染

近年来，众多研究均提示病毒与扩张型心肌病密切相关，有人认为扩张型心肌病属病毒性心肌炎的慢性阶段或后遗症。

（二）免疫学异常

研究发现本病患者血清中存在多种免疫复合物，这些免疫复合物可以在心肌组织沉积导致心肌组织损伤。如抗 β 受体抗体可使心肌细胞膜上 β 受体受损、功能损伤、密度下调，从而导致心肌对内源性儿茶酚胺反应性降低，心肌收缩力减退。抗线粒体抗体可使心肌细胞发生能量代谢障碍。免疫学异常在扩张型心肌病发生、发展中的机制尚不十分明确。

（三）遗传因素

部分扩张型心肌病可能是家族性，称之为家族性扩张型心肌病。此外，目前研究发现扩张型心肌病患者 HLA 抗原表达异常，HLA – DR 阳性率明显高于正常人。

其他如中毒、营养不良、妊娠等因素亦可能参与扩张型心肌病的发病。

综上所述，目前认为本病的发病机制可能是先有柯萨奇病毒侵犯心肌，在心肌内增生并引起心肌细胞坏死，第二阶段在心肌内不能找到病毒，但有淋巴细胞增多，此种细胞对心肌细胞致敏，引起免疫反应并致心肌细胞坏死，后期炎性细胞浸润减少或消失，成为纤维化，与肥大或减少的心肌细胞相互交织，构成扩张型心肌病的病变。

二、病理

心室扩张，可伴有心肌轻度肥厚。镜下可见心肌变性、萎缩和纤维化，混有肥大心肌细胞。病变分布呈弥散性，但多以左心室为主。扩大的左心房内常有附壁血栓。心肌的病变使心肌收缩力减弱，可逐渐发展为左心功能不全，进而引起右心功能不全。病变累及传导系统组织时，可引起心律失常。

三、临床表现

（一）症状

①早期可仅有心脏扩大而无症状；②心力衰竭症状如易疲劳、乏力、心悸、活动后气短及呼吸困难，甚至端坐呼吸；③心律失常症状；④栓塞症状；⑤少数患者可发生猝死。

（二）体征

①心脏向两侧扩大；②第一心音减弱，心率加快时可听到第三或第四心音、奔马律，二、三尖瓣听诊区收缩期吹风样杂音（瓣膜相对关闭不全杂音）；③心力衰竭体征：颈静脉怒张、肝大、下肢水肿；④心律失常和栓塞体征。

四、实验室及其他检查

（一）X 线检查

胸部 X 线检查可见心脏阴影明显增大。心胸比多在 60% 以上，心脏搏动弱。

（二）心电图

各种心律失常，以室性期前收缩最多见，心房颤动次之。不同程度的房室传导阻滞，右束支传导阻滞常见。ST-T 改变，左心室、左心房肥大，由于心肌纤维化可出现病理性 Q 波、各导联低电压。

（三）超声心动图

左心室明显扩大，左心室流出道扩张，后期各心腔均扩大，室间隔及左心室后壁搏动幅度减弱。由于心脏扩大致二、三尖瓣收缩期关闭不全，彩色多普勒示反流频谱。

（四）放射性核素

放射性核素检查表现有心腔扩大，尤其两侧心室扩大，心肌显影呈弥散性稀疏，心室壁搏动幅度减弱，射血分数降低，放射性核素不但可用于诊断，也可用于同缺血性心肌病的鉴别。

（五）心导管检查

心室造影见心腔扩大，室壁运动减弱，心室射血分数降低。冠状动脉造影多无异常。心力衰竭时可有心室舒张末期压、PCWP 增高，心搏血量、心脏指数降低等改变。

（六）心内膜心肌活检

可见程度不等的心肌细胞肥大，排列不等，胞核增大，程度不同的纤维化等病变。诊断本病敏感性较高，特异性较低。

五、诊断

1. 体检和 X 线及（或）超声心动图检查证实有心脏增大。
2. 有充血性心力衰竭的表现，而病因不清。
3. 心电图出现异常心律、传导阻滞、心肌损害或异常 Q 波等，而病因不清。
4. 昏厥发作史。
5. 栓塞性并发症。
6. 临床上排除了其他心脏病及其他原因引起的继发性心肌病。

判定：确诊 1 或 2 加其余任何 2 项。

1995 年中华心血管病学会组织专题研讨会，提出本病的诊断参考标准如下：

1. 临床表现为心脏扩大、心室收缩功能减低伴或不伴有充血性心力衰竭，常有心律失常，可发生栓塞和猝死等并发症。

2. 心脏扩大，X 线检查心胸比 >0.5，超声心动图示全心扩大，尤以左心室扩大为明显，左心室舒张期末内径≥2.7 cm/m^2，心脏可呈球形。

3. 心室收缩功能减低，超声心动图检测室壁运动弥散性减弱，射血分数小于正常值。

4. 必须排除其他特异性（继发性）心肌病和地方性心肌病（克山病），包括缺血性心肌病，围产期心肌病，乙醇性心肌病，代谢性和内分泌性疾病如甲状腺功能亢进、甲状腺功能减退、淀粉样变性、糖尿病等所致的心肌病，家族遗传性神经肌肉障碍所致的心肌病，全身系统性疾病如系统性红斑狼疮、类风湿性关节炎等所致的心肌病，中毒性心肌病等才可诊断特发性扩张型心肌病。

有条件者可检测患者血清中抗心肌肽类抗体如抗心肌线粒体 ADP/ATP 载体抗体、抗肌球蛋白抗体、抗 β$_1$ 受体抗体、抗 M$_2$ 胆碱能受体抗体，作为本病的辅助诊断。临床上难与冠心病鉴别者需做冠状动脉造影。

心内膜心肌活检：病理检查对本病诊断无特异性，但有助于与特异性心肌病和急性心肌炎的鉴别诊断。用心内膜心肌活检标本进行多聚酶链式反应（PCR）或原位杂交，有助于感染病因诊断；或进行特异性细胞异常的基因分析。

六、治疗要点

（一）一般治疗

避免劳累。休息可使心率减慢，每心搏血量降低，血压降低，因而使心室壁张力下降，降低氧耗量。预防感染，戒烟戒酒。低盐饮食，以减少钾和镁的丢失。适当增加营养，补充足量的蛋白质和维生素。

（二）心力衰竭的治疗

1. 正性肌力药物

（1）常用强心苷类，如地高辛，宜小剂量使用，一般可用 0.125 mg，每日口服。对伴有房颤快心室率时可静脉慢注毛花苷 C，剂量 0.2 mg 稀释后静脉缓慢推注（5~10 分钟）。

（2）磷酸二酯酶抑制剂，如国产米力农，是一种新型的非苷、非儿茶酚胺类正性肌力药，兼有血管扩张作用，能增加心肌收缩力，增加心排血量，降低心脏前、后负荷，降低左心室充盈压，改善左心室功能，增加心脏指数，对平均动脉压及心率无明显影响，且不引起心律失常。此外，尚可使房室结功能和传导功能增强，故对伴有室内传导阻滞患者较安全。此药作用机制是通过抑制磷酸二酯酶和增加环磷酸腺苷（cAMP）的浓度，使细胞内钙浓度增加，从而增强心肌收缩力，同时有松弛血管平滑肌作用而使血管扩张。使用剂量和方法：每次 0.5 mg/kg，静脉滴注速度为每分钟 5 mg/kg，每日剂量不超过 5 mg/kg，使用时用生理盐水或注射用水溶解稀释 200 mL 静脉滴注。

（3）非洋地黄类正性肌力药物，如多巴酚丁胺，为 β_1 受体激动剂，能增加心肌收缩力，增加心排血量，对心率影响较小，适用于心排血量低及心率缓慢的心功能不全患者，其改善左心室功能的作用优于多巴胺。常用剂量为 2.5 ~ 10 μg/（kg·min）。

2. 利尿

利尿可缓解患者症状，延长患者生命。给予复方阿米诺片（每片含阿米诺利 2.5 mg、氢氯噻嗪 25 mg）1 片，1 ~ 2 次/日，口服；呋塞米 20 mg 或氢氯噻嗪 25 mg，1 ~ 2 次/日，口服，必要时呋塞米 20 ~ 40 mg 静脉注射；为了防止丢钾，可同时应用螺内酯 20 ~ 40 mg 静脉注射；为了防止丢钾，给予氨苯蝶啶 50 mg，2 次/日，口服，当利尿效果不好时，应注意心功能和血浆渗透压的调整，并观察肾功能情况。

3. 血管扩张剂

血管扩张剂异山梨酯与肼屈嗪口服能改善血流动力学和缓解症状，ACEI 长期服用可改善远期预后和降低病死率。顽固性心力衰竭病例可用硝普钠 [0.5 ~ 1.0 μg/（kg·min）] 加多巴胺 [2 ~ 10 μg/（kg·min）] 或多巴酚丁胺 [2.5 ~ 10 μg/（kg·min）] 静脉滴注，治疗过程应做血流动力学监测或严密观察血压、呼吸、心率、尿量等指标。

4. β受体阻滞剂

业已证实，β受体阻滞剂是延长扩张型心肌病患者生存的重要药物之一。一般对此药有很好的耐受，很少使心功能不全恶化。β受体阻滞剂的作用机制主要有 5 个方面：①负性变时作用，减少心肌耗氧；②减少儿茶酚胺分泌而降低其对心肌的损伤；③改善舒张期弛缓性；④抑制交感神经，调节血管收缩；⑤增加 β 受体密度而改善收缩功能。因此，对于严重的扩张型心肌病心功能不全患者，在正性肌力药物及血管扩张剂等常规治疗无效情况下，加用 β 受体阻滞剂，往往收到明显改善心功能的疗效。一般可首选选择性 β 受体阻滞剂，如康可 2.5 mg，每日 1 次；或美托洛尔 12.5 mg，每日 2 ~ 3 次口服；视心力衰竭症状调整剂量或停药。

（三）抗心律失常治疗

扩张型心肌病常出现各类心律失常，尤其是室性心律失常多见，如多发、多源室性期前收缩、阵发性室性心动过速等。尽管对于抗心律失常治疗能否延长患者生命及预防猝死的发生尚有争议，但对于具有潜在危险的心律失常仍应给予治疗。首选的药物是胺碘酮。对于反复发作而药物治疗无效的室性心动过速或心室颤动，有条件者可应用植入型心脏电复律器（ICD）治疗，疗效肯定，但价格昂贵，短期内难以在国内广泛应用。

（四）栓塞并发症的治疗

对于并发心房颤动或左心室射血分数低于 30% 者，应采取抗凝治疗，以防止体循环栓塞。可用双香豆素类（华法林钠）或阿司匹林。

（五）其他治疗

1. 心脏移植

是目前治疗晚期扩张型心肌病的最有效方法，适合于心功能 Ⅲ ~ Ⅳ 级，年龄 50 岁以下，其他脏器功能良好者。

2. 左心室减容术

通过切除一部分左心室室壁心肌，使左心室腔缩小，射血分数增加。对于存在二尖瓣关闭不全者可同时行二尖瓣成形术或二尖瓣置换术。有资料表明，术后患者心功能改善，生活质量提高，但有一定的围术期死亡率。

第二节　肥厚型心肌病

肥厚型心肌病是以心肌肥厚为特征。根据左心室流出道有无梗阻可分为梗阻性和非梗阻性肥厚型心肌病，不对称性室间隔肥厚致主动脉瓣下狭窄者称特发性肥厚型主动脉瓣狭窄。

一、病因

病因未明。由于本病有明显的家族性发病倾向（约占 1/3），故目前认为遗传因素是主要病因，为常染色体显性遗传。此外，有人认为儿茶酚胺与内分泌紊乱、原癌基因表达异常参与心肌肥厚的形成，也可能与本病的发病有关。

二、发病机制和病理

左、右心室游离壁和室间隔都可增厚，心室腔常缩小。由于室间隔肥厚常超过心室后壁，故有"不对称性"之称，但后者也可见于其他原因引起的心肌肥厚患者。本病也可呈均匀向心性肥厚，因此，不能以此作为诊断依据。光镜下心肌纤维肥厚，排列紊乱；电镜下见心肌细胞内肌原纤维、肌丝排列异常，呈直角交错。由于心室肥厚，心室顺应性减弱，心室舒张末期压力增高；心室舒张功能受限，但收缩功能正常，故收缩末期容量正常。本病的另一特征是左心室流出道的梗阻，呈动力性改变；其机制可能与室间隔肌块突入左心室流出道及（或）二尖瓣前叶的异常运动，使之靠近心室间隔所致。

三、临床表现

（一）症状

部分患者可无症状，而因猝死或在体检中发现。许多患者有心悸、胸痛、劳力性呼吸困难等，伴有流出道梗阻者可在起立或运动时出现眩晕。心悸多因心律失常或心力衰竭所致。胸痛可能由于肥厚的心肌内细冠状动脉受压致心肌供血不足，及心肌肥厚需氧增多所致。眩晕主要与左心室流出道梗阻加重，心搏血量减少，引起脑供血不足有关。劳力性呼吸困难系由于肥厚的心肌顺应性降低，左心室舒张末期压力增高，进而左心房压力增高，产生肺淤血所致。严重者也可出现夜间阵发性呼吸困难、端坐呼吸等急性肺水肿的表现。

（二）体征

心尖冲动增强；触及收缩期震颤；可闻及第四心音。胸骨左缘 3～4 肋间可闻及粗糙喷射性收缩期杂音，系由左心室流出道梗阻所致。凡能影响心肌收缩力或动脉阻力的因素均可使杂音响度发生明显变化，如使用 β 受体阻滞剂、取下蹲位、抬腿或体力运动，心肌收缩力下降或左心室容量增加，均可使杂音减弱。反之，如含服硝酸甘油或做 Valsalva 动作，增强心肌收缩力或使左心室容量减少，杂音增强。本病约 50% 伴有二尖瓣关闭不全，因而心尖部有收缩中晚期杂音，或全收缩期杂音。

四、实验室及其他检查

（一）X 线检查

左心室增大，晚期左心房增大。

（二）心电图

左心室肥大及劳损，有些患者在左胸导联和 Ⅰ、aVL 导联上有异常 Q 波。

（三）超声心动图

心室间隔厚度增加，梗阻型者其与左心室厚度之比可大于正常的 1.3∶1，流出道比较狭窄。

五、治疗要点

治疗原则是阻止疾病的进展，防治猝死及并发症，减轻症状。

（一）一般治疗

避免劳累、情绪激动及剧烈体力活动，防治感染，预防心力衰竭以及感染性心内膜炎。

（二）β 受体阻滞剂的应用

此药能减弱心肌收缩，减轻流出道梗阻，减少心肌耗氧量和增加舒张期心室扩张，减慢心率，增加心搏血量。首选药为普萘洛尔。通常从小剂量开始，10 mg，每日 3 次，逐日增加，每日可在 180～200 mg，但有心力衰竭或心动过缓者慎用。

（三）钙通道阻滞剂

钙通道阻滞剂既有负性肌力作用而减弱心肌收缩，又改善心肌顺应性而有利于舒张功能，故宜用于本病。维拉帕米每日 120 ~ 480 mg，分 3 ~ 4 次口服，症状可缓解。硝苯地平和硫氮草酮初步报告也有效。β 受体阻滞剂与钙通道阻滞剂合用可能效果比单用好。

（四）对症治疗

1. 治疗心力衰竭

洋地黄可增强心肌收缩力，加重流出道梗阻，强力利尿剂可减少左心室充盈，亦可加重流出道梗阻，故一般情况下应避免使用。并发心力衰竭时，洋地黄应用应谨慎，小剂量应用并佐以小量作用较缓之利尿剂，同时应减少普萘洛尔用量。

2. 治疗房颤

房颤时可引起心房无效收缩，室律快而不规则，左心室充盈更加困难，流出道梗阻加重；左心房压显著增高，可引起肺水肿及猝死；同时可促使心腔内血栓形成，增加栓塞危险性。因此，发生房颤，有复律指征时，应首先试行复律，也可洋地黄与普萘洛尔合用以减慢心室律。同时抗凝治疗，以防栓塞。

3. 治疗心绞痛

避免使用硝酸或亚硝酸盐制剂，因其可加重左心室流出道梗阻，以一般治疗和 β 受体阻滞剂、钙通道阻滞剂为主。

4. 治疗昏厥

发作时可平卧、双腿抬高，或静脉滴注去氧肾上腺素等血管收缩药以解除梗阻。用法：去氧肾上腺素 10 ~ 20 mg，加入 5% ~ 10% 葡萄糖液 100 mL 中静脉滴注。

（五）手术治疗

用于重度梗阻型病例，主要是切除室间隔明显增厚部分。

第三节　限制型心肌病

限制型心肌病主要特征是心室的舒张充盈受阻。以心脏间质纤维化增生为其主要病理变化，即心内膜及心内膜下有数毫米的纤维性增厚，心室内膜硬化，扩张明显受限。本病可为特发性或与其他疾病如淀粉样变性，伴有或不伴有嗜酸性粒细胞增多症的心内膜心肌疾病并存。多见于热带和温带地区，我国仅有散发病例。以发热、全身倦怠为初始症状，白细胞增多，特别是嗜酸性粒细胞增多较为特殊。以后逐渐出现心悸、呼吸困难、水肿、肝大、颈静脉怒张、腹腔积液等心力衰竭症状。其表现酷似缩窄性心包炎，有人称之为缩窄性心内膜炎。

一、病因

病因不明，可能是嗜酸性粒细胞增多变性而引起的自身免疫性疾病。主要表现为心内膜或内膜下的心肌增厚、纤维化，使室壁顺应性降低，收缩与舒张功能障碍，由此而表现一系列临床症状。

二、病理

主要特点为心内膜和内层心肌、乳头肌、肉柱呈弥散性的纤维化。心内膜可显著增厚，使心室收缩与舒张都有困难，舒张期充盈受阻，心排血量减少。病理生理变化类似缩窄性心包炎。

三、临床表现

为心力衰竭和肺动脉高压性症状，如心悸、气短、咳嗽、咯血、头晕、乏力、肝大、颈静脉充盈、心界扩大，当二尖瓣关闭不全时可闻及二、三尖瓣听诊区收缩期杂音等，同时也显示乳头肌功能不全，还可闻及心动过速、奔马律杂音。

四、实验室及其他检查

（一）心电图改变

异常 Q 波，QRS 波低电压，继发性 ST、T 压低，以及右心房扩大、右心室扩大、束支传导阻滞、不同类型心律失常等。

（二）超声波扫描

提示右心房、右心室增大，二、三尖瓣受损，继而出现关闭不全，心内膜增厚，回声增强，心肌厚薄不均匀，室间隔异常运动，因而心腔变形，心尖部心腔闭塞。彩色多普勒在二、三尖瓣处发生反流性改变。

（三）X 线透视

大部分患者显示心脏普遍增大，但以右心房增大为主，可见肺动脉下段膨出并有心搏减弱。

（四）心导管检查

心室腔小，血流缓慢。病变在右心室者，右心室舒张期末压力、肺动脉压和肺动脉阻力升高，右心房及腔静脉压力也有升高。

五、治疗要点

本病缺乏有效的内科治疗方法，水肿者可用利尿剂，以拮抗醛固酮利尿剂为宜。洋地黄除控制心房颤动的心室率外，应用价值不大。

近年来，有人曾用手术切除纤维化增厚的心内膜，房室瓣受损者同时做人造瓣膜置换术，获得较好效果，对极重型年轻患者偶尔也做心脏移植术。

第四节　心肌疾病的护理与健康指导

一、指导休息与活动

根据心功能指导有心力衰竭症状者休息与活动。给予症状重者半卧位、吸氧。嘱患者避免劳累、情绪激动、饱餐、寒冷及烟酒刺激。梗阻性肥厚型心肌病患者要避免剧烈运动，以免心排血量急剧减少而昏厥或猝死。

二、饮食护理

给予高蛋白、高维生素、富含纤维素的清淡饮食，少量多餐，避免饱餐，戒烟酒。心力衰竭时给予低盐限水饮食。防止因饮食不当所致便秘。

三、病情观察

1. 观察生命体征、监测心电变化，准确记录出入量。
2. 注意有无心力衰竭、心律失常、心绞痛、头晕、昏厥、缺氧等情况，发现异常，及时通知医生。

四、对症护理

1. 梗阻性肥厚型心肌病患者胸痛护理
①胸痛发作时可下蹲或握拳；②给予吸氧；③遵医嘱使用 β 受体阻滞剂，禁用硝酸酯类药物；④安慰患者，告知如何避免诱因。
2. 心力衰竭护理
①扩张型心肌病慎用洋地黄制剂；②梗阻性肥厚型心肌病禁用洋地黄制剂。
3. 心律失常、昏厥护理
参见"心律失常的护理与健康指导"相关内容。

五、心理护理

多与患者交谈，帮助患者消除不良情绪，解除患者思想顾虑。避免情绪激动使交感神经兴奋性增加、心肌耗氧增加而加重病情。

六、健康指导

1. 知识宣传
向患者介绍本病基本知识，使其能够做到：
（1）高度重视本病，但又不过分紧张，能主动配合治疗、护理。

（2）能进行自我检测，发现水肿明显、尿量减少、食欲减退、心悸、胸闷、胸痛、脉搏异常、头晕等异常情况，能及时就诊。

2. 生活指导

（1）限制体力活动，无论有无症状都要注意休息。

（2）梗阻性肥厚型心肌病患者要避免屏气、持重物、剧烈运动、情绪激动、突然立起等。

（3）避免心力衰竭加重的诱因：如过度劳累、呼吸道感染等。

（4）给予高蛋白、高维生素、清淡、富含纤维的易消化饮食。

3. 治疗指导

指导患者遵医嘱用药，告诉所用药物名称、剂量、用法、不良反应以及本病禁用、慎用药物。

4. 定期复查

了解心功能情况，注意有无并发症，调整用药。